脑卒中康复临床实践

主 编 张巧俊
副主编 袁海峰 杨 峰 张 妮

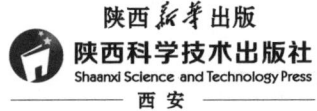

陕西科学技术出版社
·西安·

图书在版编目（CIP）数据

脑卒中康复临床实践/张巧俊主编．—西安：陕西科学技术出版社，2021.8（2023.7 重印）

ISBN 978-7-5369-8150-8

Ⅰ．①脑… Ⅱ．①张… Ⅲ．①脑血管疾病－康复 Ⅳ．① R743.309

中国版本图书馆 CIP 数据核字（2021）第 131395 号

脑卒中康复临床实践

张巧俊　主编

责任编辑	付　琨　潘晓洁
封面设计	曾　珂
出 版 者	陕西科学技术出版社 西安市曲江新区登高路 1388 号陕西新华出版传媒产业大厦 B 座 电话（029）81205187　传真（029）81205155　邮编 710061 http://www.snstp.com
发 行 者	陕西科学技术出版社 电话（029）81205180　81206809
印　　刷	西安五星印刷有限公司
规　　格	787mm×1092mm　16 开本
印　　张	21
字　　数	400 千字
版　　次	2021 年 8 月第 1 版 2023 年 7 月第 2 次印刷
书　　号	ISBN 978-7-5369-8150-8
定　　价	96.00 元

版权所有　翻印必究

《脑卒中康复临床实践》编委会

主　编　张巧俊
副主编　袁海峰　杨　峰　张　妮
编　者　（按姓氏汉语拼音排列）
　　　　郭方圆　惠艳娉　雷晓辉　李立博　李文娟
　　　　李艳存　黎耀峰　马　奔　乔鸿飞　万　凯
　　　　王红斌　吴仲恒　席　悦　晏光林　杨　峰
　　　　袁海峰　张　欢　张　妮　张巧俊

前言 Foreword

脑卒中（cerebral stroke）又称"中风""脑血管意外"（cerebralvascular accident，CVA），是一种急性脑血管疾病，包括缺血性和出血性卒中。脑卒中已成为我国第一位死亡原因，也是中国成年人残疾的首要原因，脑卒中具有发病率高、死亡率高和致残率高的特点，且发病率呈现逐年上升的趋势，我国脑卒中每年新发病例超过200万，有约1100万脑卒中幸存者，其中有3/4的幸存者会出现不同程度的残疾，部分或全部丧失独立生活和劳动能力，重度致残者占40%以上。脑卒中幸存者常伴有运动功能障碍、感觉功能障碍，以及言语、认知或吞咽障碍，给家庭和社会造成沉重的负担。国内外循证医学均证实，康复治疗可有效降低脑卒中患者死亡率，减少致残率，帮助患者恢复之前因脑卒中而丧失的技能，恢复独立活动能力，重回正常生活和工作岗位。因此，有效的脑卒中康复是脑卒中后续治疗的重要部分，规范的康复治疗流程和康复治疗方案对降低脑卒中致残率，提高患者生存质量具有十分重要的意义。希望这本书可以作为脑卒中康复的工具书。不仅是康复科医生、治疗师和护士的工具书，还是神经内科、神经外科、急诊科、老年科、全科医学的专业人员必备的工具书，也可以是在读研究生、在校大学生的学习辅导用书，同时也是患者及家属的良师益友。

全书共10章，40万字左右。本书的编写内容围绕脑卒中康复临床实践，参考了康复医学相关的国际指南和国内外最新研究进展，以提高康复思维能力和实践技能为主线，强调临床实用性和可操作性，其最主要的特色是以ICF模式为框架，全面介绍了各类康复技术，所介绍的技术和方法均来自临床实践的凝练，文字简练易懂，同时辅以大量图片和视频，图文并茂，并列举了典型临床案例，以ICF思维模式分析常见问题的康复评定、康复诊断、康复治疗，内容力求紧贴临床实际，让读者更容易学习和领会，指导临床应用。

借本书出版之际，我特别感谢我所率领的团队——西安交通大学第二附属医院康复医学科这个朝气蓬勃、团结奋进的大集体。自本科室建立以来，我们秉承"仁心仁术、尚德尚医、求实奉献、开拓创新"的院训，遵循"重点、实干、创新、发展"的理念，科室不断发展壮大，跻身国内先进行列。我特别感恩励建安教授、窦祖林教授、岳寿伟教授、何成奇教授、燕铁斌教授、周谋望教授、吴毅教授、郭铁城教授、张长杰教授、冯珍教授等各位康复大咖一路上给予我们科室的指导、支持和帮助；感谢我院客座教授——北德克萨斯大学健康科学中心(University of North TexasHealth Science Center)刘浩教授和中山大学附属第七医院康复医学科王朴教授的时时指导；感谢我们团队的全体成员与我一路前行；感谢本书照片和视频拍摄者徐孝军老师；感谢在本书编写过程中给予协助和帮助的研究生和治疗师们。感谢本书的编辑付琨和潘晓洁老师！

由于作者们的理论水平和信息量所限，书中错漏与不当之处在所难免，真诚欢迎读者不吝赐教斧正，不胜感激之至！

张巧俊
西安交通大学第二附属医院
2021年3月10日

主编简介

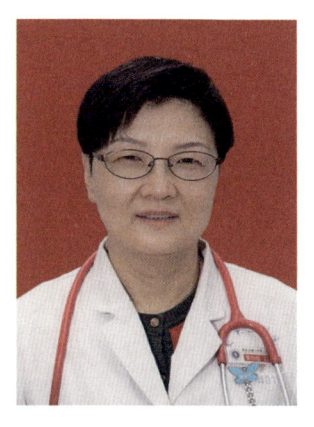

张巧俊，女，博士，教授，主任医师、博士研究生导师，西安交通大学医学部名医。现任西安交通大学第二附属医院康复医学科主任，陕西省康复医学专科联盟理事长，西安交通大学医学中心康复联盟主任。37年来一直从事神经病学和康复医学的医、教、研工作，对神经科常见病、多发病、急危重症和疑难杂症的诊治具有丰富的临床经验，近10多年来致力于神经康复的临床医疗、教学和科研工作，尤其在脑卒中康复、吞咽障碍康复和帕金森病康复方面积累了丰富的经验。特别是在帕金森病科学研究和临床治疗方面颇有成就，"帕金森病功能障碍的发生机制、评定及治疗研究"获中国康复医学会科技进步一等奖，陕西省科技进步二等奖。

张巧俊教授已主持国家自然科学基金项目2项，参与5项，主持陕西省自然科学基金和陕西省科技攻关项目4项，主持西安市科技项目2项，参与省市科研项目10多项，获陕西省科技进步二等奖1项，三等奖1项；获中国康复医学会科技进步一等奖1项，获陕西省高等学校科学技术一等奖2项。发表科研论文130篇，其中SCI收录论文37篇。副主编医学专著3部，参译、参编医学专著多部，参与中国康复领域10多项中国专家共识或者指南的制订，多次被评为优秀教师、优秀研究生导师，培养了大批研究生、进修生。

目前学术任职：中国康复医学会理事；中国康复医学会脑血管病专业委员会副主任委员（2008—2020）；中国康复医学会吞咽障碍康复专业委员会副主任委员；中华医学会物理医学与康复医学分会委员；中国抗衰老促进会康复分会副会长；中国医师协会康复医师分会常务委员；中国医师协会康复医师分会住院医师规培专业委员会委员；国家卫生委能力建设和继续教育康复医学专家委员会委员；中国康复医学会创伤康复专业委员会常委；中国康复医学会标准委员会常务委员；中国康复医学会康复质量控制工作委员会委员；陕西省康复医学会常务副会长兼秘书长；陕西省医学会物理医学与康复医学分会主任委员；陕西省康复医学质控中心常务副主任；《中国康复医学杂志》和《中华物理医学与康复杂志》编委。

目 录

第一章　脑卒中康复概论 ... 1
- 第一节　脑卒中的二级预防 ... 1
- 第二节　国际功能、残疾和健康分类 ... 3
- 第三节　脑卒中康复管理 ... 10
- 第四节　脑卒中的康复功能评定及治疗 ... 14

第二章　脑卒中运动康复 ... 21
- 第一节　运动功能评估 ... 21
- 第二节　常用康复治疗技术 ... 67
- 第三节　脑卒中特殊临床问题处理 ... 100
- 第四节　脑卒中运动障碍康复案例 ... 128

第三章　脑卒中感觉障碍康复 ... 158
- 第一节　感觉障碍评定 ... 158
- 第二节　感觉障碍的康复 ... 160

第四章　脑卒中认知障碍评估与治疗 ... 163
- 第一节　认知障碍的概念与评估 ... 163
- 第二节　认知障碍的康复治疗 ... 172

第五章　脑卒中语言、言语障碍评估与治疗 ... 180
- 第一节　失语症的分类与评估 ... 180
- 第二节　失语症的康复治疗 ... 187
- 第三节　构音障碍的分类与评估 ... 200
- 第四节　构音障碍的康复治疗 ... 203
- 第五节　失语症康复治疗案例 ... 211

第六章　脑卒中吞咽障碍评估与治疗 ····· 217
第一节　吞咽障碍的筛查 ····· 217
第二节　吞咽功能的系统评价 ····· 219
第三节　吞咽障碍的治疗 ····· 228
第四节　脑卒中吞咽障碍病案 ····· 239

第七章　脑卒中的心肺康复 ····· 246
第一节　心肺功能的评定 ····· 246
第二节　心肺功能的康复治疗 ····· 249

第八章　日常生活活动能力和生活质量 ····· 253
第一节　日常生活活动能力 ····· 253
第二节　生活质量 ····· 263

第九章　脑卒中常见并发症处理 ····· 267
第一节　脑卒中后抑郁 ····· 267
第二节　深静脉血栓和肺栓塞 ····· 275
第三节　骨质疏松 ····· 283

第十章　脑卒中康复护理 ····· 286
第一节　意识障碍的护理 ····· 286
第二节　吞咽障碍的护理 ····· 291
第三节　气管切开的护理 ····· 297
第四节　肺部感染预防和护理 ····· 300
第五节　大小便障碍的护理 ····· 303
第六节　压力性损伤的护理 ····· 309
第七节　安全管理 ····· 313

参考文献 ····· 318

第一章 脑卒中康复概论

第一节 脑卒中的二级预防

脑卒中二级预防的主要目的是为了预防或降低脑卒中再次发生的危险，减轻残疾程度。发生过一次或多次脑卒中的患者，只有明确脑卒中事件发生的原因，针对性治疗可逆性病因，纠正所有可干预的危险因素，才能有效预防脑卒中的复发。脑卒中的二级预防是康复治疗的重要组成部分，应维持终身。脑卒中二级预防措施主要有以下几个方面：

一、首次脑卒中发病机制的准确评估

了解首次脑卒中发生的病因学机制，对于进行积极有效地二级预防至关重要。因为不同病因所致脑卒中二级预防的重点不同。脑卒中包括缺血性脑卒中和出血性脑卒中2种类型。首次发生缺血性脑卒中（又称脑梗死）的病理生理学机制主要包括动脉硬化血栓形成性梗死、心源性栓塞、穿支动脉病变型梗死和原因不明型梗死等。首次发生出血性脑卒中（又称脑出血）的病因学机制分为高血压性脑出血和非高血压性脑出血，反复发生于脑实质的出血，需要高度怀疑存在隐性血管瘤、脑动静脉畸形或血管淀粉样变性，这种情况依靠单纯的降压治疗往往无效，必须在控制血压的基础上结合其他干预措施治疗。蛛网膜下腔出血多由颅内动脉瘤或脑动静脉畸形破裂引起。对于已经发生脑卒中的患者，为进一步明确发病机制，可考虑选择做下列检查：实验室检查（包括全血常规、生化检查、血同型半胱氨酸等，根据需要，还可检查血沉、C反应蛋白、抗心磷脂抗体等）、心电图、头颅CT、颈动脉B超、头颅核磁共振成像（magnetic resonance imaging，MRI）、核磁共振血管成像（magnetic resonance angiography，MRA）、超声心动图、动态心电图、经颅多普勒超声（transcranial doppler ultrasound，TCD）、脑血管造影、CT血管成像（CT angiography，CTA）等。

二、脑卒中后的血压管理

脑卒中无论是初发还是再次发生，高血压都是一种密切相关的危险因素。首次发生脑卒中的患者，不论既往是否有高血压病史，均需密切监测血压水平。建议改变不良生活方式，积极控制高血压，在患者可耐受的情况下，最好能将血压降至140/90mmHg（18.7/12kPa）以下。

三、抗血小板聚集治疗

对于缺血性脑卒中的患者，推荐使用抗血小板聚集的药物治疗。建议可以单独应用阿司匹林肠溶片，剂量为100mg，1次/d，或选用氯吡格雷75mg，1次/d；也可使用小剂量阿司匹林（25mg）加潘生丁缓释剂（200mg）的复合制剂，2次/d；或使用其他新型的抗血小板聚集的药物（如替格瑞洛、西洛他唑等）。

四、抗凝治疗

对于心房纤颤（特别是非瓣膜病变性心房纤颤）诱发的心源性栓塞患者需应用抗凝治疗，需要注意的是，使用抗凝剂有增加颅内出血的风险。建议对已明确诊断为非瓣膜病变性房颤诱发的心源性栓塞患者可使用华法林或新型抗凝剂（如利伐沙班、阿哌沙班、达比加群等）进行抗凝治疗，应用华法林时，需要监测国际标准化比值（international normalized ratio，INR），推荐INR控制在2.0~3.0之间。如果没有监测INR的条件，则不能使用华法林，可采用新型抗凝剂。

五、其他心脏病的干预

除心房纤颤诱发心源性栓塞患者需积极采取合理的抗凝措施外，其他潜在的心脏病均将大大提高心源性栓塞性脑卒中的复发风险。因此，建议针对病因积极处理原发性心脏病。

六、颈动脉狭窄的干预

短暂性脑缺血发作（transient ischemic attack，TIA）或有症状的小卒中患者，如果伴有轻、中度颈动脉狭窄（DSA检查狭窄率<70%），首先选择内科保守治疗，无症状性颈动脉狭窄更应慎重处理，责任血管狭窄>70%者可考虑行颈动脉内膜剥离术（carotid endarterectomy，CEA）或颈动脉支架植入术（carotid artery stenting，CAS）。建议对于这类患者及时请专科会诊处理。

七、高同型半胱氨酸血症的干预

高同型半胱氨酸血症也是心脑血管病发生和复发的重要危险因素。建议合理膳食，并给予口服叶酸、维生素B_6或甲钴胺治疗。

八、短暂性脑缺血发作的干预

短暂性脑缺血发作（transient ischemic attack，TIA）的患者都有发生完全性脑卒中或二次脑卒中的危险，且很可能发生在初次脑卒中后2周内。因此，寻找并治疗TIA发生的原因、预防第二次更严重的脑卒中对脑卒中患者显得十分重要。应积极去除包括高血压、血流动力学异常、吸烟、过量饮酒、高脂血症以及动脉狭窄在内的多项危险因素，一旦患者出现TIA时，应给予积极的抗血小板治疗，责任血管狭窄>70%者可以考虑行CEA或CAS治疗，建议及时请专科会诊处理。

九、脑卒中后血脂与血糖的管理

首次发生脑卒中后，需积极监控血脂、血糖水平，并给予饮食控制和药物治疗等干预措施，使患者的血脂、血糖水平稳定在理想的范围内。建议定期监测血糖、血脂，采用饮食控制及增加体育锻炼及药物治疗，常用的调脂药物主要是他汀类药物，如阿托伐他汀、瑞舒伐他汀等，将低密度脂蛋白降至1.8mmol/L以下或下降50%。

第二节 国际功能、残疾和健康分类

脑卒中是严重危害人类健康的常见病和多发病，具有高发病率和高致残率的特点，发病率逐年递增且发病年龄趋于年轻化。《中国脑卒中防治报告（2019）》强调：脑卒中已成为中国乃至全球范围内的第一大致残疾病。目前，中国40~74岁居民首次脑卒中标化发病率平均每年增长8.3%，年龄≥40岁居民脑卒中标化患病率由2012年的1.89%上升至2018年的2.32%，推算年龄≥40岁居民脑卒中现患人数为1318万，3/4卒中患者出现不同程度的残疾，有40%患者重度残疾。据推测，2030年我国脑血管病事件发生率将较2010年升高约50%。脑卒中给患者家庭及社会都造成了巨大负担。国内外大量循证证据显示康复治疗是降低脑卒中致残率和致死率最有效的方法，也是脑卒中组织化管理模式中不可或缺的关键环节。

对脑卒中患者的残疾和功能状态进行科学评估是合理制订康复治疗方案、提高患者生活质量的基础。既往临床上使用的评估测量工具，在功能、维度和结构方面都不一样，很难对不同研究、不同模式下的评估测量工具进行比较。世界卫生组织（WHO）根据当代世界各国卫生事业发展的状况，于2001年正式发布新的残疾与康复分类体系《国际功能、残疾和健康分类》（International Classification of Functioning, Disability and Health, ICF），ICF建立在生物-心理-社会医学模式的基础上，旨在将针对健康的一些不同观点整合为一个较为统一的观点。基于ICF，开发出了针对特定健康状况的评估工具，即ICF核心分类（ICF core sets），为临床和康复医疗工作提供了新的基于ICF的功能和残疾评定工具，并可以用于制订康复计划和进行康复结局的评定等领域。

一、"国际功能、残疾和健康分类（ICF）"概念

2001年，WHO签署通过了"国际功能、残疾和健康分类"（ICF），并建议在国际上使用ICF。ICF把残损-残疾-残障的表述改为"身体的结构和功能-活动-参与"3个水平，从功能、残疾和健康的角度，评估身体功能和结构（body functions and structures）、活动和参与（activities and participation）、环境因素（environmental factors）以及个人因素（personal factors）4项（图1-2-1）。在每一项分类中，用章代表第1级水平，对每一章再进一步依次分为2级、3级和4级水平类目，并应用字母数字编码系统进行编码。ICF编码由一个前缀（b代表身体功能，s代表身体结构，d代表活动和参与，e代表环境因素）和其后的数字编码组成，1位数字代表第1级（章）分类，3位数字代表第2级分类（图1-2-2）。ICF编码提供了全面标准的描述功能和残疾的架构和语言，有助于全面了解患者的功能问题并尽可能地满足他们的需求。

身体功能和结构：身体功能指身体各系统的生理或心理功能。身体结构指身体的解剖部位，如器官、肢体及其组成部分。身体功能和身体结构是2个不同但又平行的部分，它们各自的特征不能相互取代。

活动与参与：活动是由个体执行一项任务或行动。活动受限指个体在完成活动时可能遇到的困难，这里指的是个体整体水平的功能障碍（如学习和应用知识的能力、完成一般任务和要求的能力、交流的能力、个体的活动能力、生活自理能力等）。参与是个体参与他人相关的社会活动（家庭生活、人际交往和联系、接受教育和工作就业等主要生活领域，参与社会、社区和公民生活的能力等）。参与限制是指个体的社会功能障碍。

环境因素：包括某些产品、工具和辅助技术，其他人的支持和帮助，社会、经济和政策的支持力度，社会文化等。有障碍或缺乏有利因素的环境将限制个体的活动表现，有促进作用的环境则可以提高其活动表现。

个人因素：包括性别、种族、年龄、健康情况、生活方式、习惯、教养、应对方式、社会背景、教育、职业、过去和现在的经验、总的行为方式、个体的心理优势和其他特征等。

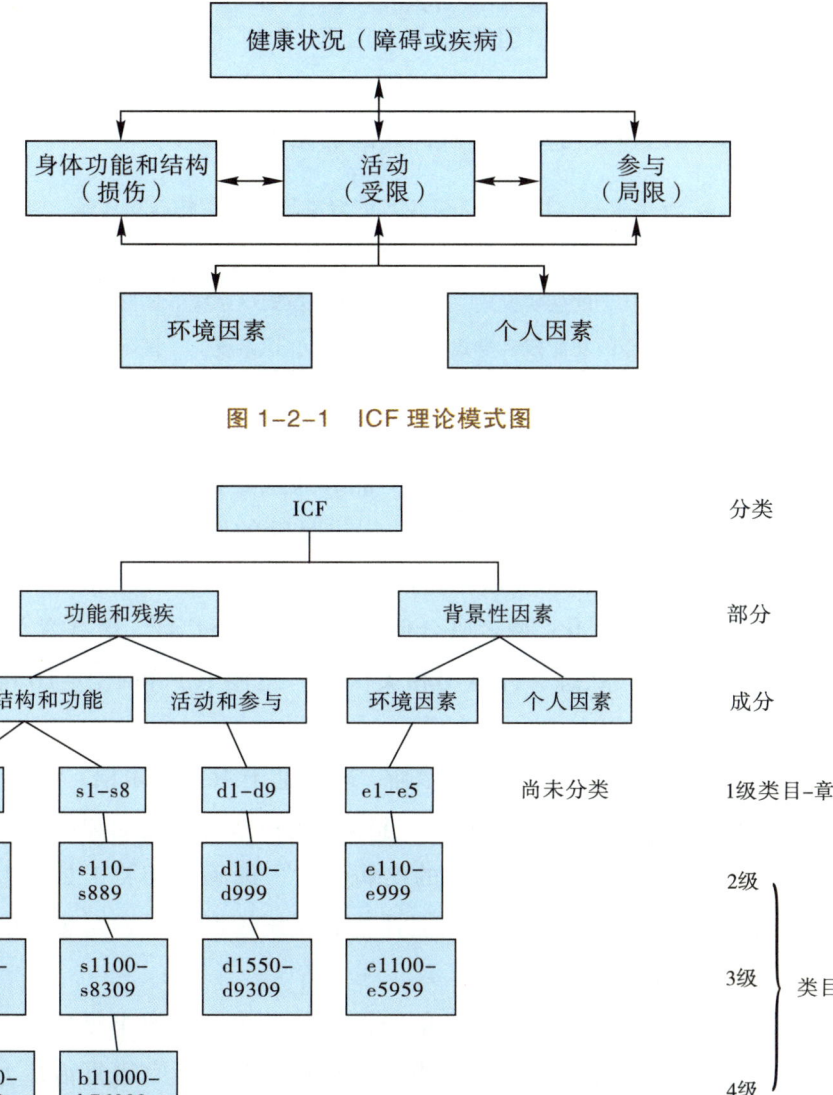

图 1-2-1　ICF 理论模式图

图 1-2-2　ICF 等级结构图

二、ICD-10 和 ICF

（一）ICD-10 和 ICF 的区别

我们临床上既往采用的按病因学分类的国际疾病分类（international classification of diseases，ICD）是根据疾病的病因、病理、临床表现和解剖位置等特性，将疾病分门别类进行编码的，是疾病诊断的分类标准。目前应用的第10次修订本（ICD-10）提供了关于疾病、损伤或其他健康情况的"诊断"信息，有标准化的疾病和损伤分类、命名规则、术语体系和编码系统，是疾病诊断和统计的重要工具。ICF是功能评估和描述的分类标准，本体是功能，包括范畴有身体结构、身体功能、活动与参与、环境因素和个人因素。ICF有独立系统的功能分类、功能描述规则、术语体系和编码系统，是功能描述和统计的重要工具。ICD-10和ICF有着不同的分类理论和架构知识体系，其区别见表1-2-1。

表1-2-1 ICD-10和ICF的分类理论和架构知识体系

分类	理论模式	知识分类与管理	术语体系	编码系统
ICD-10	生物-心理-社会的疾病模式	疾病损伤分类知识系统	国际疾病分类术语	疾病编码
ICF	生物-心理-社会的功能残疾模式	功能分类知识系统	国际功能分类术语	功能编码

（二）ICF和ICD-10的联合使用

疾病可以带来功能障碍或残疾，但功能和残疾不仅仅是疾病的结果，还和很多因素相关，仅仅依靠诊断（ICD），无法提供足够的健康状况信息。有相同诊断的患者可能存在不同的功能水平；而不同诊断的患者也可能存在相似的功能水平，且功能状况可能随着时间变化；两者联合使用可以提供更广泛、更有意义的表达方式，能更好地描述人群健康状态，并做出相关决策。运用ICF和ICD-10构建的康复服务流程如下：

第一步：功能、需求评估与疾病诊断。运用基于ICF的术语、编码和相关工具，对患者功能进行系统评估，明确患者在身体功能和结构、活动和参与以及环境因素方面存在的障碍；同时运用ICD-10的疾病分类、编码和相关工具对患者的疾病和损伤进行诊断与分型；最后，根据功能评估和疾病诊断结果，对患者的康复需求进行评估，为制订康复计划提供依据。

第二步：制订康复计划。根据功能障碍评估结果，确定康复目标，包括阶段性目标和总目标。康复专业人员选择与康复需求相匹配的适宜康复治疗方法，制订具体的治疗方案。

第三步：康复干预。康复治疗人员实施综合康复干预。

第四步：康复结局评价。运用基于ICF的核心分类组合和综合评估量表，对康复治疗的结局进行评价，同时分析康复过程中存在的问题，及时调整康复计划，为下一阶段的康复治疗提供依据。

每一个康复治疗周期均应按照上述4个步骤，循环完成评定诊断、计划安排、康复干预和评价；只有在第一步联合应用ICF和ICD-10，才能更好地为后续康复治疗方案的制订、实施提供依据。

联合使用 ICF 和 ICD 可以有效地发挥两大分类的协同效应，获得诊断和个人健康生活体验的完整信息，从而最大限度地理解疾病对健康状况的实际影响。

三、ICF 功能障碍组合

（一）ICF 功能障碍组合

ICF 分类完整地涵盖了构成功能体验的健康领域，拥有 1400 多条类目。但是详尽的分类往往比较复杂，限制了在日常实践中的应用，因此开发出了 ICF 核心分类，目前国际上确定了 31 种 ICF 核心分类组合。ICF 核心分类组合有 3 种类型：综合版、简明版和通用版 ICF 核心分类组合。合理使用 ICF 核心分类组合的关键是明确其使用目的，以便帮助使用者更好地选择适合的 ICF 核心分类组合。

1. 常用组合项目

由 7 个通用组合类目、15 个与功能障碍相关的类目和 8 个与持续康复护理相关的类目组成。在使用 ICF 功能障碍组合时，应以通用组合 7 个类目（表 1-2-2）为基础，同时在其他类目中选取与特定功能障碍相关的类目，两部分组合后形成评估特定功能障碍的 ICF 功能障碍组合，即"7+n"的应用模式。

表 1-2-2 ICF 通用组合量表

ICF 编码	ICF 类目名称	准确简洁和直观的 ICF 类目描述
b130	能量和驱力动能	为达成一般目标和满足特殊需求而具备的体能和主观能动性
b152	情感功能	个体产生恰当的情感及管理各种不同情感的能力
b280	痛觉	身体某处受到潜在或实际损害而感到不舒服的感觉
d230	进行日常事务	计划、安排并完成日常生活事务
d450	步行	用脚在地面上移动，总有一只脚在地面上
d455	到处移动	以步行以外的方式，从一地移动到另一地，如跑、跳、攀岩等
d850	有报酬的就业	获得有报酬的工作

2. ICF 限定值

每一 ICF 编码均至少有一位限定值。身体功能和环境因素的 ICF 编码仅有一级限定值（一位限定值），而活动与参与的 ICF 编码有二级限定值（二位限定值）。

1）身体功能、身体结构及活动和参与受损程度 ICF 限定值的确定：用 0~4 表示该问题（或该障碍）的程度。其限定值见表 1-2-3。

表 1-2-3　身体功能、身体结构及活动和参与 ICF 限定值

限定值	意义	受损程度
0	没有问题（无、缺乏、微不足道）	0%~4%
1	轻度问题（略有一点、很低）	5%~24%
2	中度问题（中等程度、一般）	25%~49%
3	重度问题（很高、非常）	50%~95%
4	完全问题（全部）	96%~100%
8	未特指（缺乏足够的信息来描述问题的严重度）	—
9	不适用（类目不适用）	—

因 ICF 编码的限定值为 0~4，不能定量功能受损程度，励建安教授建议应用 0~10 评分来定量功能受损程度，用 0~10 分取代 0~4，0 分代表未受损（无问题/无障碍），10 分代表完全受损（完全问题/完全障碍），受损程度每增加 10%，限定值增加 1 分（图 1-2-3）。

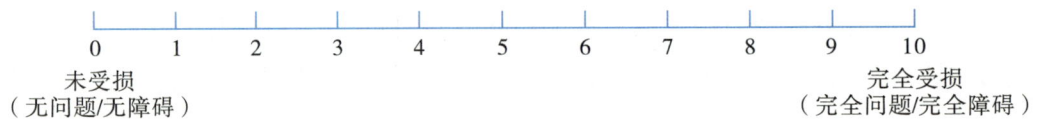

图 1-2-3　ICF 编码限定值

身体结构 ICF 限定值：身体结构 ICF 限定值除了按照上述方法确定其受损程度的限定值外，还需按照身体结构受损的性质和部位来编码，其性质编码为：0 = 结构无变化，1 = 完全缺失，2 = 部分缺失，3 = 附加部分，4 = 异常维度，5 = 不连贯，6 = 位置差异，7 = 结构定性改变，8 = 未特指，9 = 不适用；其部位编码为 0 = 1 个以上部位，1 = 右侧，2 = 左侧，3 = 双侧，4 = 前端，5 = 后端，6 = 近端，7 = 远端，8 = 未特指，9 = 不适用。

（2）活动与参与 ICF 限定值：活动与参与的 ICF 限定值需分别从 P（活动表现限定值）和 C（无协助的能力限定值）两级来描述，其 ICF 编码有 2 个限定值，描述时 P 的限定值排在前，C 的限定值在 P 的限定值之后。

（3）环境因素 ICF 限定值：环境因素的限定值表明的是该环境因素对功能的积极（有利因素）或消极的（障碍因素），有利因素用加号（+）标识，障碍因素用点号（.）标识。其限定值见表 1-2-4。

（4）个人因素：目前对个人因素未进行分类，但可以按照常规的方法评定和描述个人因素。

表 1-2-4 环境因素 ICF 限定值

限定值	环境对功能影响的程度	限定值	环境对功能影响的程度
xxx.0	没有障碍	xxx+0	无有利因素
xxx.1	轻度障碍	xxx+1	轻度有利因素
xxx.2	中度障碍	xxx+2	中度有利因素
xxx.3	重度障碍	xxx+3	重度有利因素
xxx.4	完全障碍	xxx+4	完全有利因素
xxx.8	未特指因素	xxx+8	未特指因素
xxx.9	不适用	xxx+9	不适用

(二) 脑卒中 ICF 评估简明量表

基于 ICF 开发的脑卒中 ICF 核心分类可用于脑卒中干预的全部领域，可应用于康复周期的各个阶段，适用于所有参与脑卒中患者康复过程的卫生专业人员，并且对于促进多学科团体合作也非常有利。临床上可以根据情况应用通用组合量表（表 1-2-2）或脑卒中 ICF 评估简明量表（表 1-2-5）。

表 1-2-5 脑卒中 ICF 评估简明量表

ICF 组成成分	ICF 编码	ICF 类目
身体功能	b110	意识功能
	b114	定向功能
	b730	肌肉力量功能
	b167	语言精神功能
	b140	注意力功能
	b144	记忆功能
身体结构	s110	脑的结构
	s730	上肢的结构
活动与参与	d450	步行
	d330	说
	d530	如厕
	d550	吃
	d510	盥洗自身
	d540	穿着
	d310	交流-接收-口头信息
环境因素	e310	家庭直系亲属
	e355	卫生专业人员
	e580	卫生的服务、体制和政策

第三节　脑卒中康复管理

脑卒中的康复是指采取一切措施预防残疾的发生和减轻残疾的影响，以使脑卒中患者重返正常的社会生活。康复不仅是指训练患者去适应周围的环境，而且也指调整其周围的环境和社会条件以利于他们重返社会。这里的"一切措施"不仅是指医学的措施，而且还指教育的、职业的、社会的、工程技术的措施等。因此，脑卒中的康复是一种全面的康复，是一个系统工程。脑卒中康复的管理涉及多学科、多部门的合作，包括脑卒中的三级康复体系、公众健康教育、脑卒中的二级预防和脑卒中的康复流程。

一、脑卒中康复体系

（一）医院和康复中心康复

绝大多数脑卒中患者会被送入医院进行评估和治疗，而所有入院的脑卒中患者都应进入由多学科团队组成的脑卒中单元进行正规治疗。

1. 脑卒中单元

采用脑卒中单元（stroke unit）是加强住院脑卒中患者医疗管理的一种模式，能高效、系统地为脑卒中患者提供药物治疗、肢体功能训练、语言训练、生活活动训练、认知训练、心理康复和健康教育。脑卒中单元可以采用多种模式。

（1）急性期脑卒中单元（acute stroke unit）：收治发病1周内的急性期患者，康复治疗以床旁康复和为后期康复创造条件为主。患者在急性期脑卒中单元仅住院数天，一般不超过1周。

（2）脑卒中康复单元（rehabilitation stroke unit）：收治脑卒中发病1~2周后的患者，强调康复治疗。患者可在此住院数周，甚至数月进行康复治疗。

（3）综合脑卒中单元：联合急性期和康复期的脑卒中单元。

（4）联合脑卒中康复单元（combined acute and rehabilitation stroke unit）：也称完善脑卒中单元（comprehensive stroke unit），收治急性期患者，联合急性和康复的共同功能。患者可住院数周，如果需要，可延长至数月。

（5）移动脑卒中单元（mobile stroke unit）：也称移动脑卒中小组（mobile stroke team），没有固定的病房，也没有固定的护理队伍。患者被收治在各个不同病房，而由多学科脑卒中康复治疗小组去查房和制订康复方案。

2. 脑卒中单元的特征

脑卒中单元不同于其他学科的普通病房，它具有如下特征：

（1）脑卒中单元是患者住院期间的一种病房管理系统，是一种整合医疗或组织化医疗的特殊类型。

（2）脑卒中单元采用多元医疗模式，具备一支协调的多学科团队，以团队方式工作，体现了多学科的密切合作。

（3）脑卒中单元的所有工作人员均持续接受脑卒中康复专业知识培训。

（4）脑卒中单元团队成员定期召开工作例会讨论患者的相关处理意见（包括出院计划），并在必要时召开患者家庭会议等，达到畅通的沟通。

（5）在整个康复治疗过程中，对脑卒中患者及其护理者和家庭成员要不断地积极鼓励。

（6）把患者的功能预后、患者和家属的生活质量作为重要的临床目标。

（二）社区康复

脑卒中患者出院后在社区内进行康复治疗。脑卒中患者的运动功能、日常生活活动能力、生活质量也可以在社区康复或家庭康复中得到改善。在患者结束专业机构的康复治疗后，可通过与出院目的地（家庭/居住地）的对口康复机构进行相互合作衔接，使患者可以享有终身康复。

二、脑卒中康复的管理——三级康复管理系统

我国现阶段适合推广的脑卒中康复治疗体系是脑卒中的三级康复管理系统，即综合医院神经内科—康复中心（综合医院康复科）—社区康复机构的流程。三级康复体系可以使患者获得更好的运动功能、日常生活活动能力和生活质量（quality of life，QOL），减少并发症。

脑卒中患者的康复治疗团队为一组成员，康复小组包括医生、护士、物理治疗师、作业治疗师、言语治疗师、文体治疗师、心理医师、营养师、社会工作者、患者及其家人、照护者（如家庭护理员）。康复小组为患者制订康复治疗方案，康复小组不仅在患者住院期间制订治疗方案，而且需持续到患者出院后的门诊治疗或社区康复。当患者准备开始社区康复时，康复小组将治疗方案提供给社区康复医师、患者及其家人或照护者。

（一）脑卒中的一级康复——脑卒中的早期康复

一级康复是指患者早期在医院急诊室或神经内科的常规治疗及早期康复治疗。在急性期最重要的是预防再发脑卒中和并发症，鼓励患者重新开始自理活动，并给予患者及其家属精神支持。初期评定应包括对患者病情严重程度的评价，对并发症的评价和预防，以及对功能残疾的评价。早期康复治疗包括关节活动度训练、床上良肢位摆放和体位改变等，早期康复还应当包括鼓励患者重新开始肢体活动和参与社会活动。具体流程见图1-3-1。

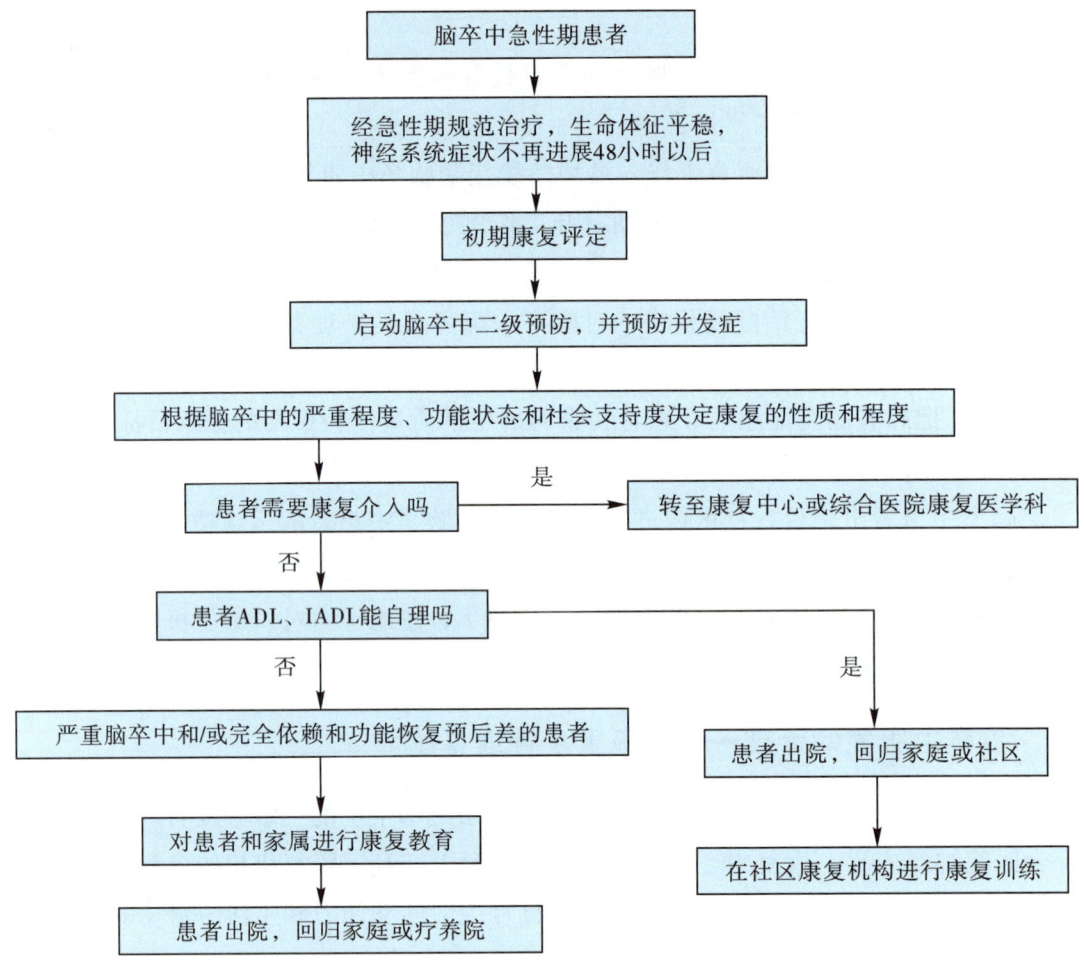

图 1-3-1　脑卒中的一级康复管理流程图

（二）脑卒中的二级康复——脑卒中恢复期的康复

二级康复一般在康复中心或综合医院中的康复医学科进行。首先由康复医生对患者进行筛查。根据患者的筛查结果，决定康复小组的成员。康复小组召开评定会，制订康复计划并开始实施治疗。经过一段时间的训练，再对患者康复效果进行评价。如果效果不好，需要查找无效原因，以便决定下一步措施。具体流程见图 1-3-2。

（三）脑卒中的三级康复——脑卒中的社区康复

患者经过一段时间专业康复后，如果可以进行社区生活，就可以考虑让患者出院。康复医生应当准备一份关于患者诊治经过的总结，明确出院后的康复治疗计划。社区康复医生在二级康复的基础上，根据患者居住环境制订康复计划并负责实施训练。如果患者功能恢复达到平台期，可以对患者及其家属进行康复宣教，使患者可以在家中进行常规的锻炼以维持功能。如果患者功能仍有改善的空间，建议重新评价患者的功能，制订新的康复计划并继续康复治疗。具体流程见图 1-3-3。

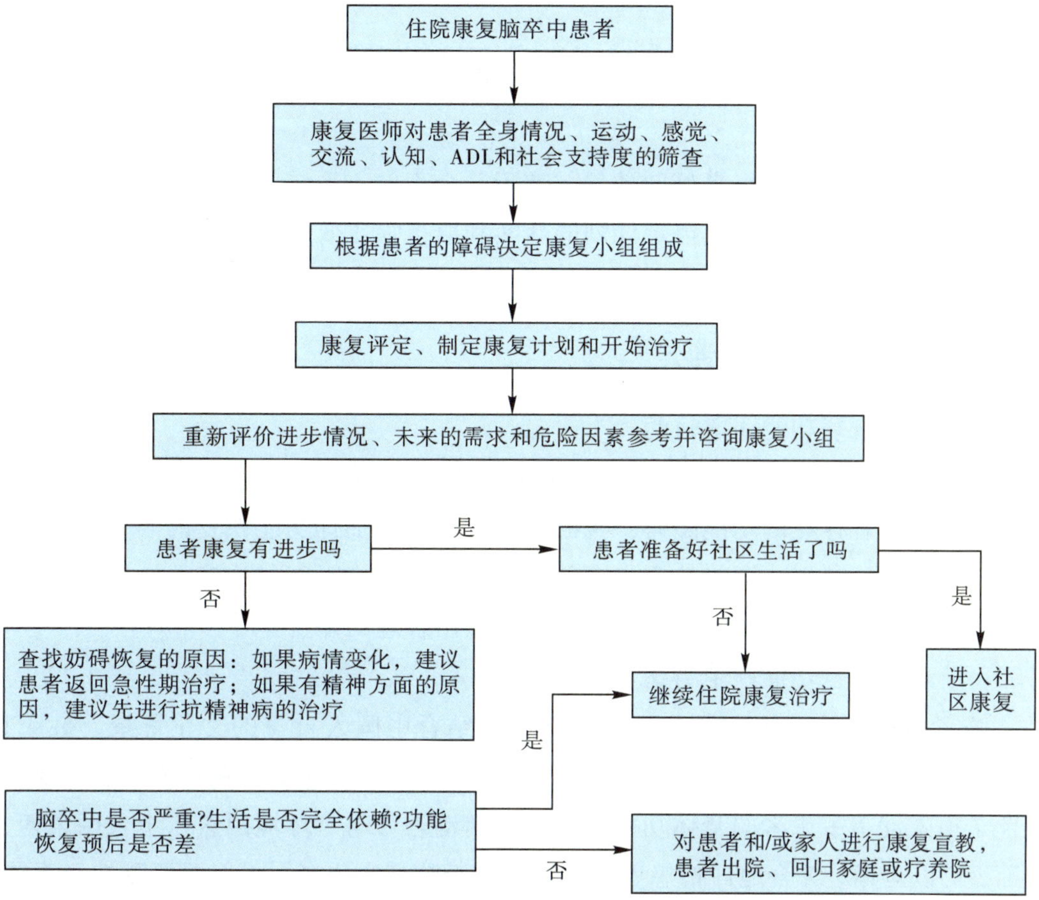

第一章 脑卒中康复概论

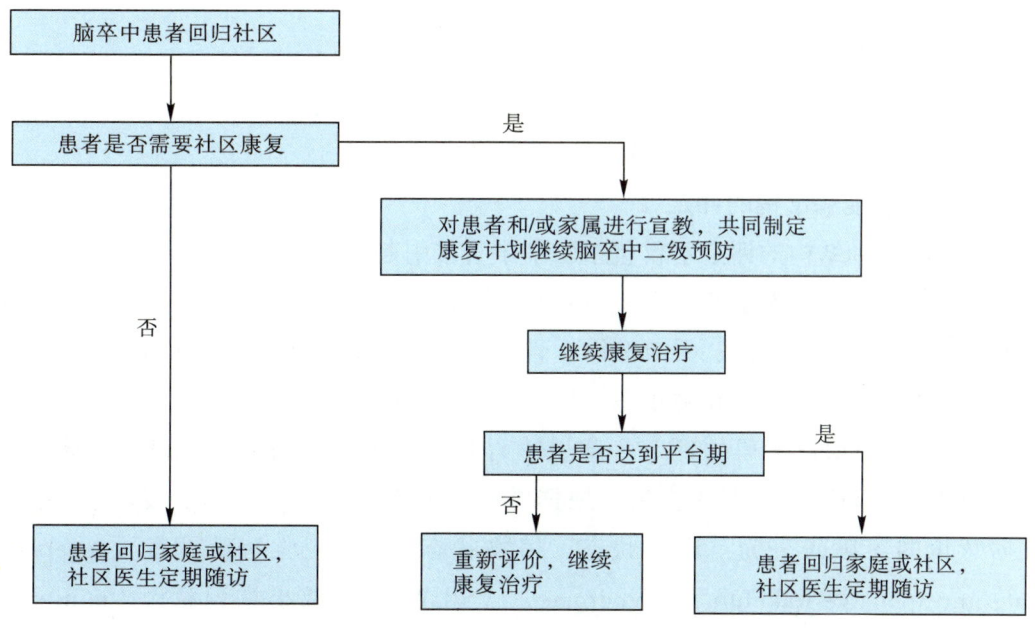

图 1-3-2 脑卒中的二级康复管理流程图

图 1-3-3 脑卒中的三级康复管理流程图

第四节　脑卒中的康复功能评定及治疗

脑卒中康复若要取得良好的效果，离不开全面的、系统的和准确的康复评定，而脑卒中的康复治疗是康复评定计划的落实和取得临床效果的主要手段，二者是脑卒中临床康复治疗的核心内容。

一、脑卒中的康复功能评定

（一）脑卒中康复功能评定目的

脑卒中的康复功能评定是对脑卒中患者所存留的或丧失的功能进行识别和测定，以鉴别患者存在的功能障碍，判断其严重程度，估计功能恢复的潜在能力，以制订科学的康复计划；同时监测患者的功能变化，以判断康复治疗的效果，并参考患者生活环境、个人情况对患者的疾病结局做出合理的评价。

（二）脑卒中康复功能评定方法

脑卒中康复功能评定是依据ICF模式，结合中国人自身的文化背景、健康特点和环境特征，由国内康复医学专家制订的中国版脑卒中患者的简明ICF核心要素，该评定模式涵盖了患者的身体功能和结构、活动与参与、环境因素、个人因素四大方面，可以全面、综合地评估患者的功能。对于脑卒中患者，不但要评测神经系统、骨骼肌肉系统，还要评测心血管系统与呼吸系统，以及环境、心理与其他医学因素对患者康复的影响。

（三）脑卒中康复功能评定主要内容

脑卒中康复功能评定应注意根据患者病情变化分阶段进行，对于急性期卒中患者适当增加评定次数以便更准确地了解患者的功能状况。

1. 身体功能和结构的评定

身体功能和结构的评定不仅包括脑卒中直接引起的障碍，如意识状态、运动、感觉、认知、情绪、大小便、交流、吞咽及日常生活活动的评定；还包括脑卒中后出现的失用综合征（压疮、关节挛缩、骨质疏松、心肺功能下降等）和误用综合征（肩关节半脱位、肩痛、异常步态、异位骨化）等的评定。

1）脑卒中意识障碍的评定：意识障碍是指患者对自身和周围环境刺激的觉醒感知能力不同程度降低或丧失。根据觉醒障碍程度分为：嗜睡、昏睡、昏迷；根据意识内容障碍分为：谵妄状态、植物状态/无反应觉醒综合征（vegetative state/unresponsive wakefulness syndrome，VS/UWS）、微小意识状态（minimally conscious state，MCS）等。

（1）量表评估：①格拉斯哥昏迷评分量表（Glasgow coma scale，GCS）：对预后评定有重要价值，简便易行，应用广泛，但对植物状态和死亡的预后评估缺乏特异性；②全面无反应评分量表（full outline of unresponsiveness，FOUR）：常作为意识障碍急性期的候选量表，用于因气管切开或呼吸机辅助呼吸无法进行言语能力评估的患者，可以弥补GCS的不足；③修订昏迷恢复量表（coma recovery scale revised，CRS-R）：对各种感觉刺激（听觉、视觉、运动、言语、交流和觉醒水平）是否有特定行为反应进行评分，可以对意识水平做出判断，特别适用于对微小意识状态的鉴别，支持对预后的评估；④格拉斯哥昏迷结局评分量表（Glasgow outcome scale，GOS）：多用于判断昏迷结局。

（2）神经电生理评估：①脑电图（electroencephalogram，EEG）：EEG对脑的病理生理变化异常敏感，特别对大脑皮质病变的评估有明确价值，但易受麻醉、镇静催眠药物影响。评估应考虑干扰因素，并定期动态观察。②诱发电位（evoked potential，EP）：主要包括躯体感觉诱发电位（somatosensory evoked potentials，SSEP）和脑干听觉诱发电位（brainstem auditory evoked potentials，BAEP），对意识障碍预后进行预测。③事件相关电位评定：事件相关性诱发电位（event-related potential，ERP）是与识别、比较、判断、记忆与决策等认知过程有关的神经电生理改变，是观察大脑认知功能活动的窗口；其失匹配负波（mismatch negativity，MMN）对意识的判断和评估最为重要。ERP有助于避免SEP和BAEP对意识判断的局限性。

（3）影像学评定：①头颅MRI或头颅CT：是了解损伤大脑形态学结构和判断预后的重要手段。临床研究表明，严重脑萎缩、脑积水及相关损伤区异常信号的部位和范围大小等与预后相关。②功能性磁共振皮质含氧血红蛋白浓度的检测（blood oxygenation level dependent of functional magnetic resonance imaging，Bold-fMRI）：可用于皮质水平的认知及意识活动观察。其他多模态脑成像技术，如弥散张量成像（diffusion tensor imaging，DTI）等，单独或与fMRI配合有助于提高诊断准确率。③磁共振波谱（magnetic resonance spectroscopy，MRS）：是目前能够无创检测活体组织器官能量代谢、生化改变和特定化合物定量分析的唯一方法。研究结果揭示，MRS异常与解剖的MRI无关，联合运用MRI和MRS评价VS/MCS预后，有很强的互补性。

2）脑卒中严重程度的评定：美国国立卫生院卒中量表（National Institutes of Health Stroke Scale，NIHSS）评分的高低预示着患者神经功能障碍的严重程度高低，与预后密切相关，16分以上预示极可能是死亡或严重功能不全，而6分以下则预示恢复良好。推荐在脑卒中发生24h内通过NIHSS评分评价脑卒中的严重程度。

3）脑卒中运动功能的评定：约有80%脑卒中患者发生运动功能障碍是导致日常生活活动能力降低的最重要原因，对其运动功能进行全面细致的评价，有助于了解患者运动功能障碍的程度，指导制订康复治疗方案，观察治疗效果及判断预后。运动功能的评定内容包括：关节活动度评定、肌力评定、肌张力评定、平衡功能评定、步行及步态分析、手功能评估等（详见第二章）。

4）脑卒中感觉功能的评定：感觉包括特殊感觉、躯体感觉和内脏感觉。脑卒中由于病变部位不同，常引起不同程度、不同类型的感觉障碍。一般躯体感觉包括浅感觉、深感觉和复合感觉。感觉障碍可以分为抑制性症状和刺激性症状2大类。感觉检查主要依靠患者的主观感受和表达，检查常受语言交流、认知功能、意识状态、情绪及精神心理等多种因素的影响，故感觉检查需耐心、细致、慎重，不用引导性语气提问，必要时反复多次进行，得出结果需客观分析，并结合其他各种检查结果综合判断，评价其临床意义（详见第三章）。

5）脑卒中认知功能评定：脑卒中后出现的认知损害或痴呆称为脑卒中后认知障碍或脑卒中后痴呆。主要表现为感知觉、结构和视空间功能、记忆力、执行功能、定向力、注意力障碍等。认知功能评定多采用量表评价，常用的筛查量表有简易精神状态检查（mini-mental state examination，MMSE）、蒙特利尔认知评估量表（Montreal cognition assessment，MoCA）、长谷川痴呆量表（Hasegawa dementia scale，HDS）和基本认知能力测验。韦氏成人智力量表（Wechsler adult intelligence scale，WAIS）也常用于认知功能的评定（详见第四章）。

6）脑卒中吞咽功能的评定：吞咽功能的评定包括吞咽障碍筛查和系统评价（详见第六章）。

吞咽障碍的筛查的目的是发现误吸、营养不良、脱水风险及需要专业人员进一步评价的患者。建议所有急性脑卒中患者经口进食、进水前均应完成吞咽功能筛查，且吞咽功能的筛查通常在入院24h内完成。采用的方法包括：饮水试验、进食评估调查工具-10（EAT-10），两者结合使用可提高筛查试验的敏感性和特异性。

吞咽功能系统评价分为临床评价及仪器评价。容积-黏度吞咽测试（V-VST）可用于临床评价；仪器评价包括吞咽造影检查和软式内镜吞咽评估。咽腔测压、动态立体CT检查、肌骨超声检查、表面肌电等可根据各单位条件及患者情况酌情选择。

7）脑卒中交流障碍的评定：脑卒中后最常见的交流障碍是失语症和构音障碍（详见第五章）。

失语症是指因与语言功能有关的脑组织的病变，造成原已获得的语言能力受损或丧失的一种语言障碍综合征。患者表现为发音和构音正常但不能言语，肢体运动功能正常但不能书写，视力正常但不能阅读，听力正常但不理解言语，即不同程度的听、说、读、写的功能障碍。失语症的评定可以分为 2 大类，即语言功能评定和交往能力评定。语言功能评定常用的量表包括：波士顿诊断性失语症检查、西方失语症成套测验、明尼苏达失语症鉴别诊断测验、汉语失语症全套检测法。交往能力评定包括：日常生活交往活动检查、功能性交际测验。

构音障碍是由于神经病变以及言语产生有关肌肉的麻痹、收缩力减弱或运动不协调所致的言语障碍。患者言语损伤程度与神经肌肉受损程度是一致的，言语肌群的运动速度、力量、范围、方向和协调性影响着言语清晰度。评定包括 2 个部分：构音器官检查和构音检查。构音器官检查的目的是观察构音器官的形态及粗大运动，是否存在器质异常和运动障碍，检查包括肺（呼吸情况）、喉、面部、口部肌肉、硬腭、腭咽机制、下颌、反射；构音检查是以普通话语音为标准音，结合构音类似运动对患者的各个言语水平以及其异常的运动障碍进行系统评价。常用的构音障碍评定方法有 Frenchay 评定法和中国康复研究中心构音障碍评定法。

8）脑卒中心肺功能的评定：心肺功能的评定包括传统的病史询问、体格检查，以及借助于仪器、设备的测定和检查。从不同角度、不同侧面得到的资料相互补充并综合，对心肺功能进行全面评定。临床常用方法包括对体力活动的主观感觉分级、超声心动图、心脏负荷试验及肺功能检查等（详见第七章）。

9）脑卒中后抑郁的评定：脑卒中后抑郁严重影响患者脑卒中后神经功能的恢复和回归社会的能力。因此，应对所有脑卒中患者进行多时间点脑卒中后抑郁的筛查。筛查内容包括询问患者的心境、愉快感、自卑和自责、轻生观念、迟滞、激越、注意、记忆、睡眠、食欲、体重和乏力等。如果患者存在上述明显的抑郁症状，则需要对患者的抑郁程度严格进行量表评估，其中自评量表包括：患者健康问卷 -9 项、90 项症状清单（symptom checklist-90，SCL-90）、医院焦虑抑郁量表、Zung 抑郁焦虑量表；他评量表采用汉密尔顿抑郁量表（Hamilton depression scale，HAMD）、汉密尔顿焦虑量表（Hamilton anxiety scale，HAMA）。建议请精神心理科医师会诊以协助诊断治疗（详见第九章）。

10）日常生活活动能力的评定：日常生活活动（activity of daily living，ADL）评定是通过观察患者进行 ADL 活动过程，评定患者 ADL 功能水平。常用的评定方法包括提问法、观察法和量表检查法。包括基础日常生活活动（basic ADL，BADL）和工具性日常生活活动（instrumental ADL，IADL）。用于评定 BADL 的量表有：Barthel 指数分级法（BI）、改良 Barthel 指数分级法（MBI）、Katz 指数分级法、功能独立评定量表（functional independence measure，FIM）等；用于评定 IADL 的量表有：功能活动问卷、快速残疾评定量表 -2、Frenchay 活动指数、工具性日常生活活动量表等（详见第八章）。

2. 脑卒中活动能力的评定

活动能力是由个体执行一项任务或行动。活动受限指个体在完成活动时可能遇到的困难，这里指的是个体整体水平的功能障碍，如学习和应用知识的能力、完成一般任务和要求的能力、交流的能力、个体的活动能力、生活自理能力等。活动能力的评定多采用 BI/MBI 和 FIM。

3. 脑卒中参与能力的评定

参与能力是个体参与他人相关的社会活动，如家庭生活、人际交往和联系、接受教育和工作等主要生活领域，参与社会、社区和公民生活的能力等。参与限制是指个体的社会功能障碍。参与能力的评定可采用生活满意度或生存质量评定，美国脑卒中指南中建议使用健康状况调查简表（the MOS item short from health survey, SF-36）。

（四）脑卒中的预后及影响因素

影响脑卒中后功能恢复结局的因素很多，包括下列因素：

（1）部位：内囊后肢影响最大，同样大小和同样性质的脑损害如果发生在内囊后肢，引发的偏瘫最难恢复。

（2）病灶大小：脑损伤体积的大小表明神经系统破坏的程度，体积和破坏程度大的后果就严重。

（3）病变性质：就引发偏瘫后运动功能恢复的困难程度来讲，梗死＞出血＞栓塞。

（4）医学处理的及时程度和正确与否：患者有严重的言语交流障碍、认知功能障碍以及情感功能障碍，则不能有效地进行主动性康复训练，将会严重影响偏瘫的恢复。患者有严重的合并症和并发症导致康复训练不能进行，不得不进行复杂的临床治疗，如严重的吸入性肺炎、泌尿系统感染、下肢深静脉血栓形成、严重的心脏病、精神异常、严重的高血压和糖尿病等均影响康复结局。

（5）患者的体力活动耐受能力。

（6）肢体软瘫的时间：一般偏瘫患者肢体在 2~4 周后肌张力会由低转为升高。长期患侧肢体肌张力低下的患者，运动功能恢复差。

（7）偏瘫患者家庭的积极参与和社会的支持也是患者获取最佳功能效果必不可少的条件之一。

（8）像年龄、性别、地区、气候、气温、人种和文化水平等因素虽然也在一定程度上有些影响，但不是我们所能干预的。

二、脑卒中的康复治疗

脑卒中的康复治疗是指从医学的角度，通过康复医师、康复护士、康复治疗师

(物理治疗师、作业治疗师、言语治疗师、矫形支具师等)、心理医师、医学社会工作者等组成的康复小组对脑卒中患者进行的医学康复。在医疗机构中实施康复医疗的内容应该与社区-家庭中的康复连续地成为一体,以促进患者最终回归家庭和社会。

(一)脑卒中康复治疗的主要目的

(1)预防、认识和处理脑卒中时的各种神经功能缺损和医学的合并症、并发症,避免失用综合征和误用综合征。

(2)使患者最大限度地提高功能和生活独立。

(3)使患者和家庭成员在心理上获得最大限度的适应。

(4)通过社会的参与预防继发性残疾。

(5)尽可能地提高患者的生活质量。

(6)预防脑卒中和其他血管性疾病的再发。

(二)脑卒中早期康复的开始时机和康复强度

(1)脑卒中患者病情稳定(生命体征稳定,症状、体征不再进展)后应尽早介入康复治疗。

(2)脑卒中轻度到中度的患者,在发病24h后可以进行床边康复、早期离床期的康复训练,康复训练应以循序渐进的方式进行,必要时在监护条件下进行。

(3)康复训练强度要考虑到患者的体力、耐力和心肺功能情况,在条件许可的情况下,开始阶段每天至少45min的康复训练,能够改善患者的功能,适当增加训练强度是有益的。

(三)脑卒中康复治疗的禁忌

(1)病情过于严重或在进行性加重中,如深度昏迷、颅压过高、严重的精神障碍、血压过高、神经症状仍在进行发展中等。

(2)伴有严重的合并症,如严重的感染(吸入性肺炎等)、糖尿病酮症、急性心肌梗死等。

(3)严重的系统性并发症,如失代偿性心功能不全、不稳定型心绞痛、急性肾功能不全、活动性风湿、严重的精神病等。

(四)脑卒中康复治疗的基本原则

1. 脑卒中的康复治疗应当遵循的原则

(1)正确选择病例,掌握好适应证和禁忌证。

(2)主动性康复训练应及早开始。

(3)分阶段进行。

(4)按一定的康复程序进行。

（5）进行全面的康复管理。

2. 脑卒中康复实践应遵循的原则

（1）脑卒中急性期的康复处理应当与急性期的医学处理同步进行，并且康复处理应当贯穿于疾病恢复的全过程。即包含了住院期间、康复中心、社区及家庭中连续的、统一的康复医疗过程。

（2）一旦患者的病情稳定，就应当在24~48h后开始康复性活动或训练；病情不稳定时，不要盲目进行康复性活动。

（3）康复医生应对脑卒中患者进行全面的医疗管理。包括：对患者和家属开展健康教育，改变不良生活方式，降低脑卒中危险因素。对患者的预后做出恰当判断，制订出康复医疗计划，开出治疗处方，评估治疗效果，领导康复小组。

（4）脑卒中康复必须采取小组治疗的模式，按一定程序和阶段进行。小组成员的治疗活动必须协调一致，共同评价，制订出短期目标和长期目标。

（5）康复治疗主要是主动性的功能训练。患者要达到足够的训练强度，激发患者产生强烈的康复动机和康复训练兴趣，主动、积极地配合各种康复训练。

（6）康复医生要重视患者及家庭成员的心理问题，因为心理问题对康复最终结局有较大影响；应该让家庭成员参与整个康复计划，这对患者的康复效果十分重要。

（7）康复是针对功能训练的方法，首先着眼于丧失功能的康复训练，促进其尽快恢复，如过早使用健肢，患侧肢体可产生"习得性失用"，只有当功能障碍不可改变或处于恢复平台期时，才可采取代偿和替代的方法，补偿患者的功能缺损，达到最适当的功能独立性。

（8）康复治疗遵循因人而异、从易到难、循序渐进、持之以恒、全面康复的原则。

第二章　脑卒中运动康复

第一节　运动功能评估

一、关节活动度评定

（一）概述

关节是指 2 块或 2 块以上骨之间的连接部分，关节活动度（range of motion，ROM）是指一个关节从起始端至末端的运动范围，即运动弧。分为主动活动度和被动活动度，主动活动度（active range of motion，AROM）的测定由患者主动收缩肌肉，在无辅助下完成。被动活动度（passive range of motion，PROM）的测定通过外力如检查者辅助被动完成。关节活动度评定是可引起关节活动受限的身体功能障碍性疾病的首要评定内容。脑卒中患者会因肌张力升高、肌肉痉挛或关节周围的软组织损伤后引起的疼痛导致关节活动障碍。

（二）评定原则

1. 关节活动度评定的目的

①确定功能受限或引起不适的程度；②寻找和确定关节活动受限的原因和因素；③确定恢复功能或减少不适所需的角度；④记录功能的恢复情况；⑤从客观上判断疗效；⑥制订适当的康复目标；⑦选择适当的治疗技术、摆放技术和其他减少受限的方法；⑧确定是否需要辅助器具。

2. 关节活动度评定工具及测量方法

测量工具包括：量角器、带刻度的尺子、电子测角器等。其中量角器为测量 ROM 的常用工具。测量时，将量角器的中心点摆到关节运动的轴心，固定臂摆放与关节的近端骨的长轴平行，移动臂摆放与关节的远端骨的长轴平行。随着关节远端肢体的移动在量角器刻度盘上读出关节活动度。

3. 关节活动度评定的影响因素

①关节的解剖与生理特性：如关节面面积大小的差别、关节囊的薄厚与松紧度、关节韧带的多少与强弱；②关节及周围软组织的疼痛；③肌肉痉挛：如中枢神经系统病变引起的软组织挛缩可影响关节活动度；④软组织挛缩；⑤肌肉无力；⑥关节内异常：如关节内游离体就会影响关节活动度；⑦关节僵硬：如关节骨性强直、关节融合术后；⑧其他影响因素：如年龄、性别、职业等。

4. 关节活动度评定的禁忌证

①关节运动会造成进一步伤害或损伤急性期；②怀疑半脱位、脱位或骨折；③怀疑发生骨质疏松或异位骨化时，需要经专科医师确定后可以进行评估。

5. 评定的注意事项

①确定 ROM 测量的起始位置；②同一患者应由专人测量，每次测量应取相同位置，两侧对比；③测量 ROM 时应考虑患者不愿意移动、无法听从指令、关节灵活性受限、疼痛等因素的影响；④测量时注意避免相邻关节的代偿。

（三）主要关节活动度的评定方法

1. 上肢关节

1）肩关节活动度评定：

（1）肩关节屈曲：①体位：坐位或仰卧位，肱骨处于中立位。②量角器位置：轴心位于肱骨侧面的肩峰，固定臂与躯干（腋中线）平行，移动臂与肱骨平行。③运动测量：沿冠状轴，在矢状面，上肢向前上方运动，值得注意的是在患者屈肩的同时，轴心逐渐移向肩的后部，因此当测量中末位的角度时，轴心应置于三角肌群所形成的褶皱末端。测量时避免出现代偿运动，如躯干伸展和肩关节外展。正常肩关节屈曲角度为 0°~170°（图 2-1-1A）。

（2）肩关节伸展：①体位和量角器位置与肩关节屈曲测量方式相同。②运动测量：在矢状面，上肢向后上方运动，注意患者肩后伸轴心的位置不变，运动时伴随有肩胛骨的轻微向上倾斜。避免肩胛骨的过度运动。正常肩关节伸展角度为 0°~60°（图 2-1-1B）。

（3）肩关节外展：①体位：坐位或俯卧位，肱骨处于外旋位，肩关节屈曲、伸展均为 0°位。②量角器位置：固定臂与躯干平行，移动臂与肱骨平行，轴心为尖峰的后部。③运动测量：沿矢状轴运动；正常肩关节外展角度为 0°~180°（图 2-1-1C）。

（4）肩关节内收：①体位、量角器位置和运动测量与肩关节外展测量方式相同。②正常肩关节内收角度为 0°。如肩关节处于 20°~45° 屈曲位时，肩关节可从前方向内做内收运动（参考值 0°~45°）。

（5）肩关节水平外展：①体位：坐位，肩关节屈曲90°、内旋。②量角器位置：固定臂与肱骨长轴平行并与躯干垂直，移动臂与肱骨长轴平行，保持与肱骨长轴重叠。轴心为肩峰顶部。③运动测量：上肢沿垂直轴在水平面上向后移动。测量时避免出现代偿运动，如躯干旋转或屈曲。正常肩关节水平外展角度为0°~90°（图2-1-1D）。

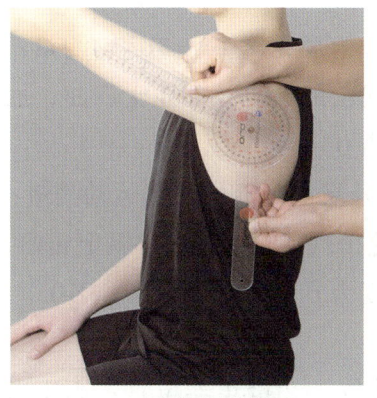
A. 肩关节屈曲

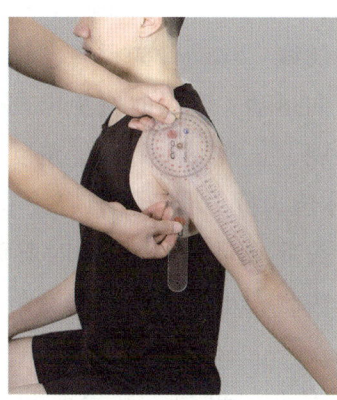
B. 肩关节伸展

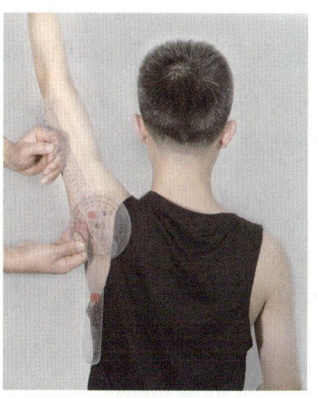
C. 肩关节外展

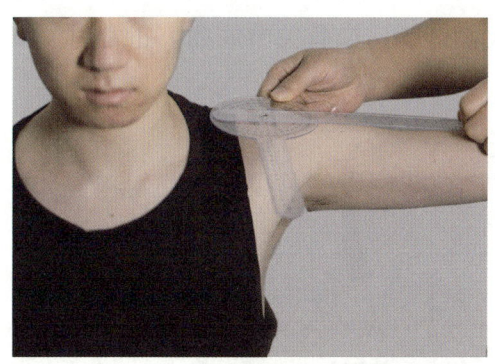
D. 肩关节水平外展

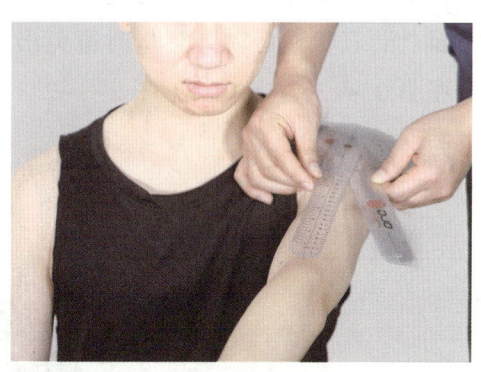
E. 肩关节水平内收

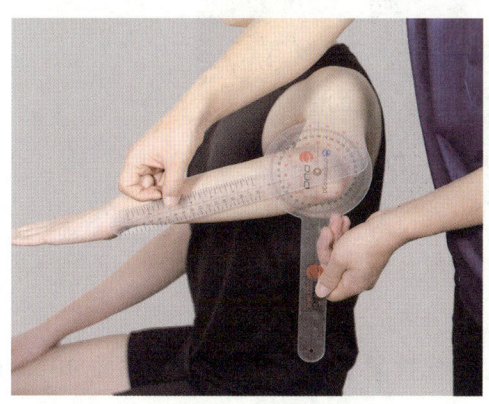
F. 肩关节内旋

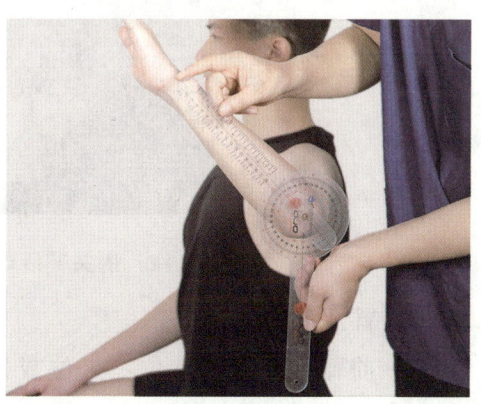
G. 肩关节外旋

图 2-1-1　肩关节活动度的测量

（6）肩关节水平内收：①体位：坐位，肩关节屈曲90°、内旋。②量角器位置：固定臂与肱骨长轴平行并与躯干垂直，移动臂与肱骨长轴平行保持与肱骨长轴重叠。轴心为肩峰顶部。③运动测量：上肢沿垂直轴在水平面上做跨中线运动。测量时避免出现代偿的运动，如躯干旋转。正常肩关节水平内收角度为0°~135°（图2-1-1E）。

（7）肩关节内旋：①体位：坐位、仰卧位或俯卧位。②量角器位置：固定臂通过肘关节，与冠状面垂直的线。移动臂为尺骨，轴心为尺骨鹰嘴。③运动测量：前臂在矢状面上向下肢的方向运动。测量时避免出现代偿的运动，如躯干屈曲，肘关节伸展，肩胛骨上提、外展。正常肩关节内旋角度为0°~70°（图2-1-1F）。

（8）肩关节外旋：①体位、量角器位置与肩关节外展测量相同。②运动测量：前臂在矢状面上沿冠状轴向头部方向运动。测量时避免出现代偿运动，如躯干屈曲，肘关节伸展，肩胛骨下撤、内收。正常肩关节外旋角度为0°~70°（图2-1-1G）。

2）肘关节活动度评定：

肘关节伸展-屈曲：①体位：站位、坐位或仰卧位。②量角器位置：固定臂与肱骨干中线平行，移动臂与桡骨平行，轴心为肱骨外上髁。③运动测量：前臂在矢状面上沿冠状轴运动。测量时避免出现代偿运动，如肩关节屈曲。正常肘关节伸展-屈曲0°~135°/150°，见图2-1-2。

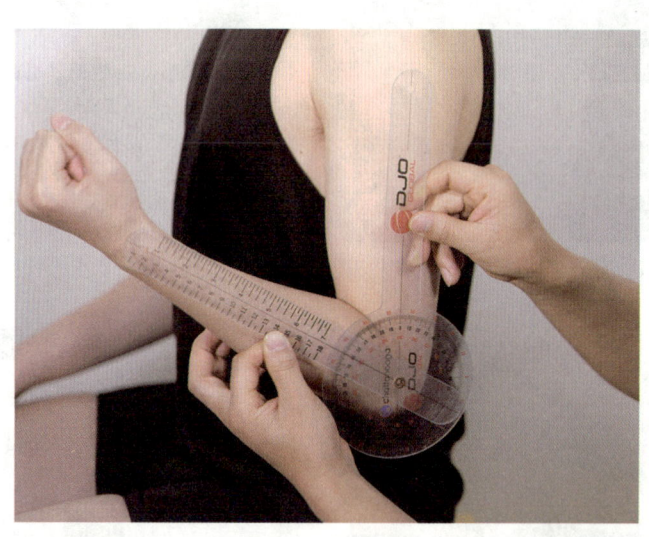

图2-1-2 肘关节活动度（伸展-屈曲）的测量

3）前臂活动度评定：

（1）前臂旋前：①体位：坐位或站位，肱骨紧靠躯干，肘关节屈曲90°，前臂处于中立位。②量角器位置：固定臂与地面垂直，移动臂与腕关节背侧横纹平行，轴心为尺骨茎突。③运动测量：在水平面上，拇指向内侧、手掌向下的运动，上臂靠紧躯干，避免肩关节代偿。测量时避免出现代偿的运动，如肩关节外展内旋。正常前臂旋前角度为 0°~80°/90°，见图 2-1-3A。

（2）前臂旋后：①体位：坐位或站位，肱骨紧靠躯干，肘关节屈曲 90°，前臂处于中立位。②量角器位置：固定臂与地面垂直，移动臂与腕关节掌侧横纹平行，轴心为尺骨茎突。③运动测量：在水平面上，拇指向外侧、手掌向上的运动，上臂靠紧躯干，避免肩关节代偿。测量时避免出现代偿运动，如肩关节内收和外旋。正常前臂旋后角度为 0°~80°/90°，见图 2-1-3B。

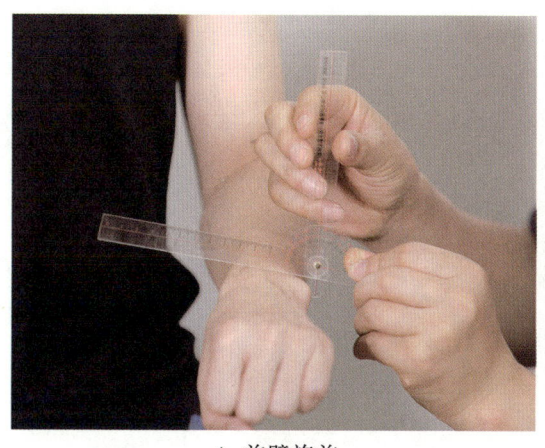

A. 前臂旋前　　　　　　　　　　　B. 前臂旋后

图 2-1-3　前臂活动度的测量

4）腕关节活动度评定：

（1）腕关节掌屈：①体位：坐位，前臂中立位。②量角器位置：固定臂与桡骨平行，移动臂与小指示指平行，轴心位于腕关节的桡骨茎突。③运动测量：手掌在矢状面沿冠状轴运动向前臂屈侧靠近。测量时避免出现代偿运动，如腕关节尺偏或桡偏。正常腕关节掌屈角度为 0°~80°，见图 2-1-4A。

（2）腕关节背伸：①体位、量角器位置和腕关节掌屈测量方式相同。②运动测量：手背在矢状面沿冠状轴运动向前臂伸侧靠近。测量时避免出现代偿运动，如腕关节尺偏或桡偏。正常腕关节背伸角度为 0°~70°，见图 2-1-4B。

（3）腕关节尺偏：①体位：坐位，前臂旋前，掌心与地面平。②量角器位置：固定臂与前臂平行，移动臂与第三掌骨平行，轴心位于腕关节背侧第三掌骨的根部。③运动测量：冠状面运动。测量时避免出现代偿运动，如腕关节伸展。正常腕关节尺偏角度为 0°~30°，见图 2-1-4C。

（4）腕关节桡偏：体位、量角器位置以及运动测量与腕关节尺偏相同。正常腕关节桡偏角度为 0°~30°，见图 2-1-4D。

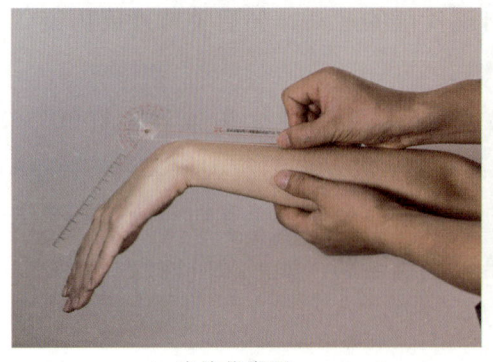
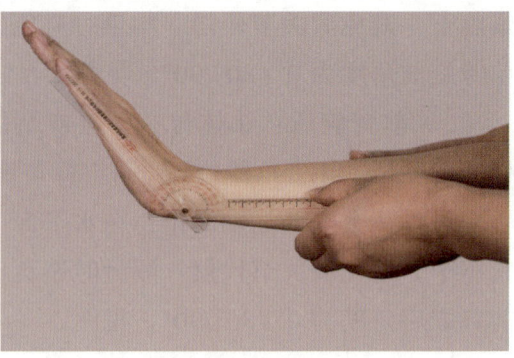

A. 腕关节掌屈　　　　　　　　　　B. 腕关节背伸

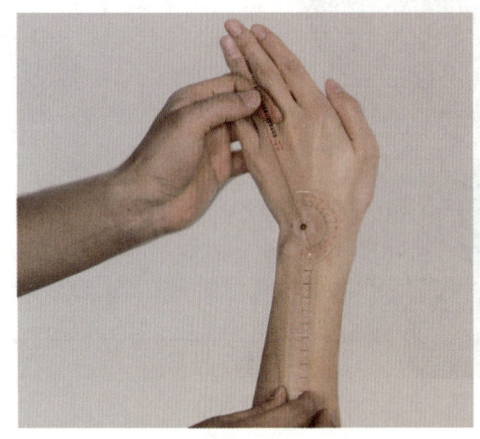
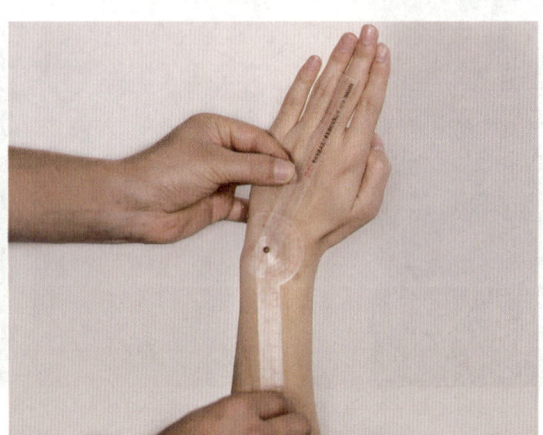

C. 腕关节尺偏　　　　　　　　　　D. 腕关节桡偏

图 2-1-4　腕关节活动度的测量

5）手指关节活动度评定：

（1）掌指关节屈曲：①体位：坐位，前臂中立位。②量角器位置：固定臂与掌骨平行，移动臂与近端指骨平行，轴心位于掌指关节顶端中心。③运动测量：在矢状面上运动。正常掌指关节屈曲角度为 0°~90°，见图 2-1-5A。

（2）掌指关节过伸：体位、量角器位置、运动测量与掌指关节屈曲相同。正常掌指关节过伸角度为 0°~15°/45°，见图 2-1-5B。

（3）掌指关节外展：①体位：坐位，前臂旋前，手心向下置于桌面上，手指伸直。②量角器位置：固定臂与掌骨平行，移动臂与近端指骨平行，轴心位于掌指关节中心。③运动轴心：示指、无名指与小指在冠状轴面上做离开中指的运动。正常掌指关节外展角度为 0°~25°。

（4）近端指间关节屈曲：①体位：坐位，前臂中立位，腕关节 0° 位。②量角器位置：固定臂与近端指骨平行，移动臂为中节指骨背侧中线，轴心为远端指间关节背侧。③运动测量：矢状面运动。正常近端指间关节屈曲角度为 0°~110°，见图 2-1-5C。

（5）远端指间关节屈曲：①体位：坐位。②量角器位置：固定臂为中节指骨背侧中线，移动臂为远节指骨背侧中线，轴心为远端指间关节背侧。③运动测量：矢状面运动。正常远端指间关节屈曲角度为 0°~80°，见图 2-1-5D。

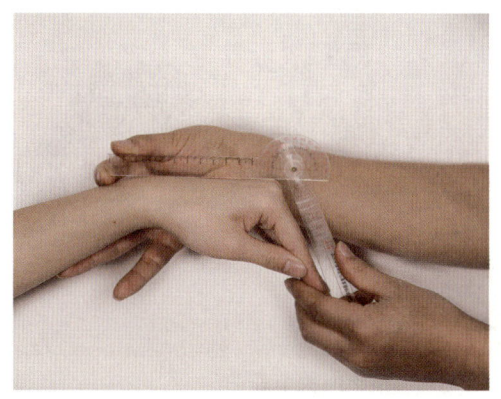

A. 掌指关节屈曲

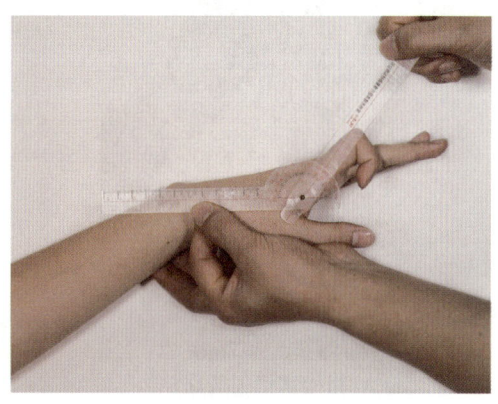

B. 掌指关节过伸

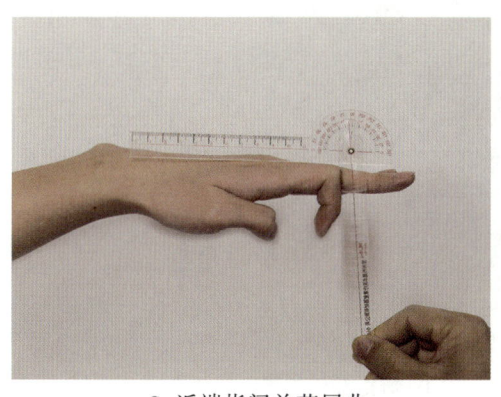

C. 近端指间关节屈曲

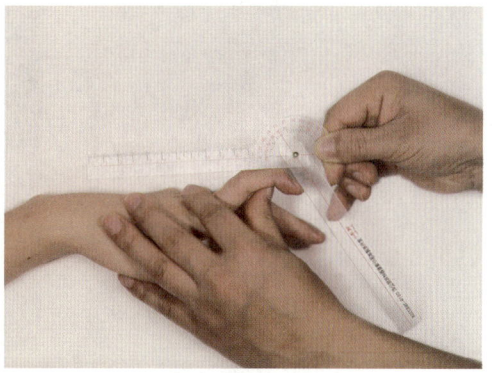

D. 远端指间关节屈曲

图 2-1-5　手指关节活动度的测量

6）拇指关节活动度评定：

（1）拇指掌指关节屈曲：①体位：坐位。②量角器位置：固定臂与拇指掌骨平行，移动臂为近端指骨平行，轴心为掌指关节背侧。③运动测量：拇指在冠状面划过掌心的运动。正常拇指掌指关节屈曲角度为 0°~50°。见图 2-1-6A。

（2）拇指指间关节屈曲：①体位：坐位。②量角器位置：固定臂与近端指间关节平行，移动臂与远端指骨平行，轴心为指间关节背侧。③运动测量：冠状面运动。正常拇指指间关节屈曲角度为 0°~80°/90°。见图 2-1-6B。

（3）拇指桡侧外展：①体位：坐位。②量角器位置：固定臂与桡骨平行，移动臂与拇指掌骨平行，轴心为拇指掌骨基底部。③运动测量：矢状面运动。正常拇指桡侧外展角度为 0°~50°。见图 2-1-6C。

（4）拇指掌侧外展：①体位：坐位。②量角器位置：固定臂与桡骨平行，移动臂与拇指掌骨平行,轴心为拇指掌骨基底部。③运动测量:矢状面运动。正常拇指掌侧外展角度为0°~50°。见图2-1-6D。

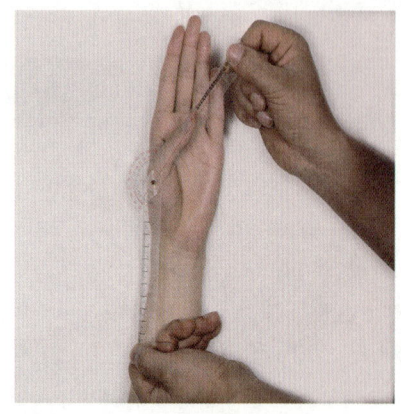

A.拇指掌指关节屈曲

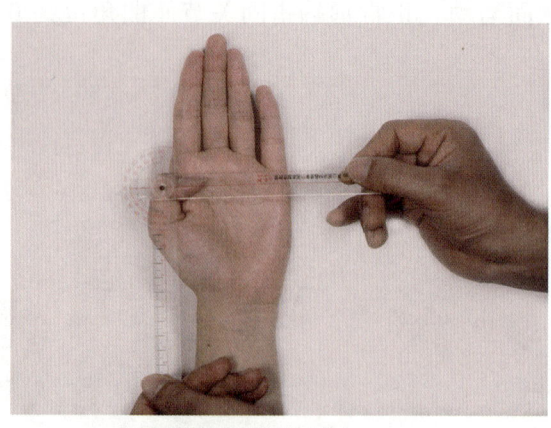

B.拇指指间关节屈曲

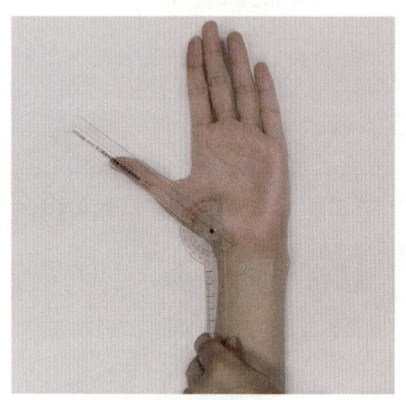

C.拇指桡侧外展

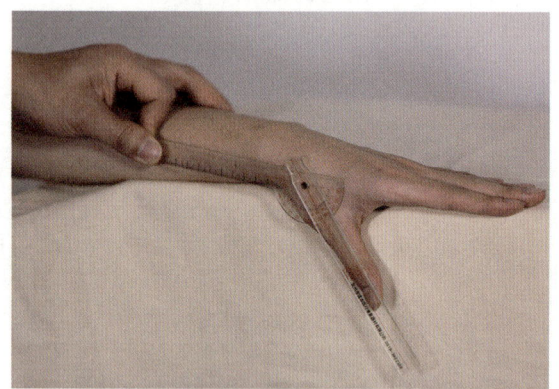

D.拇指掌侧外展

图2-1-6 拇指关节活动度的测量

2. 下肢关节

1)髋关节活动度评定:

(1)髋关节屈曲:①体位:仰卧位。②量角器位置:固定臂指向骨盆侧面,移动臂与股骨长轴平行,轴心位于股骨大转子侧面。③运动测量:矢状面运动。正常髋关节屈曲角度为0°~120°。见图2-1-7A。

(2)髋关节伸展:①体位:俯卧位。②量角器位置:固定臂指向骨盆侧面,移动臂与股骨长轴平行,轴心位于股骨大转子侧面。③运动测量:矢状面运动。正常髋关节伸展角度为0°~15°-30°。见图2-1-7B。

(3)髋关节外展:①体位:仰卧位。②量角器位置:固定臂位于两髂前上棘的连线上,移动臂与股骨长轴平行,轴心位于髂前上棘。③运动测量:沿矢状轴做冠状面运动。正常髋关节外展角度为0°~45°。见图2-1-7C。

（4）髋关节内收：①体位、量角器位置、测量方法与髋关节外展相同。②运动测量：冠状面运动。正常髋关节内收活动度为0°~35°。见图2-1-7D。

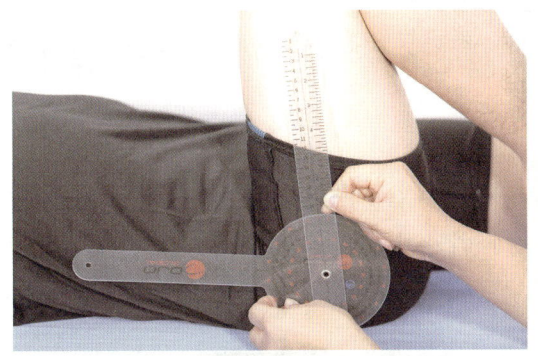
A. 髋关节屈曲

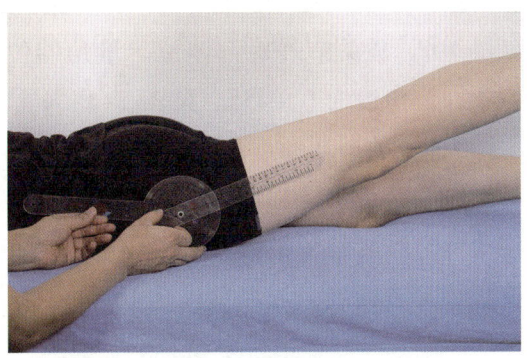
B. 髋关节伸展

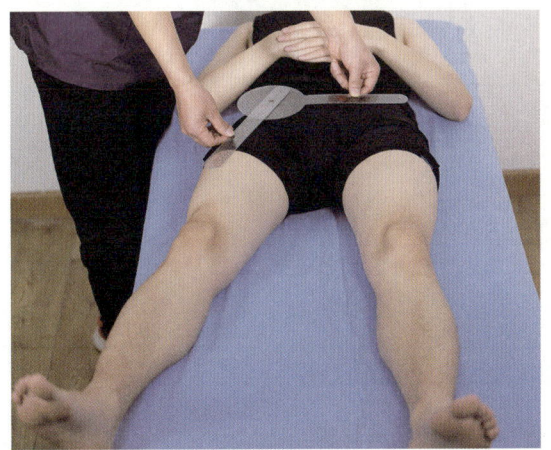
C. 髋关节外展

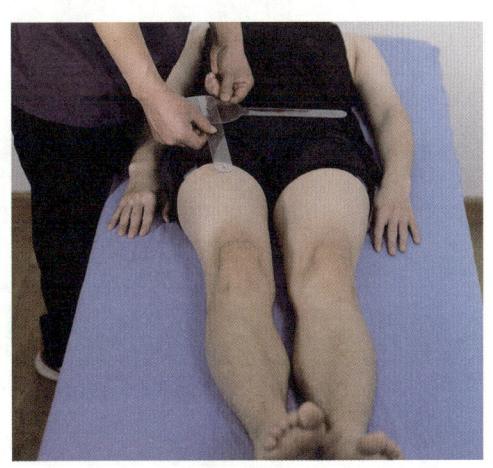
D. 髋关节内收

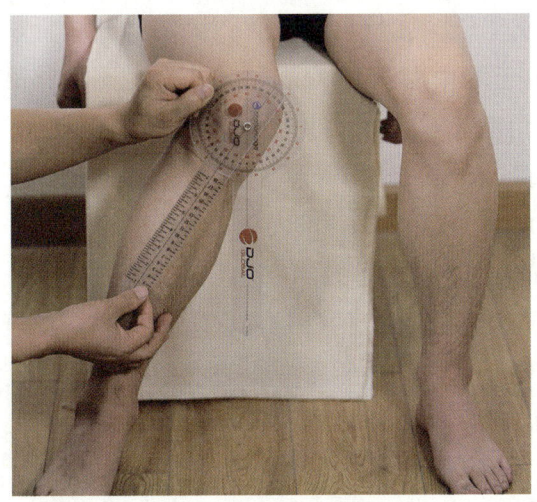
E. 髋关节内旋

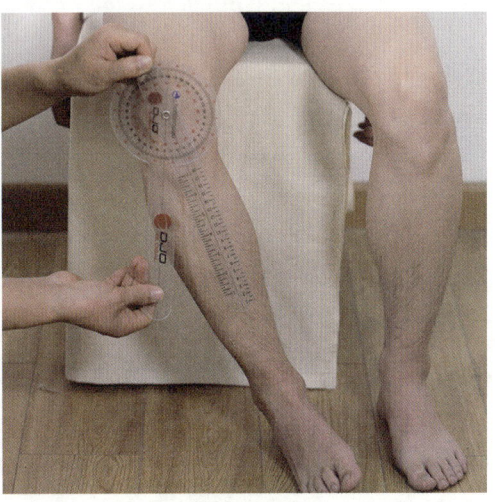
F. 髋关节外旋

图2-1-7 髋关节活动度的测量

（5）髋关节内旋：①体位：坐位，髋、膝屈曲90°。②量角器位置：固定臂与移动臂与胫骨长轴平行，移动臂跟着胫骨移动，轴心置于胫骨平台的中点。③运动测量：水平面运动。正常髋关节内旋角度为0°~35°。见图2-1-7E。

（6）髋关节外旋：体位、量角器位置、测量方法与髋关节内旋相同。正常髋关节外旋角度为0°~45°。见图2-1-7F。

2）膝关节活动度评定：

膝关节伸展-屈曲：①体位：俯卧位。②量角器位置：固定臂与股骨长轴平行，移动臂与腓骨长轴平行，轴心位于膝关节的腓骨小头。③运动测量：矢状面运动。正常膝关节伸展-屈曲角度为0°~135°，见图2-1-8。

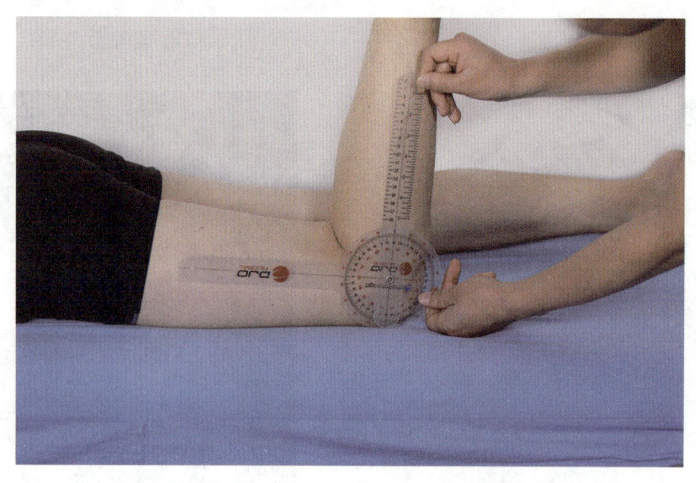

图2-1-8　膝关节伸展-屈曲角度测量

3）踝关节活动度评定：

（1）踝关节背屈：①体位：仰卧位或坐位。②量角器位置：固定臂与腓骨长轴平行，移动臂与第五跖骨平行，轴心位于踝中点下2~3cm处。③运动测量：沿冠状轴在矢状面上运动。正常踝关节背屈角度为0°~20°。见图2-1-9A。

（2）踝关节跖屈：①体位、量角器位置、测量方法与踝背屈相同。②运动测量：矢状面运动。正常踝关节跖屈角度为0°~45°。见图2-1-9B。

（3）踝关节内翻：①体位：坐位或仰卧位。②量角器位置：固定臂与胫骨长轴平行，移动臂与足跟的跖面平行，轴心位于临近跟骨的外侧面。③运动测量：冠状面运动。正常踝关节内翻角度为0°~35°。见图2-1-9C。

（4）踝关节外翻：①体位：坐位或仰卧位。②量角器位置：固定臂与胫骨长轴平行，移动臂与足跟的跖面平行，轴心位于跗趾关节内侧面的中点。③运动测量：内旋、外展、背屈的组合运动。正常踝关节外翻角度为0°~35°。

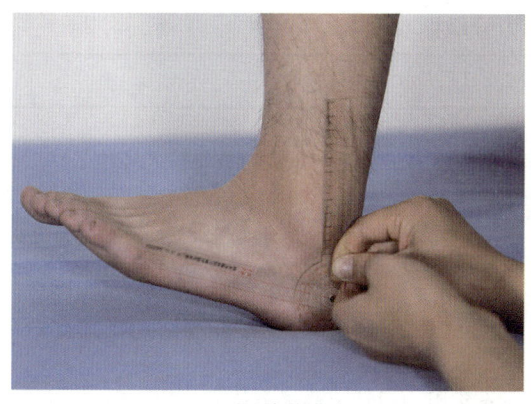
A. 踝关节背屈

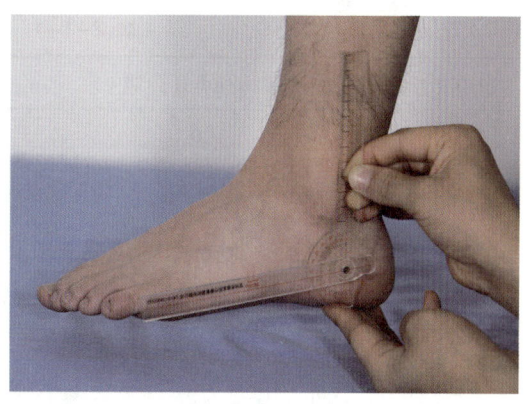
B. 踝关节跖屈

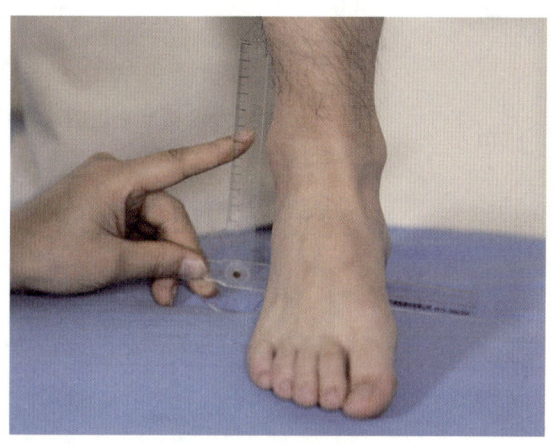
C. 踝关节内翻

图 2-1-9　踝关节活动度的测量

二、肌力评定

（一）概述

肌力是指肌肉收缩所产生最大的力量。一般可分为 3 类：肌力、肌肉爆发力和肌肉耐力。根据肌肉在某一运动中起到的作用，可命名为：原动肌、拮抗肌、固定肌、中和肌，其中原动肌又包括主动肌和副主动肌。副主动肌、固定肌及中和肌又被称为协同肌。根据肌肉收缩的形式可分为等长收缩、等张收缩和等速收缩 3 种形式。

（二）评定工具与方法

肌力评定的方法较多，有手法评定，也有使用各种器械和仪器进行的等长测试、等张测试和等速测试，临床上以手法肌力测定（manual muscle test，MMT）为常用方法。

肌力的分级标准可见表 2-1-1：

表 2-1-1　肌力分级标准

MRC 分级 /Lovett 分级 /Kendall 分级	测试结果
5/ 正常（Normal, N）/100	能抗重力及正常阻力运动至测试姿位或维持此姿位
5-/ 正常-（Normal, N-）/95	
4+/ 良+（Good+, G+）/90	能抗重力及正常阻力运动至测试姿位或维持此姿位，但仅能抗中等阻力
4/ 良（Good, G）/80	
4-/ 良-（Good-, G-）/70	能抗重力及正常阻力运动至测试姿位或维持此姿位，但仅能抗小阻力
3+/ 好+（Fair+, F+）/60	
3/ 好（Fair, F）/50	能抗肢体重力运动至测试姿位或维持此姿位
3-/ 好-（Fair-, F-）/40	能抗肢体重力运动至接近测试姿位或维持此姿位，消除重力时运动至测试姿位
2+/ 差+（Poor+, P+）/30	在消除重力姿位做中等幅度运动
2/ 差（Poor, P）/20	在消除重力姿位做小幅度运动
2-/ 差-（Poor-, P-）/10	无关节活动，可扪到肌肉收缩
1/ 轻微（Trace, T）/5	
0/ 零（Zero, Z）/0	无可测知的肌肉收缩

（三）影响肌力的因素

主要包括肌肉的生理横断面、肌肉的初长度、肌肉的募集能力、肌纤维走向与肌腱长轴的关系、杠杆效率以及中枢神经系统调节功能的协调性等方面。

（四）肌力评定的注意事项

在肌力评定时，应考虑被检测者是否存在疼痛、水肿，测试时间、环境、方法、测试时所用到的检测工具的一致性，以及操作规范等都可以影响评定结果的准确性。如有关节不稳、骨折愈合不良、急性渗出性滑膜炎、严重疼痛、急性扭伤、骨关节肿瘤等情况者，不宜进行肌力测定。

（五）主要肌群的手法测定

1. 上肢主要肌群的测定

上肢主要肌群肌力的测定方法见表 2-1-2，具体图解见图 2-1-10。

表 2-1-2　上肢主要肌群肌力的手法测定

关节	运动	主动肌	检查与评定		
			1、2 级	3 级	4、5 级
肩肱	前屈	三角肌前束、喙肱肌	侧卧位，上肢可主动前屈或感觉到三角肌前部收缩	坐位，上肢能抗重力前屈	坐位，上肢做前屈动作，阻力加于上臂远端向下压
	后伸	背阔肌、大圆肌、三角肌后束	俯卧，上肢能抗重力后伸	俯卧，上肢能抗重力后伸	俯卧，上肢做后伸动作，阻力加于上臂远端向下压
	外展	三角肌中束、冈上肌	仰卧，悬起上肢能主动外展或触摸到肌肉收缩	坐位，上臂能抗重力外展	坐位，屈肘，上臂做外展动作，阻力加于上臂远端向下压
	内旋	肩胛下肌、胸大肌、背阔肌、大圆肌	俯卧，肩外展，肘关节置于支撑面外自然下垂，可做内、外旋动作或触及肌肉收缩	俯卧，无外加阻力时肩可做全范围内、外旋动作	俯卧，肩外展，前臂支撑面外，做肩内旋动作，阻力加于前臂远端
	外旋	冈下肌、小圆肌	俯卧，肩外展，上肢支撑面外下垂，可做内、外旋动作或触及肌肉收缩	俯卧，无外加阻力时肩可做全范围内、外旋动作	俯卧，肩外展，前臂支撑面外，做肩外旋动作，阻力加于前臂远端
肘	屈曲	肱二头肌、肱肌、肱桡肌	肩外展悬起前臂可屈肘或触及肌肉收缩	坐位，上臂下垂，前臂可抗重力屈肘	坐位，测肱二头肌前臂旋后，测肱桡肌前臂旋前，做屈肘动作，阻力加于前臂远端
	伸展	肱三头肌、肘肌	肩外展，悬起前臂时可伸肘或触及肌肉收缩	俯卧，可抗重力伸直肘关节	俯卧，肩外展，前臂桌外下垂，做伸肘动作，阻力加于前臂远端
前臂	旋前	旋前圆肌、旋前方肌	可做部分旋转动作或触及肌肉收缩	坐位，无外加阻力前臂可做全范围旋前旋后动作	坐位，屈肘 90°，做前臂旋前动作，握住腕关节做相反方向阻力
	旋后	旋后肌、肱二头肌	坐位，可做部分旋转动作或触及肌肉收缩	坐位，无外加阻力前臂可做全范围旋前旋后动作	坐位，屈肘 90°，做前臂旋后动作，握住腕关节做相反方向阻力
腕	背伸	尺侧腕伸肌、桡侧腕伸肌	坐位，减重状态下可做掌屈，背伸动作或触及肌肉收缩	坐位，无外加阻力可完成背伸、掌屈动作	坐位，手腕置于床边，固定前臂做背伸动作，阻力加于手背侧
	掌屈	尺侧腕屈肌、桡侧腕屈肌	坐位，减重状态下可做掌屈，背伸动作或触及肌肉收缩	坐位，无外加阻力可完成背伸、掌屈动作	坐位，手腕置于床边，固定前臂做掌屈动作，阻力加于手掌侧

续表

关节	运动	主动肌	检查与评定		
			1、2级	3级	4、5级
掌指	屈	蚓状肌、骨间掌侧、背侧肌	仅能做部分范围的掌指关节屈曲动作或触及掌心肌肉收缩	无外加阻力时能做全范围掌指关节屈曲动作	做屈掌指关节动作,侧、背侧同时指间关节伸直,阻力加于近节指腹
	伸	指总伸肌、示指伸肌、小指伸肌	仅能做部分范围的掌指关节伸直动作或触及掌背肌腱活动	无外加阻力时能做全范围掌指关节伸直动作	做伸掌指关节动作,同时维持指间关节屈曲,阻力加于近节指背
	内收	骨间掌侧肌	稍有内收运动或在指基部触及肌腱活动	无外加阻力时能做全范围的指内收动作	做指内收动作,阻力加于第2、4、5指内侧
	外展	骨间背侧肌、小指外展肌	稍有外展运动或在指基部触及肌腱活动	无外加阻力时能做全范围的指外展动作	做指外展动作,阻力加于手指外侧
近侧指间	屈	指浅屈肌	有一定屈指运动或触及肌腱活动	无外加阻力时能做全范围的屈指动作	固定关节近端,做屈指动作,阻力加于远端
远侧指间	屈	指深屈肌	同上	同上	同上
拇指腕掌	内收	拇内收肌	有一定内收动作或触及肌肉收缩	无外加阻力时能做全范围的拇内收动作	拇伸直位做内收动作,阻力加于拇指尺侧
	外展	拇长、短展肌	有一定外展动作或触及肌肉收缩	无外加阻力时能做全范围的拇外展动作	拇伸直位做外展动作,阻力加于拇指桡侧
	对掌	拇对掌肌、小指对掌肌	有一定对掌运动或触及肌肉收缩	无外加阻力时能做全范围的对掌动作	做拇与小指对指动作,阻力加于拇与小指掌骨头掌面
拇指掌指指间	屈	拇短屈肌、拇长屈肌	有一定屈拇运动或触及肌腱活动	无外加阻力时能做全范围的屈拇动作	做屈拇动作,阻力加于拇指近节或远节掌侧面
	伸	拇短伸肌、拇长伸肌	有一定伸指运动或触及肌腱活动	无外加阻力时能做全范围的伸拇动作	做伸拇动作,阻力加于拇指近节或远节背侧面

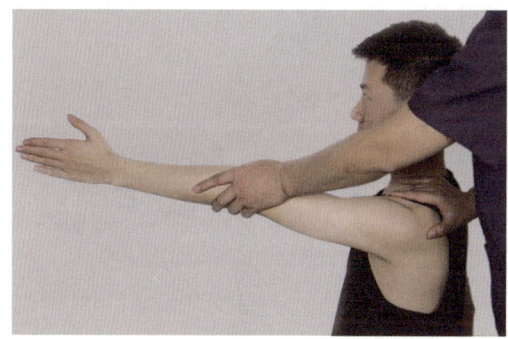

A. 肩肱关节前屈肌

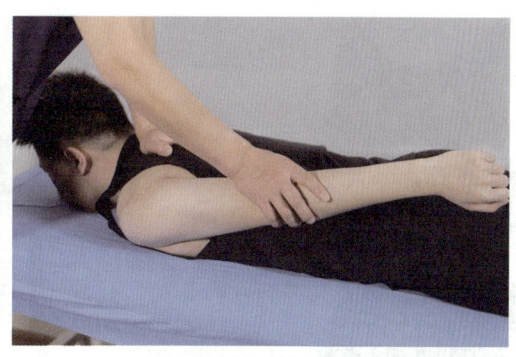

B. 肩肱关节后伸肌

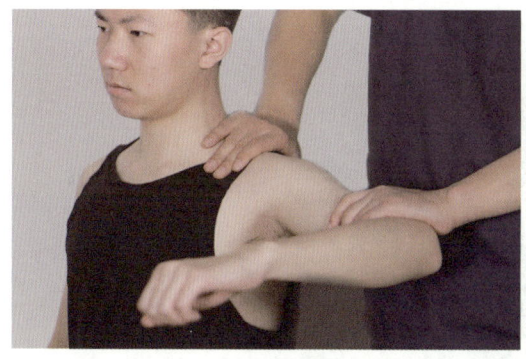

C. 肩肱关节外展肌

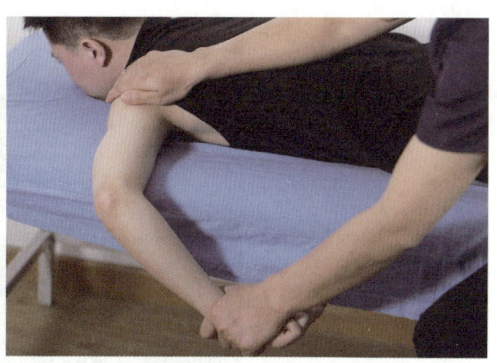

D. 肩肱关节内旋肌

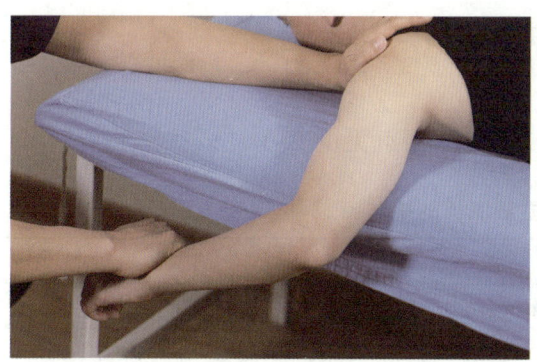

E. 肩肱关节外旋肌

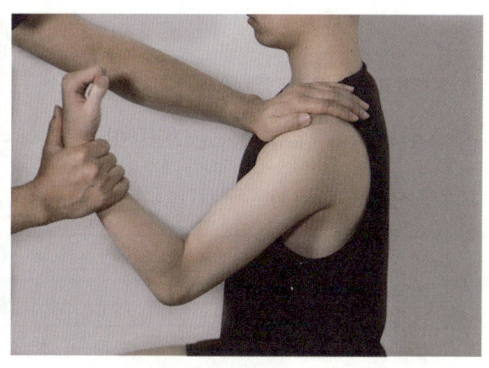

F. 肘关节屈肌

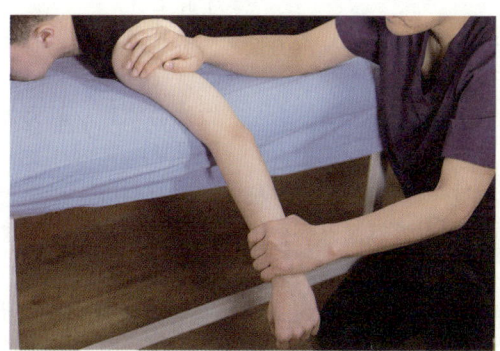

G. 肘关节伸肌

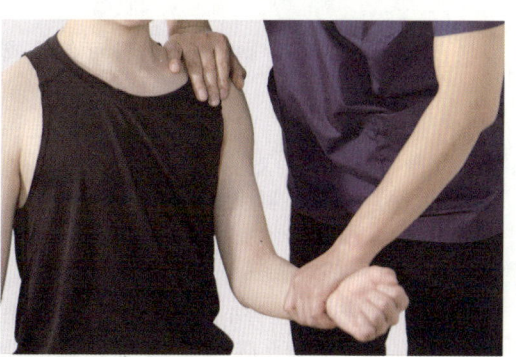

H. 前臂旋前肌

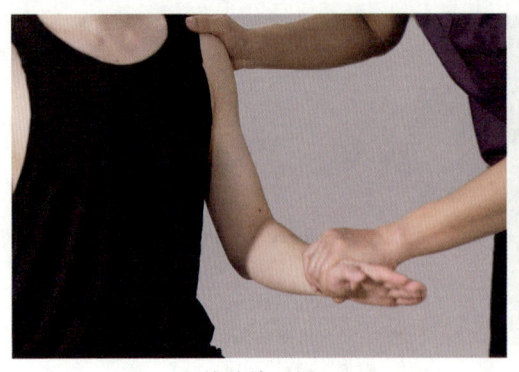
I. 前臂旋后肌

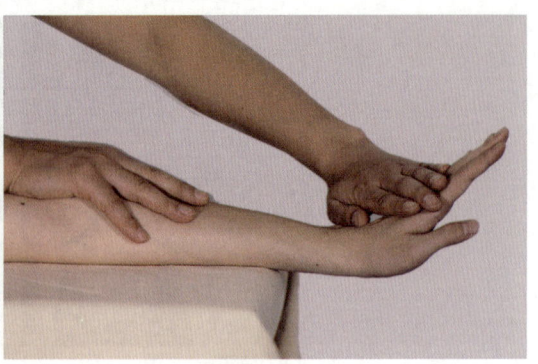
J. 腕关节背伸肌

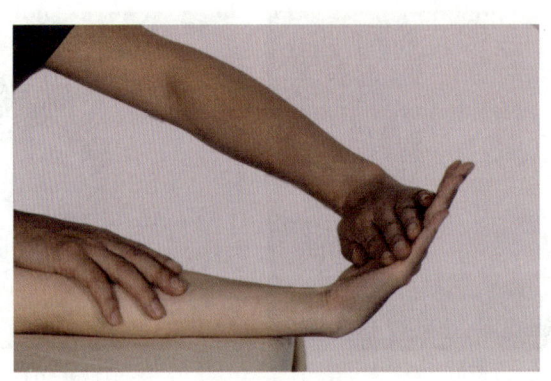
K. 腕关节掌屈肌

图 2-1-10　上肢主要肌群肌力检查

2. 下肢主要肌群的测定

下肢主要肌群的测定方法见表 2-1-3，具体图解见图 2-1-11。

表 2-1-3　下肢主要肌群的手法测定

关节	运动	主动肌	检查与评定		
			1、2级	3级	4、5级
髋	屈曲	髂腰肌	侧卧可主动屈髋或腹股沟上缘触及肌肉收缩	仰卧，可抗重力做屈髋动作	仰卧，小腿处在床外，做屈髋动作，阻力加于膝上
	伸展	臀大肌、腘绳肌	侧卧可伸髋或触及肌肉收缩	俯卧，可抗重力做伸髋动作	俯卧，测臀大肌时屈膝，测腘绳肌时伸膝，做伸髋动作，阻力加于股骨远端
	内收	内收肌群、股薄肌、耻骨肌	仰卧，可在光滑的平面上做髋内收或触及肌肉收缩	向同侧侧卧，可抗重力做髋内收动作	向同侧侧卧，托起对侧下肢，做髋内收动作，阻力加于远端
	外展	臀中肌、臀小肌、阔筋膜张肌	仰卧，可在光滑的平面上做髋外展或触及肌肉收缩	向对侧侧卧，可抗重力完成髋外展动作	向对侧侧卧，做髋外展动作，阻力加于股骨远端外侧

续表

关节	运动	主动肌	检查与评定		
			1、2级	3级	4、5级
髋	外旋	股方肌、梨状肌、臀大肌	仰卧伸腿，髋关节可做部分范围外旋或触及髋周肌肉收缩	坐位，可做全范围髋外旋动作	坐位，小腿垂于床面，做髋外旋动作，阻力加于小腿下端
	内旋	臀小肌、阔筋膜张肌	仰卧伸腿，髋关节可做部分范围内旋或触及髋周肌肉收缩	坐位，可做全范围髋内旋动作	坐位，小腿垂于床面，做髋内旋动作，阻力加于小腿下端
膝	伸展	股四头肌	向同侧侧卧可伸膝或触及肌肉收缩	仰卧，可抗重力完成伸膝动作	仰卧，小腿置于床外，做伸膝动作，阻力加于小腿下端
	屈曲	股二头肌、半腱肌、半膜肌	向同侧侧卧可完成屈膝动作或触及肌肉收缩	俯卧，可抗重力做屈膝动作	俯卧做屈膝动作，阻力加于小腿下端
踝	跖屈	腓肠肌、比目鱼肌	侧卧可跖屈或触及肌肉收缩	俯卧位，可抗重力完成跖屈动作	俯卧位，膝关节屈曲，做跖屈动作，阻力加于足跟部
	背屈	胫骨前肌	侧卧位，可做背伸动作或触及肌肉收缩	坐位，可抗重力完成背伸动作	坐位，小腿下垂，做背伸动作，阻力加于足趾远端

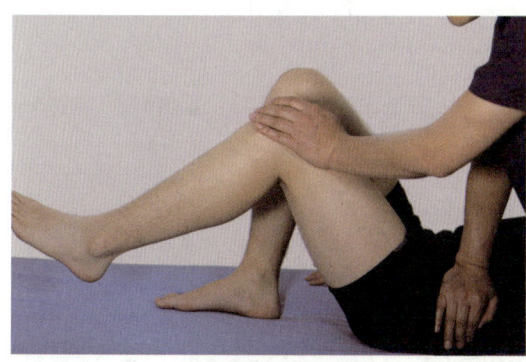

A. 髋关节屈肌

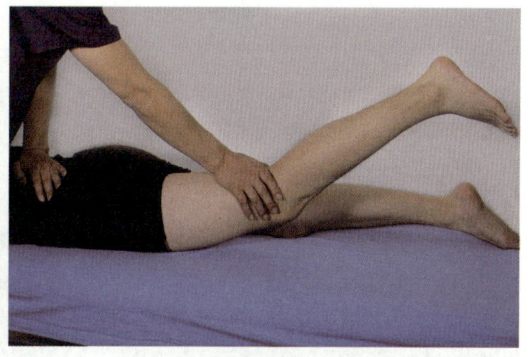

B. 髋关节伸肌

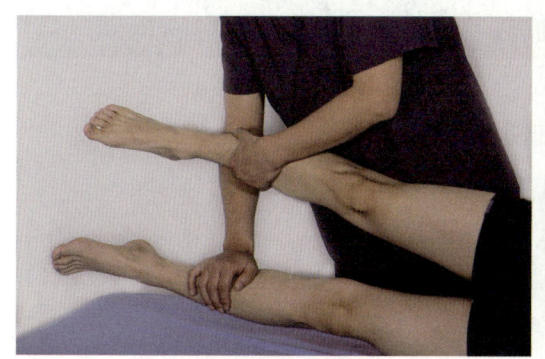

C. 髋关节内收肌

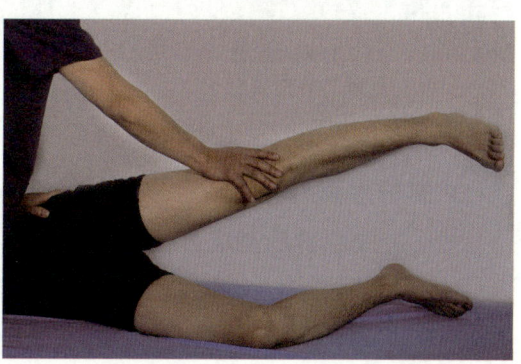

D. 髋关节外展肌

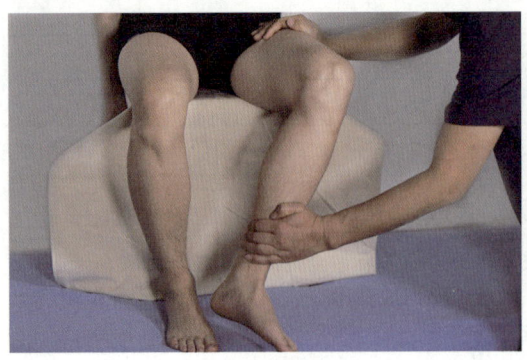
E. 髋关节外旋肌

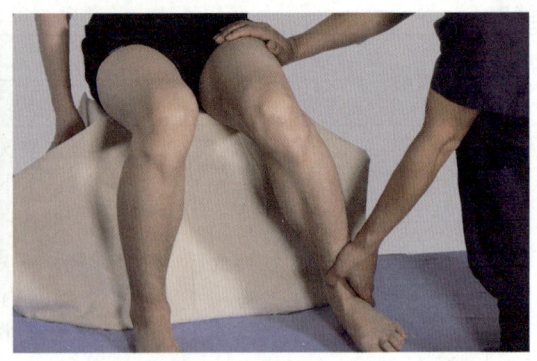
F. 髋关节内旋肌

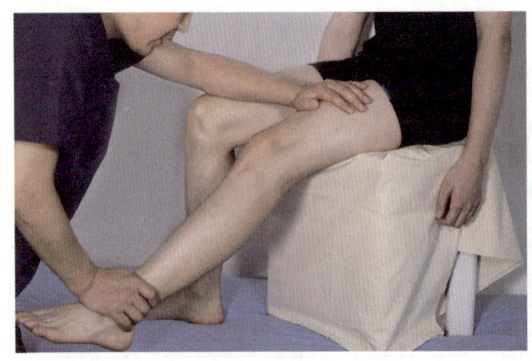
G. 膝关节伸肌

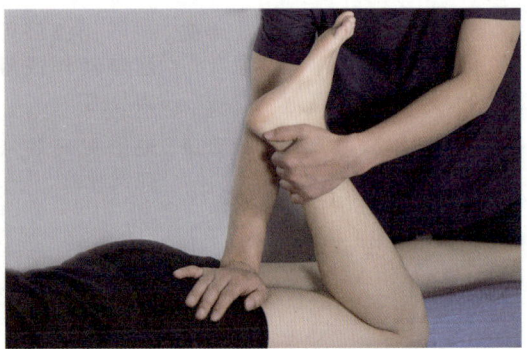
H. 膝关节屈肌

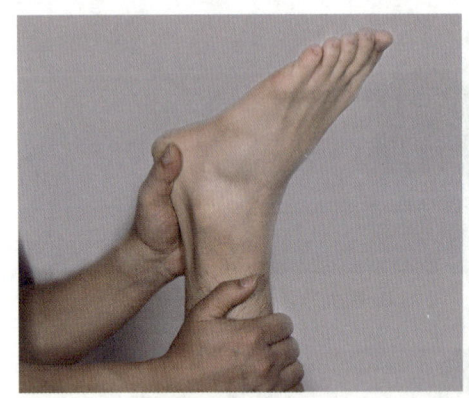
I. 踝关节跖屈肌

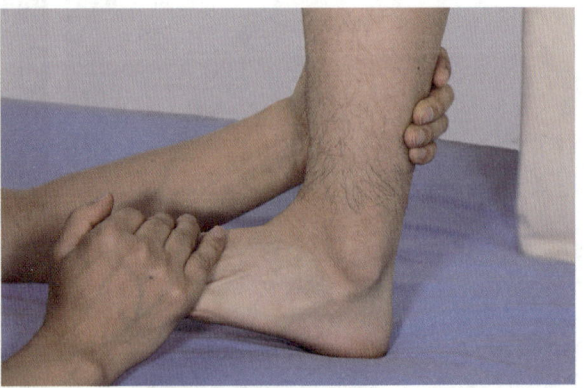
J. 踝关节背屈肌

图 2-1-11　下肢主要肌群肌力检查

3. 躯干主要肌群的测定

躯干主要肌群的测定方法见表 2-1-4，具体图解见图 2-1-12。

表 2-1-4 躯干主要肌群的手法测定

运动	主动肌	肌力的评定				
		1级	2级	3级	4级	5级
颈屈	斜角肌、颈长肌、头长肌、胸锁乳突肌	侧卧位，可触及肌肉活动	侧卧位，托住头部可屈颈	仰卧位，能抬头，不能抗阻力	仰卧位，可抗中等阻力	仰卧位，做抬头动作，能抗较大阻力
颈伸	斜方肌、颈部骶棘肌	侧卧位，可触及肌肉活动	侧卧位，托住头部可后仰	俯卧位，能抬头，不能抗阻力	俯卧位，可抗中等阻力	俯卧位，做抬头动作，能抗较大阻力
躯干屈曲	腹直肌	侧卧位，可触及上腹部肌肉活动	侧卧位，能抬起头	仰卧位，能抬起头及肩胛部	仰卧位，双手前平举能坐起	仰卧位，屈髋屈膝，双手抱头后能坐起
躯干伸展	骶棘肌、腰方肌	俯卧位，可触及背部肌肉活动	俯卧位，头部可后仰	俯卧位，能抬起上身但不能抗阻	俯卧位，能抗中等阻力	俯卧位，胸以上在床沿外，能抬起上身并能抗较大阻力
躯干旋转	腹内斜肌腹外斜肌	坐位，可触及腹外斜肌活动	坐位，能大幅度转体	仰卧位，能旋转上胸段并使一侧肩膀离开床面	仰卧位，双手前平举能坐起及转体	仰卧位，屈髋屈膝并固定下肢，双手抱头后能坐起并向一侧转体

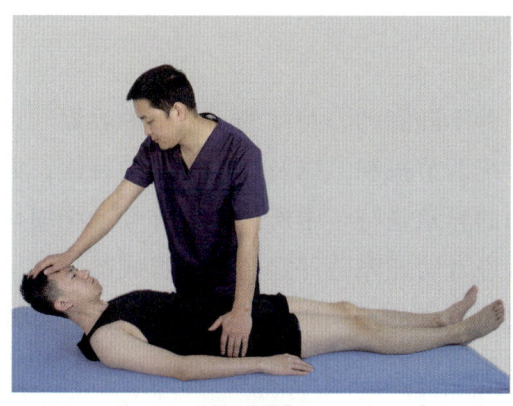

A. 颈屈肌

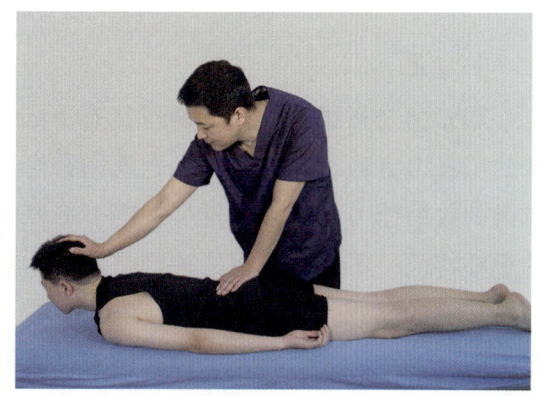

B. 颈伸肌

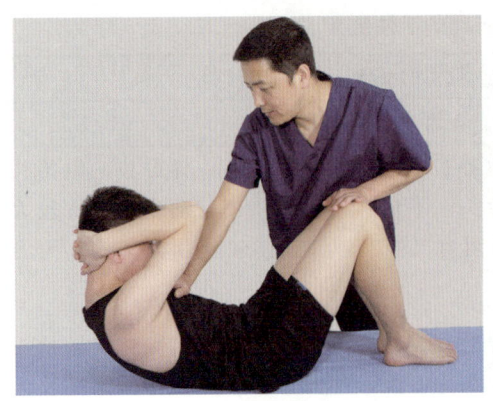
C. 躯干屈肌

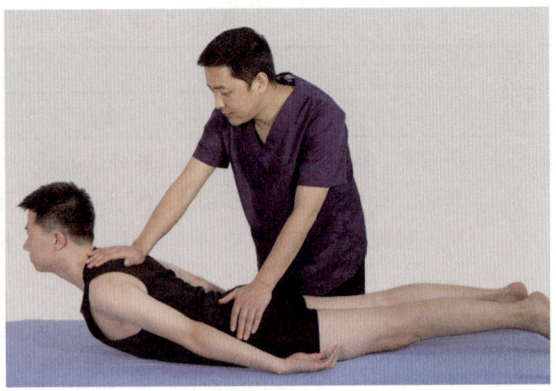
D. 躯干伸肌

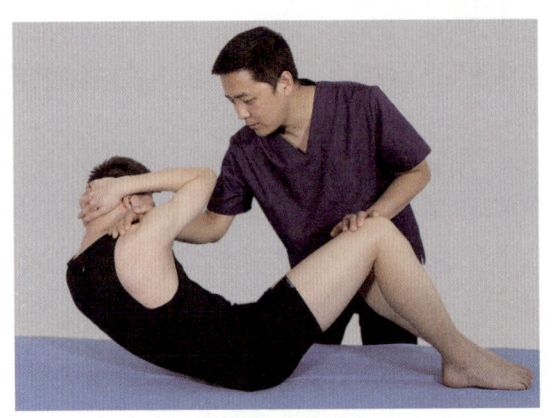
E. 躯干旋转肌

图 2-1-12 躯干主要肌群肌力检查

三、肌张力的评定

(一) 定义

肌张力是指肌肉组织在静息状态下的一种不随意的、持续的、微小的收缩。正常的肌张力有赖于完整的中枢和周围神经系统调节机制，以及肌肉本身的特性，如肌肉的收缩能力、弹性、延展性等。肌张力的异常是脑卒中所致中枢神经系统损伤的重要特征，所以肌张力的评定是脑卒中后患者功能障碍评定的重要组成部分。

正常的肌张力具有以下特征：①近端关节周围的主动肌和拮抗肌可以进行有效收缩的同时使关节固定；②将肢体被动放置于空间某一位置，突然松手时，肢体有保持原来姿势不变的能力；③具备完全抵抗肢体重力和外来阻力的运动能力；④具有随意使肢体由固定到运动和在运动过程中转换为固定姿势的能力；⑤能够维持主动肌和拮抗肌之间的平衡；⑥被动运动关节时，具有一定的弹性和轻度的抵抗感；⑦具有选择性完成某一肌群协同运动或某一肌肉独立运动的能力。

（二）肌张力异常

肌张力的水平可以由于神经系统的损害而增高或降低。肌张力异常分为：肌张力增高、肌张力低下和肌张力障碍。

脑卒中患者早期（急性期）肢体瘫痪，往往肢体肌张力低下，关节延展性增加，肢体处于弛缓状态，被动运动时感觉肌肉松弛，抵抗减弱。中期时，患者上下肢连带运动达到高峰，可以出现上肢屈肌运动模式和下肢伸肌运动模式，相关肌群肌张力增高，甚至导致关节僵硬，被动活动时感觉明显抵抗。后期，随着肢体协同运动和分离动作的出现，患者肢体肌群肌张力逐渐恢复正常。整个功能恢复过程中，患者肢体肌张力从弛缓到逐渐升高，到最后逐渐恢复基本运动。

1. 肌张力低下（弛缓）

肌张力低下也称为肌张力弛缓，是指肌张力低于正常静息水平，关节进行被动运动时感觉阻力小时的状态，此时肌肉弛缓，牵张反射消失，触诊肌肤柔软，肌肉处于特有的抵抗消失状态。肌张力弛缓分为轻度和中度、重度弛缓。相关评定标准见表 2-1-5。

表 2-1-5 肌张力低下评估

分级	分值	评定标准
中、重度弛缓	-2	1. 不能完成主动肌和拮抗肌的同时收缩。 2. 肢体放在可下垂的位置并放下，肢体仅有短暂抗重力的能力，随机落下。 3. 不能完成功能性动作
轻度弛缓	-1	1. 主动肌和拮抗肌的同时收缩较弱。 2. 将肢体放在可以下垂的抗重力肢位并放下，肢体迅速落下，不能维持规定肢位。 3. 能完成功能性动作

2. 肌张力增高

肌张力增高是指肌张力高于正常静息水平，有痉挛和僵硬两种状态。痉挛是由于牵张反射高兴奋性所致的，以速度依赖的紧张性牵张反射增强的反射亢进为特征的运动障碍，其所谓速度依赖是指伴随肌肉牵伸速度的增加，痉挛肌的阻力（痉挛程度）也会增加；快速进行关节被动运动时能够明显感觉到肌肉的抵抗。痉挛的临床评定常采用改良 Ashworth 量表，具体见表 2-1-6。

评估时需避免以下因素的影响：①体位和肢体位置与牵张反射的相互作用，不良的姿势和肢体位置可使肌张力增高；②中枢神经系统的状态；③紧张和焦虑等心理因素，不良的心理状态可以使肌张力增高；④患者对运动的主观作用；⑤合并问题存在，如尿路结石、感染、膀胱充盈、便秘、压疮、静脉血栓、疼痛、局部肢体受压及挛缩等可使肌张力增高；⑥患者的整体健康水平，如发热、感染、代谢异常、电解质紊乱等；⑦药物；⑧环境温度。

表 2-1-6　改良 Ashworth 痉挛评定量表

水平	分级	特征
正常	0	无肌张力增高
轻度增高	1	肌张力轻微增加，受累肢体被动屈或伸时，在关节活动范围内出现最小阻力或突然卡出和释放
轻度增高	1+	肌张力轻度增加，在 ROM 后 50% 范围内出现突然卡住，然后在 ROM 的后 50% 均呈现最小阻力
中度增高	2	肌张力较明显增加，通过 ROM 的大部分时，即张力均较明显增加，但受累部分仍能较容易地移动
重度增高	3	肌张力严重增高，进行 PROM 检查有困难
僵直	4	僵直，受累部分被动屈伸时呈僵直状态而不能动

（三）评定方法

临床评估时患者应处于舒适体位，一般为仰卧位，方法为快速牵拉痉挛肌，通过痉挛肌对相应关节活动范围的影响程度，间接反映痉挛肌的痉挛情况。一般需要分别对双侧上下肢进行关节的被动全范围（可动关节活动范围内）运动，以方便双侧对比。同时需要考虑阻力出现的角度，所以要求将被动运动的速度控制在 1s 内通过全关节活动范围。分别对双侧上下肢进行被动关节活动范围运动，以分别评价肌张力情况。

注意事项：①检查前应保持肌肉处于静息状态，无外界刺激、室温合适；②体位应舒适，不受重力影响，由评定者支持和移动肢体；③检查时，关节单方向的活动应在 1s 内完成；④评定过程中，评定者应保持固定形式和持续的徒手接触，并保持恒定的速度移动肢体；⑤评定者应熟悉正常反应的范围，以便建立评定异常反应的恰当参考；⑥不宜对关节进行反复往返活动评估肌张力情况。

四、运动控制评定

（一）Brunnstrom 分期

20 世纪 50 年代，瑞典学者 Brunnstrom 通过对偏瘫患者运动功能恢复过程的长期观察，发现脑卒中肢体功能恢复的过程都要经过大致相同的 6 个阶段，从而提出了中枢神经系统损伤后偏瘫肢体功能恢复的 6 阶段理论。即：偏瘫肢体功能恢复过程是从完全性瘫痪开始（Brunnstrom Ⅰ期），到出现异常运动模式（Brunnstrom Ⅱ

期），继而异常运动模式达到顶峰（Brunnstrom Ⅲ期），再到异常运动模式减弱，出现分离运动（Brunnstrom Ⅳ、Ⅴ期），最后基本恢复正常运动（Brunnstrom Ⅵ期）。见本章第二节表2-2-1。

（二）Fugl-Meyer运动功能评分

Fugl-Meyer运动功能评分（Fugl-Meyer assessment of motor recovery，FMA）：该量表被认为是定量测量运动功能障碍中应用最为广泛的量表之一。临床运动功能评估常用其简化版，即简式Fugl-Meyer运动功能评定量表，它包括对上肢肩、肘、腕和手指及下肢髋、膝、踝活动的评估，按活动完成的程度进行计分，FMA中每一项分为3级，分别计为0分（不能完成）、1分（部分完成）、2分（充分完成），总分为100分，上肢66分（见表2-1-7），下肢34分（见表2-1-8），评分越高代表患者肢体运动功能越好。FMA是目前临床公认的能反映脑卒中后肢体运动功能变化且具有良好信度、效度的可靠评价指标，是评估脑卒中后偏侧肢体运动障碍的首选指标。

表2-1-7 Fugl-Meyer上肢运动功能评测法

上肢（最高分66分）		
坐位	Ⅰ.上肢反射活动（4分）	
	A.肱二头肌腱反射	0分：不能引出反射活动
	B.肱三头肌腱反射	2分：能够引出反射活动
	Ⅱ.屈肌共同运动（12分）	
	让患者患侧上肢触摸同侧耳朵	
	肩关节上提	
	肩关节后缩	0分：完全不能进行
	外展（至少90°）	1分：部分完成
	外旋	2分：无停顿充分完成
	肘关节屈曲	
	前臂充分旋后	
	Ⅲ.伸肌共同运动（6分）	
	让患者用患侧上肢触摸健侧膝部（注意避免患者借助重力替代主动运动，旋转胸部或摆动患肢）	
	肩关节内收/内旋	0分：完全不能进行
	肘关节伸展	1分：部分完成
	前臂旋前	2分：无停顿充分完成

续表

上肢（最高分66分）	
Ⅳ．伴有共同运动的活动（6分）	
A．手触腰椎 让患者手后伸摸腰椎棘突	0分：没有明显活动 1分：手必须超过髂前上棘 2分：能顺利进行
B．肩关节屈曲90° （肘关节0°时）	0分：肩关节外展及肘关节屈曲发生在较晚时间 1分：肩屈曲开始时就出现肩外展和肘关节屈曲 2分：能顺利进行
C．在肩关节0°，肘关节90°时前臂旋前旋后活动	0分：不能主动将肩关节和肘关节置于正确的位置或前臂完全不能旋前旋后 1分：能主动将肩、肘关节置于正确的位置并且前臂能做有限的旋前旋后 2分：完全旋前、旋后活动自如
Ⅴ．分离运动（6分）	
A．肩关节外展90°肘关节完全伸展，前臂旋前	0分：肩关节一开始外展即出现肘关节屈曲或前臂的旋前位发生偏移 1分：肩关节只能部分外展或在外展过程中出现肘关节屈曲或前臂不能保持在旋前位 2分：顺利完成
B．肩关节屈曲90°~180°，肘关节完全伸展，前臂中立位	0分：肩关节一开始屈曲时肩立即外展或肘关节屈曲 1分：在肩屈曲过程中，出现肘关节屈曲或肩关节外展 2分：顺利完成
C．在肩关节屈曲30°~90°，肘关节完全伸展位时前臂旋前旋后	0分：前臂旋前旋后完全不能进行或肩肘位置不正确 1分：能在要求肢位下部分完成旋前、旋后 2分：顺利完成
Ⅵ．正常反射活动（2分） 肱二头肌腱反射 指屈肌反射 肱三头肌反射	只有第Ⅴ阶段得6分，本项目评分才计入总分 0分：至少2个反射亢进 1分：1个反射明显亢进或至少2个反射活跃 2分：反射活跃不超过1个并且无反射亢进
Ⅶ．腕稳定性（10分）	
A．肘屈曲90°、肩关节0°、前臂完全旋前位（必要时检查者协助保持该位置），腕背屈	0分：患者不能背屈腕关节达15° 1分：可完成腕背屈15°，但不能抗阻力 2分：有些轻微阻力仍可保持腕背屈15°
B．肘屈曲90°、肩关节0°、前臂完全旋前位（必要时检查者协助保持该位置），腕关节交替屈伸	0分：不能随意运动 1分：患者不能完成在全关节范围内屈/伸腕活动 2分：完成全关节范围内屈/伸腕活动

续表

上肢（最高分66分）	
C. 肩屈曲30°、肘伸展、前臂旋前位（必要时检查者协助保持该位置），腕背屈5°的腕关节稳定性	评分同A项
D. 肩屈曲30°、肘伸展、前臂旋前位（必要时检查者协助保持该位置），屈伸腕	评分同B项
E. 腕环行运动（肢体位置无特殊要求）	0分：不能进行 1分：活动费力或不完全 2分：流畅的完全的环形运动
Ⅷ．手（14分）	
A. 手指共同屈曲 让患者屈曲手指	0分：不能屈曲 1分：能屈曲但不充分 2分：（与健侧比较）能完全主动屈曲
B. 手指共同伸展 起始位为手指主动或被动完全屈曲位，让患者伸指	0分：不能伸展 1分：能够放松主动屈曲的手指（能够松开拳） 2分：（与健侧比较）能充分地主动伸展
C. 握力1（钩状抓握）：掌指关节伸展，近端和远端指间关节屈曲，钩住一定重量的物体，检测抗阻握力	0分：手指不能保持钩状 1分：能保持钩状，但握力微弱 2分：能够抵抗相当大的阻力抓握
D. 握力2（侧捏）：四指伸直位时，拇指内收（在拇指和示指之间夹张纸）	0分：手指不能保持正确位置 1分：能捏住一张纸，但不能抵抗轻拉力 2分：可捏住一张纸，且能抵抗轻拉力
E. 握力3（对捏）：拇、示指指腹相对，捏住一支铅笔	评分方法同握力2
F. 握力4（圆柱状抓握）：拇、示指指腹相对，握住一个圆柱状物体	评分方法同握力2
G. 握力5（球形抓握）：抓握球形物体，如网球	评分方法同握力2
Ⅸ．协调性与速度（6分） 指鼻试验（闭眼快速重复5次）	
A. 震颤	0分：明显震颤 1分：轻度震颤 2分：无震颤
B. 辨距不良	0分：明显的或不规则的辨距障碍 1分：轻度的或规则的辨距障碍 2分：无辨距障碍
C. 速度	0分：较健侧长6s 1分：较健侧长2~5s 2分：两侧差别少于2s

表 2-1-8　Fugl-Meyer 下肢运动功能评测法

下肢（最高分 34 分）		
仰卧位	Ⅰ.上肢反射活动（4分） 跟腱反射 膝腱反射	0分：无反射活动 2分：反射活动
	Ⅱ.共同运动（14分）	
	A.屈肌共同运动（6分）	
	让患者最大限度地屈髋、屈膝与踝背曲	
	髋关节屈曲 膝关节屈曲 踝关节背曲	0分：不能进行 1分：部分进行 2分：几乎与对侧相同
	B.伸肌共同运动（8分）	
	起始位为完全的屈肌共同运动的位置，让患者伸髋、膝和踝，施加阻力以消除重力的易化作用，髋关节内收也施加阻力，髋内收可和伸髋结合在一起评价	
	髋关节伸展 髋关节内收 膝关节伸展 踝关节跖屈	0分：没有运动 1分：有一点力量 2分：几乎与对侧力量相同
坐位	Ⅲ.联合的共同运动（4分）	
	A.膝关节屈曲大于90° 坐位，腿悬于床边	0分：无自主活动 1分：膝关节能从微伸位屈曲但不超过90° 2分：膝关节屈曲大于90°
	B.踝背屈 坐位，腿悬于床边	0分：不能主动背屈 1分：不完全背屈 2分：正常背屈
站位	Ⅳ.分离运动（4分）	
	A.膝关节屈曲 站位，髋关节 0° 位	0分：在髋关节伸展位不能屈膝 1分：髋关节不能屈曲，膝能屈曲但不能达到90°，或在屈膝过程中出现髋关节屈曲 2分：膝关节屈曲达 90° 或 90° 以上且没有出现屈髋
	B.踝背屈 站位，髋关节 0° 位	0分：不能主动活动 1分：能部分背屈 2分：能充分背屈
坐位	Ⅴ.正常反射（2分） 膝部屈肌腱反射 膝腱反射 跟腱反射	只有第Ⅳ阶段得4分，本项目评分才计入总分 0分：2~3个明显亢进 1分：1个反射亢进或至少 2 个反射活跃 2分：不超过 1 个反射活跃且没有反射亢进

续表

下肢（最高分 34 分）		
仰卧位	Ⅵ．协调 / 速度 跟膝试验：以患侧足跟碰健侧膝盖 5 次，以最快的速度连续进行	
	A. 震颤	0 分：明显震颤 1 分：轻度震颤 2 分：无震颤
	B. 辨距障碍	0 分：明显的或不规则的辨距障碍 1 分：轻度的或规则的辨距障碍 2 分：无辨距障碍
	C. 速度	0 分：比健侧长 6s 1 分：比健侧长 25s 2 分：两侧相差少于 2s

（三）其他运动功能评定量表

其他运动功能评定量表包括上田敏运动功能评定法，脑卒中康复运动功能评定量表，Carr-shepherd 运动评分（motor assessment scale，MAS），上肢动作研究量表（action research arm test，ARAT），Wolf 运动功能评定（motor function test，WMFT），运动能力指数（motor index，MI）等，常依据评定者临床科研目的选择适用的量表。

五、平衡功能评定

（一）概述

人体平衡是指当身体重心偏离稳定位置时，通过自发的、无意识的或反射性的活动，以恢复重心稳定的能力。当身体的重心控制在支撑面内，人体就能维持平衡；当身体的重心超出支撑面，人体就失去平衡。因此，支撑面的大小与人体平衡维持能力密切相关。支撑面越大，人体稳定性就越强；反之，稳定性越差。

（二）平衡的维持机制

大量研究表明，人体平衡的维持需要 3 个环节的参与：感觉输入、中枢整合以及运动控制。而前庭系统、视觉调节系统、身体本体感觉系统、大脑平衡反射调节系统以及肌群的力量在维持人体平衡方面同样起着不可忽视的作用。

（三）平衡评定的目的与分级

1. 评定的目的

（1）确定评定对象是否有平衡障碍。

（2）了解平衡障碍的程度、类型，分析引起平衡障碍的原因。

（3）预测患者发生跌倒的危险性。

（4）确定是否需要进行康复训练。

（5）依据评定结果，协助康复计划的制订和实施。

（6）帮助研制平衡障碍评定与训练的新设备。

2.平衡功能分级

根据平衡活动的完成情况，可分为4级。

Ⅰ级：能正确地完成活动。

Ⅱ级：能完成活动，仅需要较小的帮助来维持平衡。

Ⅲ级：能完成活动，需要较大的帮助来维持平衡。

Ⅳ级：不能完成活动。

（四）平衡的种类与评定方法

1.平衡的种类

（1）静态平衡：又称一级平衡，指人体在无外力作用下，在睁眼和闭眼时维持某姿势稳定的过程，如坐位和站位时的平衡。

（2）自动态平衡：又称二级平衡，指在无外力作用下从一种姿势调整到另一种姿势的过程中保持平衡状态，如体位转移、行走过程中的平衡能力。

（3）他动态平衡：又称三级平衡，指人体在外力作用下，当身体重心发生变化时，迅速调整重心和姿势，保持身体平衡的过程。

2.平衡的评定方法

包括观察法、量表法以及平衡仪器测试法。

（1）观察法：比较粗略和主观性强的一种方法，缺少量化体现，但操作简单，易于掌握，可快速进行平衡障碍患者的筛查，具有一定的敏感性和判断价值。

（2）量表法：一种主观评定后的记录方法。不需要专门的设备就能得出量化结果，评分简单，应用方便，临床使用率高。

（3）平衡仪器测试法：一种比较先进的定量评定平衡能力的方法。采用高精度的压力传感器和电子计算机技术，对人体平衡功能的数据进行采集记录，并传送到计算机，由计算机专门的软件进行分析并生成结果，用于指导临床诊疗工作。

（五）临床常用平衡评定量表

1.Fugl-Meyer平衡测试

Fugl-Meyer平衡测试常用于测试上运动神经元损伤的偏瘫受试者。总共有7个项目的检查，每个检查项目都分0~2分3个级别进行记分，小于14分，说明平衡功能有障碍，评分越低，表示平衡功能障碍越严重。评定内容及标准见表2-1-9。

表 2-1-9　Fugl-Meyer 平衡测试

评定内容	评分	评定标准
支持坐位	0 分	不能保持平衡
	1 分	能保持平衡，但时间短，不超过 5min
	2 分	能保持平衡，超过 5min
健侧展翅反应	0 分	被推动时，无肩外展及伸肘
	1 分	健肢有不完全反应
	2 分	健肢有正常反应
患侧展翅反应	0 分	被推动时，患肢无肩外展及伸肘
	1 分	患肢有不完全反应
	2 分	患肢有正常反应
支持站立	0 分	不能站立
	1 分	完全在他人帮助下站立
	2 分	1 人帮助站立 1min
无支持站立	0 分	不能站立
	1 分	站立小于 1min 或身体摇晃
	2 分	站立平衡大于 1min
健肢站立	0 分	维持平衡小于 1~2s
	1 分	维持平衡 4~9s
	2 分	维持平衡大于 9s
患肢站立	0 分	维持平衡小于 1~2s
	1 分	维持平衡 4~9s
	2 分	维持平衡大于 9s

2. Lindmark 平衡反应测试

此表由瑞典学者 Birgitta Lindmark 在 Fugl-Meyer 方法上修订而成，1998 年发表，方法更为适用。评定内容及标准见表 2-1-10。

表 2-1-10　Lindmark 平衡反应测试

评定内容	评定标准
自己坐	0 分：不能保持平衡
	1 分：少许辅助即可坐立
	2 分：独自坐立超过 5s
	3 分：独自坐立超过 10s
保护性反应——患者闭上眼睛，从左侧向右侧推；再从右侧向左侧推。	0 分：无反应
	1 分：反应很小
	2 分：反应缓慢，动作笨拙
	3 分：正常反应

续表

评定内容	评定标准
在帮助下站立	0分：不能站立
	1分：在2个人中度帮助下才能站立
	2分：在1个人中度帮助下才能站立
	3分：少量帮助下即可站立
独立站立	0分：不能站立
	1分：能站立10s，或重心明显偏向于一侧下肢
	2分：能站立1min，或站立时稍不对称
	3分：能站立1min以上，上肢能在肩水平以上活动
单腿站立（左腿、右腿）	0分：不能站立
	1分：能站立，不超过5s
	2分：能站立，超过5s
	3分：能站立，超过10s

3. MAS平衡功能评测

最高得分12分，分值越高，平衡功能越好，评分标准如下：

1）坐位平衡：

（1）0分：完全不能完成。

（2）1分：在支撑下保持坐位平衡。

（3）2分：无支撑下保持坐位平衡10s（患者不能抓握任何物体，膝足并拢，端坐位双足平放于地上）。

（4）3分：无支撑下保持坐位平衡，身体前倾，体重均匀分布在支撑面上。

（5）4分：无支撑下保持坐位平衡，并能向后转动头部及躯干。

（6）5分：无支撑下保持坐位平衡，并能身体向前，手摸地面，然后回到坐位平衡（双足平置于地面，手不抓任何物体，保持下肢不动，必要时可支撑患侧上肢），手接触足前大于10cm的地面。

（7）6分：无支撑坐在椅子上，向侧方弯腰，手摸地面，然后回到坐位平衡（双足平置于地面，手不抓任何物体，保持下肢不动，必要时可支撑患侧上肢）。

2）坐位到站位：

（1）0分：完全不能完成。

（2）1分：在治疗者帮助下站起来。

（3）2分：借助辅助器具站起来，但身体分布不均，需要用手来支撑。

（4）3分：自己站起来，身体分布均匀，不需要用手来支撑。

（5）4分：自己站起来，身体分布均匀，并保持髋、膝伸直5s。

（6）5分：自己站起来，身体分布均匀，并保持髋、膝完全伸直，然后再坐下。

（7）6分：10s内，不需要任何帮助，自己站起来、坐下3次，自己站起来，体重分布均匀。

4. Semans 平衡障碍分级法

此分级法适用于脑卒中后偏瘫和小儿脑瘫患者。其平衡障碍分级与评定标准见表2-1-11。

表 2-1-11 Semans 平衡障碍分级法

分级	评定标准
Ⅴ	能单腿站立
Ⅳ	能单膝跪立
Ⅲ	双足前后交叉站立时，身体重心能从后足移向前足
Ⅱ-3	能双足站立
Ⅱ-2	能双膝跪立
Ⅱ-1	能手膝位跪立
Ⅰ	能在伸直下肢的情况下坐稳
0级	伸直下肢时不能坐

5. Berg 平衡量表

此测评量表由站起、坐下、独立站立、闭眼站立、上臂前伸、转身1周、双足交替踏台阶等14项组成，测试一般要求在20min内完成，因此，此表适用于有一点平衡能力的患者，对于脑卒中早期偏瘫患者是不适用的。

评分标准及临床意义：最高分56分，最低分0分，分数越高平衡能力越强。0~20分，提示平衡功能差，患者需要乘坐轮椅；21~40分，提示有一定的平衡能力，患者可在辅助下步行；41~56分，提示平衡功能较好，患者可独立安全步行。<40分提示有跌倒的风险。详情见表2-1-12。

表 2-1-12 Berg 平衡量表

测评项目	评定标准
从坐到站	4分 不用手扶能够独立地站起并保持稳定
	3分 用手扶能够独立地站起
	2分 几次尝试后自己用手扶着站起来
	1分 需要他人小量的帮助才能站起来或保持稳定
	0分 需要他人中等或大量的帮助才能站起来或保持稳定

续表

测评项目	评定标准
独立站立	4分 能够安全站立 2min 3分 在监视下能够站立 2min 2分 在无支持的条件下能够站立 30s 1分 需要若干次尝试才能无支持地站立达 30s 0分 无帮助时站立 30s
独立坐	4分 能够安全地保持坐位 2min 3分 在监视下能够保持坐位 2min 2分 能坐 30s 1分 能坐 10s 0分 没有靠背支持不能坐 10s
从站立到坐	4分 最小量用手帮助安全地坐下 3分 借助于双手能够控制身体的下降 2分 用小腿的后部顶住椅子来控制身体的下降 1分 独立地坐，但不能控制身体的下降 0分 需要他人帮助坐下
床－椅转移	4分 稍用手扶就能够安全地转移 3分 绝对需要用手扶着才能安全地转移 2分 需要口头提示或监视才能够转移 1分 需要 1 个人帮助 0分 为了安全，需要 2 个人的帮助或监视
闭目站立	4分 不用手扶能够独立地站起并保持稳定 3分 用手扶能够独立地站起 2分 几次尝试后自己用手扶着站起来 1分 需要他人小量的帮助才能站起来或保持稳定 0分 需要他人中等或大量的帮助才能站起来或保持稳定
双脚并拢站立	4分 能够独立地将双脚并拢并安全站立 1min 3分 能够独立地将双脚并拢并在监视下站立 1min 2分 能够独立地将双脚并拢，但不能保持 30s 1分 需要别人帮助将双脚并拢，但能双脚并拢站立 15s 0分 需要别人帮助将双脚并拢，但双脚并拢站立不能保持 15s
站立位上肢向前伸	4分 能够向前伸出 > 25cm 3分 能够安全地向前伸出 > 12cm 2分 能够安全地向前伸出 > 5cm 1分 上肢可以向前伸出，但需要监视 0分 向前伸出时失去平衡或需要外部支持
站立位时从地上拾物	4分 能够轻易地且安全地将物捡起 3分 能够将物捡起，但需要监护 2分 伸手向下达 2~5cm 且对立地保持平衡但不能将物捡起 1分 试着做伸手向下捡物动作时需要监视，但人不能将物捡起 0分 不能试着做伸手向下捡物动作，或需要帮助免于失去平衡摔倒

续表

测评项目	评定标准
站立位时转身向后	4 分　从左右侧向后看，体重转移良好 3 分　仅从一侧向后看，另一侧体重转移较差 2 分　仅能转移向侧面，但身体的平衡可以维持 1 分　转身时需要监视 0 分　需要帮助以防止失去平衡或摔倒
转身一周	4 分　在 ≤ 4s 时间内安全地转身 360° 3 分　在 ≤ 4s 时间内仅能从一个方向安全地转身 360° 2 分　能够安全地转身 360°，但动作缓慢 1 分　需要密切监视或口头提示 0 分　转身时需要帮助
双足交替踏台阶	4 分　能够安全独立地站立，在 20s 内完成 8 次 3 分　能独立站立，完成 8 次的时间 > 8s 2 分　无须辅助具在监视下能够完成 4 次 1 分　需要少量帮助能够完成 > 2 次 0 分　需要帮助以防止摔倒或完全不能做
双足前后站立	4 分　能独立将双脚一前一后地排列（无间距）并保持 30s 3 分　能独立将一只脚放在另一只脚的前面（有间距）并保持 30s 2 分　能够独立地迈一小步并保持 30s 1 分　向前迈步需要帮助，但能够保持 15s 0 分　迈步或站立时失去平衡
单足站立	4 分　能够独立抬腿并保持时间 > 10s 3 分　能够独立抬腿并保持时间 5~10s 2 分　能够独立地抬腿并保持时间 ≥ 3s 1 分　试图抬腿，不能保持 3s，但可维持独立站立 0 分　不能抬腿或需要帮助以防止摔倒

（六）平衡仪器测试评定

平衡仪器测试基本都采用高精度传感器，利用计算机测量技术，将人体重心微小移动的距离，利用特定的轨迹记录下来，通过特定优化的计算方法，给出测试者平衡能力的评价。其适应测评人群为平衡能力较好的群体，经常用于大众体质状况检查、专业运动员选拔和临床医疗、康复监控及检测。临床上最常见的有 Balance Performance Monitor（BPM）、Balance Master、Smart Balance、Equitest 等。平衡仪器测试在脑卒中早期患者的评估中比较少用，但在脑卒中恢复期患者的评估及治疗中较为多见，尤其是在临床科研中具有很高的价值。

六、步态分析

步态分析是利用力学原理和解剖学、生理学知识对患者行走步态进行对比分析的方法。它包括定性分析和定量分析。步态是指患者步行时的姿态。对脑卒中患者进行步态分析，以评估患者是否存在异常步态以及异常的情况和程度，为矫正异常步态治疗和康复训练方案提供必要依据，同时可以评估康复训练前后的疗效。

（一）正常步态

正常步态是人体在中枢神经系统控制下通过骨盆、髋、膝、踝和足趾的一系列活动完成的。躯干基本保持在双足的支撑面上。正常步态具有稳定性、周期性、方向性、协调性以及个体差异性，但正常步态必须完成支撑体重、单腿支撑和摆动腿迈步3个过程。

1. 基本参数

步态分析中常用的基本参数包括步长、步幅、步频、步速、步态周期和步态时相等，其中步长、步频和步速是步态分析中最常用的三大要素，如图2-1-13。

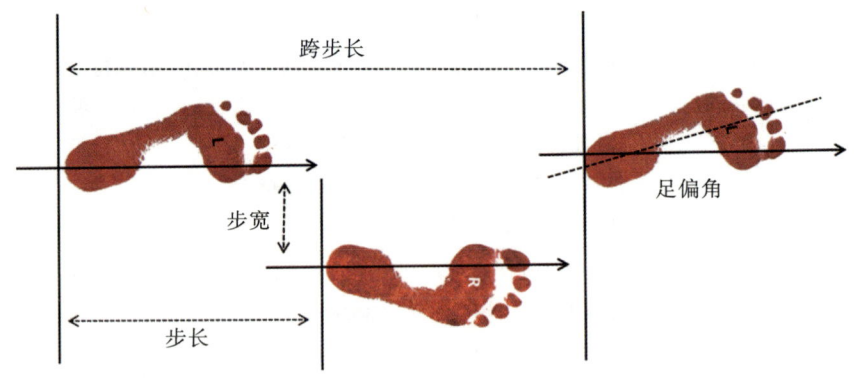

图2-1-13 步态分析要素

（1）步长：行走时一侧足跟着地到紧接着的对侧足跟着地所行进的距离称为步长，又称单步长，通常用cm表示。正常成人平地行走时，一般步长为50~80cm，其个体差异性主要和腿长有关系。

（2）步幅：行走时，由一侧足跟着地到该侧足跟再次着地所进行的距离称为步幅，又称复步长或跨步长，常常用cm表示，通常是步长的2倍。

（3）步宽：在行走中左、右两足间的距离称为步宽，通常以足跟中点为测量参考，通常用cm表示，健全人为8cm±3.5cm。

（4）足偏角：在行走中人体前进的方向与足的长轴所形成的夹角称为足偏角，通常用度（°）表示，健全人约为6.75°。

（5）步频：行走中每分钟迈出的步数称为步频，又称步调，通常用steps/min

表示。健全人通常步频是95~125 steps/min，东方男性的步频平均为（112.2±8.9）steps/min，女性平均为（123.4±8.0）steps/min。双人并肩行时，一般是短腿者步频大于长腿者。

（6）步速：行走时单位时间内在行进的方向上整体移动的直线距离称为步速，即行走速度，通常用m/min表示。一般健全人通常行走的速度为65~95m/min。

（7）步行周期（gait cycle）：在行走时一侧足跟着地到该侧足跟再次着地的过程被称为一个步行周期，通常用时间单位秒（s）表示。一般成人的步行周期为1~1.32s。

（8）步行时相（gait phase/period）：行走中每个步行周期都包含着一系列典型姿位的转移。通常把这种典型姿位变化划分出一系列时段，称之为步态时相。一个步行周期可分为支撑相和摆动相。一般用该时相所占步行周期的百分数（cycle%）作为单位来表达，有时也用秒（s）表示。

2. 步行周期

步行周期是指一侧下肢完成从足落地到再次落地的时间的过程。每个下肢都有各自的步行周期，脑卒中患者健侧、患侧下肢的步行周期各不相同。根据下肢在步行时的空间位置分为支撑相和摆动相。支撑相是指下肢接触地面和承受重力的时间，一般占到步行周期的60%。摆动相是足离开地面，向前迈步到再次落地之间的阶段，一般占到步行周期的40%。它们的时间比例关系和步行的速度相关。步行速度越快，迈步相的时间就会变长，站立相的时间就会变短（图2-1-14）。

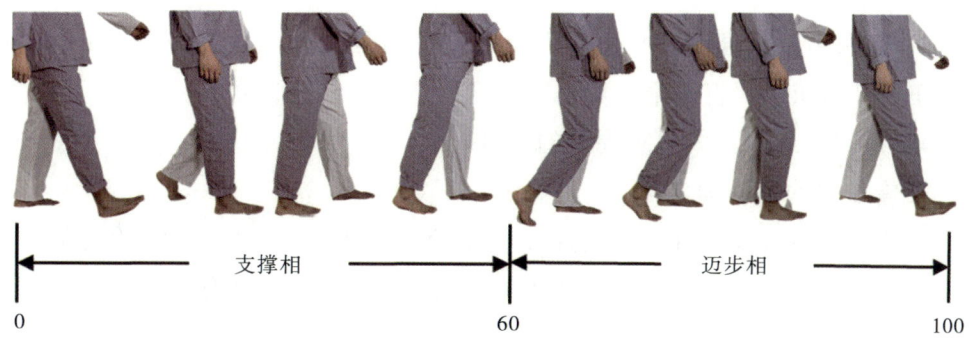

图2-1-14 步行周期

1）支撑相：支撑相是指在步行中足与地面始终有接触的阶段，支撑相包括单支撑相和双支撑相。

（1）单支撑相：通常指一侧下肢足跟着地到同侧足尖离地的过程，单位为秒（s），一般占一个步行周期的40%。为了进行步态分析、矫正和训练的方便，相对于偏瘫患者，提出以下动作要点：①足跟着地：若下肢伸肌张力增高，或伴有足下垂、内翻的患者难以完成。②全足底着地：自步行周期的 7.6% 开始，全足底在地面放平。伴有足内翻、足下垂的患者难以完成。③重心转移到同侧：由于单侧下肢支撑身体重量，偏瘫、关节疼痛、平衡能力低下的患者此过程时间往往会缩短。④足跟离地：自步行周期的 41.5% 开始，出现向下蹬踏的起始动作，偏瘫患者往往完成不充分。⑤膝关节屈曲增大：自步行周期的 54.1% 开始，偏瘫患者由于下肢伸肌占优势，膝关节屈曲活动受限，完成困难。⑥足尖离地：自步行周期的 60% 开始，身体的重心转移到踝关节前方，足趾用力着地，通过下肢的蹬踏动作，产生向前的推进力。偏瘫患者由于下肢痉挛，足下垂、内翻，下肢分离运动不充分，所以不能较好地完成此动作，是步态异常的重要原因之一。

（2）双支撑相：双足支撑是步行的最大特点。在一个步行周期中，当一侧下肢完成足跟抬起到足尖向下蹬踏离开地面的时期内，另一侧下肢同时进行足跟着地和全足底着地动作，所以产生了双足同时着地的阶段。一般占一个步行周期的 20%，此阶段的长短与步行速度有关，速度越快，双支撑相就越短。

2）摆动相：摆动相是指在步行中始终与地无接触的阶段，通常指从一侧下肢的足尖离地，到同侧足跟着地的阶段，单位为秒（s），一般占一个步行周期的 40%。此阶段的动作要点是：

（1）足上提：从一个步态周期的 63% 开始，是足尖离地、下肢向前摆动的加速器。

（2）膝关节最大屈曲：是从一个步态周期的 68% 开始的，摆出的下肢刚刚通过身体的正下方。

（3）髋关节最大屈曲：自步态周期的 85% 开始。此阶段已经完成下肢向前摆出的动作，开始减速，直至足跟着地。

（4）足跟着地：完成步态周期的 100%。

3. 正常步态的运动学变化

人在步行时为了减少能量的消耗，身体各部位尽量要保证正常活动范围的运动，从而减少身体重心的移动。下肢各关节在步行周期中的变化，见表 2-1-13。

表 2-1-13 步行周期各关节活动

步行周期	关节运动角度			
	骨盆	髋关节	膝关节	踝关节
首次着地	5° 旋前	30° 屈曲	0°	0°
承重反应	5° 旋前	30° 屈曲	0°~15° 屈曲	0°~15°
站立中期	中立位	30° 屈曲 ~0°	15°~5° 屈曲	15° 跖屈 ~10° 背屈
足跟离地	5° 旋后	0°~10° 过度伸展	5° 屈曲	10° 背屈 ~0°

续表

步行周期	关节运动角度			
	骨盆	髋关节	膝关节	踝关节
足趾离地	5° 旋后	10° 过度伸展 ~0°	5°~35° 屈曲	0°~20° 跖屈
摆动初期	5° 旋后	0°~20° 屈曲	35°~60° 屈曲	20°~10° 跖屈
摆动中期	中立位	20°~30° 屈曲	60°~30° 屈曲	10° 跖屈 ~0°
摆动末期	5° 旋前	30° 屈曲	30° 屈曲 ~0°	0°

步行的动力主要来源于下肢和躯干的肌肉作用，一个步态周期中，人体下肢各个肌群在不同步态周期中的肌肉收缩和运动见表 2-1-14。

表 2-1-14 步行周期各关节及肌群活动

步行周期	正常运动	肌群活动		
		髋关节肌群	膝关节肌群	踝关节肌群
足跟着地 ↓ 足放平	髋关节：30° 屈曲 膝关节：0°~15° 屈曲 踝关节：0°~15° 屈曲	骶棘肌、臀大肌、腘绳肌收缩	股四头肌先向心性收缩，后离心性收缩	胫前肌离心性收缩，防止足放平时前脚掌拍击地面
足放平 ↓ 站立中期	髋关节：30°~5° 屈曲 膝关节：15°~5° 屈曲 踝关节：15° 跖屈 ~10° 背曲	臀大肌逐渐停止收缩	股四头肌逐渐停止活动	腓肠肌和比目鱼肌离心性收缩控制小腿前倾
站立中期 ↓ 足跟离地	膝关节：5° 屈曲 踝关节：10°~15° 背屈	—	—	腓肠肌、比目鱼肌离心性收缩对抗踝关节背屈
足跟离地 ↓ 足趾离地	髋关节：10° 过伸位 ~ 中立位 膝关节：5°~35° 屈曲 踝关节：15° 背屈 ~20° 跖屈	髂腰肌、内收大肌、内收长肌收缩	股四头肌离心收缩控制膝关节过屈	腓肠肌、比目鱼肌腓骨短肌、足拇长屈肌收缩引起踝关节屈曲
加速期 ↓ 迈步中期	髋关节：20°~30° 屈曲 膝关节：40°~60° 屈曲 踝关节：背屈 ~ 中立位	髋关节屈肌、髂腰肌、股直肌、股薄肌、缝匠肌、阔筋膜张肌收缩，启动迈步期	股二头肌（短头）、股薄肌、缝匠肌向心性收缩使膝关节屈曲	背屈肌收缩使踝关节呈中立位，防止足趾拖地
迈步中期 ↓ 减速期	髋关节：30°~20° 屈曲 膝关节：60°~30°~0° 踝关节：中立位	腘绳肌收缩	股四头肌向心性收缩以稳定膝关节伸展位，为足跟着地做准备	背屈

（二）步态分析方法

步态分析是临床康复治疗师的基本技能，也是评估患者步态情况，制订康复治疗方案的前提。正常人的步态不尽相同，具有一定个体差异性，不同时间、不同环境等都会有不同表现，且受到很多因素影响，①外在因素：如地形，鞋，衣服，负载；②内在因素：性别，体重，身高，年龄（小孩、老人）等；③物理因素：如体重，身高，体质；④心理因素：性格类型，情绪；⑤生理因素：人体特征，即身体的一些量度的比例。

1. 定性分析法（目测观察法）

是临床最为常用且最方便的评估方法。患者自然步行，评定者通过在患者前面、后面、左侧、右侧、头顶向下的观察，记录患者步行的躯干运动、上肢摆动、骨盆运动、下肢活动、重心转移、关节姿态，以及步长、步宽等基本步态基本要素。

1）场地：测试的场地要光线充足，面积不少于6m×8m，让被测试者尽可能少地穿衣服，以便清楚地观察步态情况。

2）内容：异常步态评估时应评估以下4个方面的内容：

（1）能量消耗：主要是重心的上下、左右的转移幅度，移动幅度越大，消耗的能量越多。

（2）安全性：主要是行走中是否出现跌倒的风险。

（3）生物力学的损伤，常常包括髋关节屈曲活动、膝关节过伸程度、踝关节下垂等。

（4）外观：患者自己对步行的异常模式的美观评估，特别是对走路姿势要求较高的患者。

3）程序：嘱咐患者以自然的、习惯的姿势和速度在测试场地里来回步行数次，治疗师从各个方向反复观察，分别观察支撑相和摆动相的步行模式的特征，并注意进行两侧的对比。

4）方法：RLA八分法是美国加利福尼亚州（Rancho Los Amigos，RLA）国家康复中心的Perry医生按照步行周期的发生顺序提出的RLA分期方法，即将站立相分解为5个分期，迈步相分解为3个分期。

（1）支撑前期：足跟着地，髋关节屈曲约30°，膝关节完全伸直，踝关节处于中立位；地面反应力位于髋的前面，为维持平衡和髋稳定，臀大肌和腘绳肌收缩，踝关节因受地面反应力的影响而增加伸肌运动，此时因为腘绳肌的拮抗而使踝关节呈现中立位。

（2）支撑初期：由足跟着地逐渐过渡到全足着地，此时地面反应力在髋关节前方，髋关节必须进行向心性收缩以克服屈髋；随着膝关节的地面反应力由前方转变为后方，产生了一个外在的屈膝力矩，诱发股四头肌进行离心性收缩，出现屈膝20°的情况；踝关节由于地面反应力在其后方，外在的屈膝力矩诱发踝背屈的离心性收缩，使踝关节呈现跖屈约10°。

（3）支撑中期：髋关节逐渐由屈曲过渡到伸直，此时地面反应力通过髋关节以消除髋伸肌的收缩；膝关节由屈曲逐渐伸展，其地面反应力由后方转移至前方，股四头肌由被动的离心性收缩变为主动的向心性收缩；踝关节的地面反应力在其前方，踝跖屈肌离心性收缩以对抗外在的踝背屈力矩。

（4）支撑末期：躯干由中立位变为前倾位，髋关节的地面反应力在其后方，被动性地产生伸髋，约10°；膝关节的地面反应力稍微后移，被动地产生屈膝；当足跟离地时，踝前方的地面反应力产生的踝背屈力矩诱发踝跖屈，此时踝跖肌肉的活动已从离心性收缩转为向心性收缩。

（5）摆动前期：此时为向前摆动下肢做准备，地面反应力在髋关节和膝关节后方，髂腰肌、臀中肌和股直肌（髋部）呈向心性收缩，股直肌在膝关节处呈离心性收缩；踝的地面反应力在其前方，使踝跖屈肌肉持续向心性收缩，呈约20°。

（6）摆动初期：肢体向前摆动，此时地面反应力位于髋、膝后方，屈髋肌的持续向心性收缩使屈髋角度加大，腘绳肌收缩使膝屈曲约65°；踝的地面反应力位其前方，踝背屈肌向心性收缩使踝背屈。

（7）摆动中期：下肢因惯性力的推动得以继续向前摆动，使髋被动地屈曲，肢体的重力诱发膝关节被动地伸展，踝背屈肌持续的运动使踝关节保持于中立位。

（8）摆动末期：下肢由摆动转向足跟着地，此时要求屈髋速度下降、伸膝以及踝由跖屈位过渡到中立位，因此，股四头肌强力地离心性收缩以控制屈髋速度并伸膝，踝背伸肌收缩以保持踝关节处于中立位。

2. 行走能力的评定

1）行走能力的概念：

（1）功能性行走：有功能的行走应符合以下标准：①安全：独立行走时稳定，没有跌倒的忧虑，不需要他人的帮助；②质量：行走姿势基本正常，站立时双手能游离做其他动作，不需要助行器；③心血管功能：心脏有足够的能力，表现为步行效率即步行速度（m/min）/步行3min后的心率大于30%。④速度和耐力：有一定的速度和耐力，即能连续走5min，并走过575m左右。根据患者行走的具体情况，功能性行走又可以分为社区性行走和家庭性行走，前者主要表现为有能力在家庭周围地区采购、散步、去公园、到附近医疗机构就诊等，具体标准为：①终日穿戴支具并能耐受；②能一口气走900m左右；③能上、下楼梯；④能独立地进行日常生活活动。若②不能达到，余均能达到，为家庭功能性行走，即速度和耐力达不到要求，但可以在家中步行，并能完成一定的活动。

（2）治疗性行走：行走安全和质量均不符合功能性行走的要求，但有支具或辅助器具的帮助能短暂步行者，称为治疗性行走。治疗性行走虽然没有实用性，但有明显的治疗价值：①给患者能站能走的感觉，形成巨大的心理支持；②减少对坐骨结节等处的压力，减少压疮发生的机会；③肢体负重可以防止或减轻骨质疏松；④下肢活动改善血液淋巴循环；⑤减缓肌肉萎缩；⑥促进尿、大便的排出；⑦减少对他人的依赖。因此，我们对没有功能性行走能力的患者应尽可能创造条件，鼓励和帮助患者实现治疗性行走。

2）评定方法：Hoffer步行能力分级是一种客观的分级方法，通过分析可以了解患者是否可以步行以及确定是哪一种行走的形式，具体内容为如下：①不能行走者；②非功能性步行者：训练时用膝－踝－足矫形器、拐等，能在治疗室内行走，能耗大、速度慢、距离短、无功能价值，但有预防压疮、血液循环障碍、骨质疏松的治疗意义，又称治疗性步行；③家庭性步行者：用踝－足矫形器、手杖等可以在家行走自如，但不能在室外长久进行；④社区性步行者：用踝－足矫形器、手杖或甚至不用，可以在室外和所在社区内行走，但时间不能长，否则仍需要轮椅。

2. 定量分析法（三维步态分析设备）

定量分析是通过器械或者专门的设备获得客观数据对步态进行分析的方法，器械设备可以是简单的卷尺、秒表量角器等以及能留下足印的设备，也可以是步态分析仪等设备，它可以从运动学分析患者步态的时空参数和关节运动模式（照片、视频、电子角度器），也可以从动力学分析患者步行时躯干、下肢不同力的因素，重心转移，下肢的负重等情况，以及下肢不同肌群的肌电活动情况。这种三维的步态分析系统可以提供步行的多方面参数，并做出全面的结论，但由于价格昂贵，难以普及。

七、手功能评估

手功能障碍是脑卒中最常见和最具治疗挑战性的功能障碍，也是严重影响患者日常生活活动能力的主要因素，平均只有12%的患者手功能恢复良好。手部功能的灵活性、准确性等功能改善，都离不开患者中枢神经控制的增强。脑卒中患者腕关节和手部的运动恢复按照Brunnstrom的运动恢复顺序理论，一般都会有弛缓期、痉挛期和恢复期；手部异常运动模式常表现为腕指关节的屈曲异常模式。

（一）手部功能评估

手部的功能性评估需从感觉功能、运动功能及整体功能3个方面进行评估。

1. 感觉功能评估

手的感觉功能评估包括轻触觉、针刺觉、运动觉、位置觉和复合感觉等感觉评估。

2. 运动功能评估

手的运动功能评估需分别对腕关节和手指关节进行评估。

（1）关节活动度的评估：详见"关节活动度评定"部分。

（2）肌力的评估：常采用徒手肌力测定，详见"肌力评定"部分。

（3）肌张力的评估：详见"肌张力评定"部分。

（4）腕关节运动的评估：从如下动作进行评估，自然握拳状态下固定腕关节（分别在肘伸展位、肘屈曲位）；自然握拳状态下腕关节屈曲、伸展（分别在肘伸展位、肘屈曲位）；腕关节的环转运动。

（5）手指运动的评估：从如下动作进行评估，完成手指共同屈曲、手指共同伸展；钩状握（悬挂1kg的沙袋）（图2-1-15A）、侧捏（卡片）（图2-1-15B）、圆柱状抓握（水杯）（图2-1-15C）、对捏（铅笔头上的橡皮）（图2-1-15D）、球状抓握（网球）（图2-1-15E）、接球（投球）；拇指单独水平或垂直运动；每个手指单独运动；用双手把衬衣的纽扣扣上或解开；只用患手将衬衣的纽扣扣上或解开；双侧手握力值的对比（kg）。

3. 整体功能的评估

可以采用Jebsen-Taylor手功能测试进行手整体功能的评估。Jebsen-Taylor手功能测试包括了7项测试内容，包括了书写短句、翻转7.6cm×12.7cm卡片、拾起小物品放进容器内、堆叠棋子、模拟进食、移动大的轻质罐子、移动大的重质罐子等。部分动作模拟了患者日常生活中的作业活动，且本测试费时短、操作简单、结果可靠，有利于患者优势侧和非优势侧以及健侧和患侧的对比，测试一般需要10~20min完成，具体方法如下：

1）物品准备：

（1）1块测试板，评估测试记录表，空白纸张，1支签字笔，1个计时器。

（2）5张12.7cm×7.6cm的卡片。

（3）2个回形针，1个直径10cm、高15cm的空罐头筒，2个直径2.5cm的瓶盖。

（4）5个长1.5cm左右的芸豆，2个不锈钢茶匙。

（5）4个直径3cm、厚1cm的标准木质棋子。

（6）5个直径8cm、高10cm的轻质空罐子，罐子重约0.5kg。

（7）5个直径8cm、高10cm的重质空罐子，罐子重约1kg。

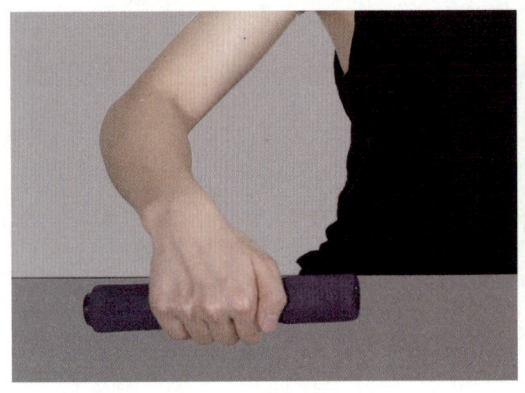
A. 钩状握

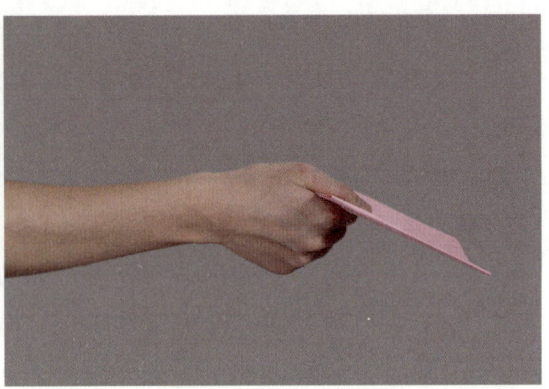
B. 侧捏

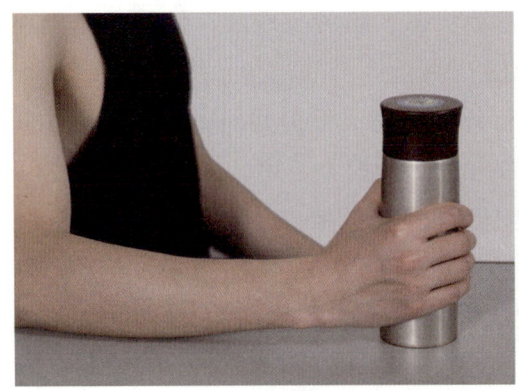
C. 圆柱状抓握

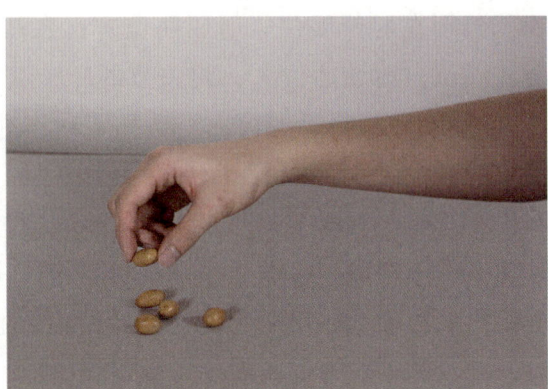
D. 对捏

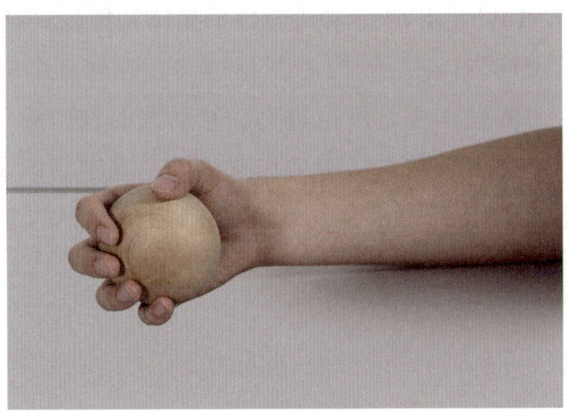
E. 球状抓握

图 2-1-15　手指运动的评估

2）测试准备：选择舒适高度的桌椅，患者坐位，治疗师在患者的正前方，测试板起止点放在桌面的较短边缘，测试板长边与桌子边缘相距 12cm。

3）测试内容：包括 7 个独立的测试任务，包括写作、翻卡片、拾起小物品放入容器内、模拟进食、堆叠棋子、移动大的轻质罐子、移动大的重质罐子。

4）具体测试步骤：详细操作步骤请观看视频 2-1-1。

视频 2-1-1　Jebsen-Taylor 手功能测试流程与评分标准

5）注意事项：

（1）测试的顺序要相同，且先从非优势手开始测试，然后再测试优势手。

（2）每项任务的总时间为 120s，最后的结果要进行左右对比。

（3）对患者的年龄、性别、利手和非利手综合分析，判断测试结果是否正常。

（4）Jebsen-Taylor 手功能测试需要记录测试的时间，以此进行结果衡量。

（二）手功能分级

脑卒中患者手功能的发挥依赖于良好的上肢功能协同完成，但临床治疗中需要我们标准化的评估，以区别不同水平的手功能。

1. 手功能分级

我们常常将患者手功能的情况分为实用手、辅助手和废用手 3 级。

（1）实用手：是指虽然患者患侧上肢和手有功能障碍，但是患手单独或与另一只手配合，保持着实用的功能。

（2）辅助手：是指因存在上肢和手的功能障碍，患手的功能表现不充分，但保持着辅助另一只手的能力。

（3）废用手：是指因存在上肢和手的功能障碍，使患手丧失了单独或辅助另一只手的功能，无法参与活动。

2. 分级方法

虽然手功能分为实用手、辅助手和废用手 3 级，但采用不同的评估方法可以对实用手、辅助手或废用手进行更细化的分级。

1）方法一：

（1）实用手：患手若是利手，则需能完成文字书写，进餐时能较正常地使用刀叉筷勺；非利手进餐时不集中注意力也能端端正正地拿住碗；患手可拧开杯盖或瓶盖；患手可解开未经改造的衣扣或使用未经改造的拉链；患手可与健手一同系住或解开鞋带等。

（2）辅助手：达不到实用手的水平，但是靠自身力量能抓东西、固定物品和释放。

（3）不完全废用手：达不到上述两者的水平，但是有下述可能：①可用患手固定或压住桌上的东西，如压住纸让健手写字或者压住菜让健手切菜等；②能用患手将放在面前桌子上的物品拨向自己，并将之固定在面前；③被动牵伸开患手，将物品塞入患手中，患手能固定物品。

（4）完全废用手：自主运动、被动动作完全无效。

2）方法二：患者按照规定完成5个动作，根据患者动作完成的情况综合进行评价，确定手的能力级别，手的功能可以分为6个级别：废用手、辅助手C、辅助手B、辅助手A、实用手B和实用手A。5个动作均不能完成为废用手；5个动作只能完成1个为辅助手C；5个动作只能完成2个为辅助手B；5个动作只能完成3个为辅助手A；5个动作只能完成4个为实用手B；5个动作全部能完成为实用手A。5个动作为：

（1）健手在患手的帮助下剪开信封。

（2）用患手在空中拿住钱包，健手从钱包中取出硬币，包括拉开、合上拉链。

（3）用患手把雨伞在空中垂直支撑10s以上。

（4）患手用未经改装的大剪指甲刀（长约10cm）剪健侧手指甲。

（5）用患侧手系健侧衬衣袖口的纽扣。

注意事项：

（1）评估中使用的工具必须符合要求，不能有特殊加工或者改造。如指甲刀大约长10cm，衬衣袖口必须是男士衬衣袖口，纽扣不得经过改造。

（2）动作操作要规范，比如取出硬币、打开和关上钱包；伞要打正，不得靠在肩上，并维持10s以上。

（3）为了提高评估的准确性，评估的工具必须是专用的。

（三）其他与手功能相关的评估方法

1. WOLF上肢运动功能测试

WOLF上肢运动功能测试（wolf motor function test）包含17项任务，部分动作和任务模拟了患者日常生活中的作业活动或功能性动作，本测试严格且细致，结果可靠，可信度高，有利于对患者较好的一侧和较差的一侧进行对比，测试一般需要10~20min时间完成。

1）物品准备：

（1）一块标准WOLF测试板，WOLF测试记录表，1支签字笔，1个计时器。

（2）标准WOLF测试工具，包括标准的易拉罐1个、六棱铅笔1支、标准尺寸回形针1个、标准尺寸毛巾1条、标准重量沙袋总计10kg、标准握力计1个、标准规格棋子3个、标准尺寸卡片3张、标准手提篮1个。

（3）长137cm、宽76cm、高73.5cm可升降OT桌1张，高45.7cm且四条腿垂直于地面的靠背椅1张。

（4）滑石粉。

2）测试准备：测试体位选择。

（1）坐位：背靠椅背，双手放于膝上，双足放于地上。

（2）站立位：面向桌子中线，双手自然放于体侧，双足与肩同宽。

（3）侧位：椅子侧放，座椅侧边与桌子平行，椅子距离测试模板长边约8.5cm。椅子后腿前缘距离测试模板侧短边6.5cm。

（4）正位（不靠近桌子）：椅子面向桌子测试模板中心，患者此时所处的位置依据WOLF评估的第六项任务（任务六：手放到桌子上的盒子上）来决定，不同身高的患者需依据具体情况来决定，患者端坐位并紧靠椅背，测量患者肩峰水平到腕关节桡骨茎突水平的距离，此距离应等于患者肩峰水平到桌子上的盒子前缘水平的距离，即为正位（不靠近桌子）患者应处于的位置。

（5）正位（靠近桌子）：椅子面向桌子测试模板中心。患者此时所处的位置依据WOLF评估的第八项任务（任务八：前伸后回收）来决定，不同身高的患者需依据具体情况来决定，患者端坐位并紧靠椅背，测量患者肩峰水平到腕关节桡骨茎突水平的距离，此距离应等于患者腋前线到桌子上的40cm线水平的距离，即为正位（靠近桌子）患者应处于的位置。若患者肩峰水平到腕关节桡骨茎突水平的距离不足40cm，则以实际测量距离为准，因为要考虑身高较矮的患者。

3）测试内容：包括前臂放到侧方桌子上、前臂放到侧方桌子的盒子上、侧方伸肘、侧方负重伸肘、手放到前面的桌子上、手放到前面桌子上的盒子上、手负重放到前面桌子的盒子上、前伸后回收、举起易拉罐、拿起铅笔、拿起回形针、堆叠棋子、翻卡片、握力测试、旋转在锁中的钥匙、折叠毛巾、拎起篮子共17项任务。

4）具体测试步骤：详细操作步骤请观看视频2-1-2。

视频2-1-2　WOLF评估细则及操作规范

5）注意事项：

（1）最终统计的任务执行时间是所有计时任务所需时间的中位数，因为最终统计的时间是中位数时间，所以每个任务执行时间所占的权重相同。每个任务完成时间限定在120s内。如果评估者觉得受试者不能完成相应的任务，可以终止此任务，以免给受试者带来过多的挫败感。完成时间在120s内，如实记录具体时间；完成任务时间超过120s，均记录为120s+。对于第9、10、11项任务，如受试者完成任务的方式不正确，测试者应允许被测者再次尝试一次，尝试时间为120s。

（2）测试开始前受试者需穿宽松上衣，如穿长袖衣衫，需挽起衣袖，使上肢暴露出来。

（3）开始任务前，告诉受试者，尽量以最快速度完成任务。

（4）任务计时采取秒表计时。

2. ARAT 上肢动作实验

ARAT 上肢动作实验（Action Research Arm Test，ARAT）主要包括抓、握、捏和粗大运动 4 个方面，共 19 项任务动作。这些动作模拟患者日常生活中的功能性动作，测试费时短，操作简单，结果可靠，有利于患者健侧和患侧的对比，测试一般需要 10~20min 时间完成。

1）物品准备：

（1）1 张标准 OT 桌，评估测试记录表，1 支签字笔，1 个计时器。

（2）1 套标准的 ARAT 评估工具，包括边长分别为 2.5cm、5cm、7.5cm、10cm 木块各 1 个，直径 7.5cm 球 1 个，10cm×2.5cm×1cm 石块 1 个，直径为 2.25cm 和 1cm 空心管子各 1 个，直径 3.5cm 垫圈与配套螺栓，2 个塑料杯，直径 1.5cm 和 0.6cm 小球各 1 个。

（3）ARAT 测试板 1 个。

2）测试准备：选择舒适高度的桌椅患者坐位进行，治疗师在患者的侧方，测试板边缘距离桌子长边边缘 5cm，摆放好测试板和评估物品。

3）测试内容：包括 19 个独立的测试任务，抓边长分别为 2.5cm、5cm、7.5cm、10cm 木块和直径 7.5cm 球、10×2.5×1cm 石块，握直径为 2.25cm 和 1cm 空心管子，将直径 3.5cm 垫圈与配套螺栓连接，把一个塑料杯中的水倒入另一个杯子中，捏直径 1.5cm 和 0.6cm 小球，用手碰嘴，把手放在头顶，把手置于脑后。

4）具体测试步骤：详细操作步骤请观看视频 2-1-3。

视频 2-1-3　ARAT 上肢动作研究量表评估操作

5）注意事项：

（1）测试项目均为 4 级评分，0 分为不能完成任何动作，1 分为完成部分动作，2 分为完成动作但动作较为缓慢（耗时 5~60s，超过 60s 则给 0 分），3 分为正确顺利完成动作。

（2）测试前患者被测试的手不可以演练。

（3）测试过程中需要记录患者完成任务所需的时间和得分情况，最终依据时间和评分情况判断患者的功能水平。

（四）仪器测试

临床常用的手功能的评估均以手功能完成情况进行等级分类或者量表分级的

评估方法，能代表患者手功能的整体水平状态，但不能对手部肌力或者运动功能进行数字量化评估。我们可以通过应用数字握力计，或者捏力计等仪器进行手功能的测试，获得数值，从而对手功能进行量化，有利于患者疗效的观察，同时也可以利用一些智能化设备，对患者的手功能进行反馈性训练，如手功能评测与训练系统的使用（图 2-1-16）。

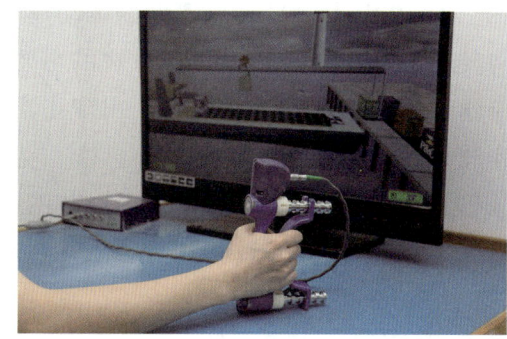
A. 握力

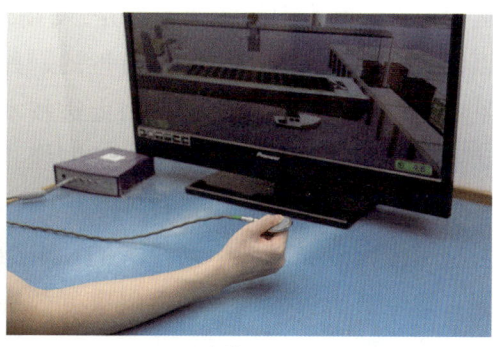
B. 侧捏

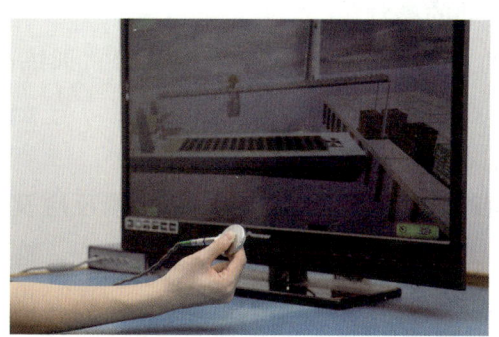
C. 指捏

图 2-1-16　手功能评测与训练系统的使用

第二节　常用康复治疗技术

脑卒中后患者大部分出现偏瘫，导致运动功能障碍。偏瘫患者运动功能康复的重点就是改善患者的运动控制能力。这里重点介绍各种促进偏瘫患者运动控制能力恢复的基本治疗理论和技术要点。

一、Bobath 神经发育疗法

（一）基本观点

Bobath 神经发育疗法是由英国物理治疗师 Berta Bobath 根据长期的临床经验创立的，由其丈夫 Karel Bobath 给予理论基础的补充。

Bobath 偏瘫治疗技术的基本观点是：脑卒中患者常见的运动功能障碍，主要是由于大脑高级中枢对低级中枢失去控制，低级中枢原始反射失去抑制所致。表现为异常的肌张力、异常的姿势、异常的协调、异常的运动模式和异常的功能行为，严重影响患者的正常运动。Bobath 技术就是运用抑制异常的运动模式、诱导正常的运动模式以促进运动功能恢复。因此，治疗的重点在于改变患者的异常姿势和异常运动模式，治疗中的主要目标是：①减轻痉挛；②引入更具有分离性的运动模式，可以是自主性的，也可以是随意性的，并将其运用在功能活动中。此方法的主要特点是：通过关键点的控制及反射促进技术控制异常的运动和姿势反射，出现正常的运动功能后，再按照患者的运动抑制模式和肢体的恰当摆放来抑制肢体痉挛，待痉挛缓解后，通过反射、体位平衡诱发其平衡反应，再让患者进行主动的、小范围的、不引起联合反应和异常运动模式的关节活动，然后通过各种运动控制训练，逐步过渡到日常生活活动的训练而取得康复效果。

（二）治疗原则

1. 强调患者学习运动的感觉

Bobath 认为运动的感觉可通过后天的反复学习、训练而获得。反复学习运动的方式及动作可促进患者获得正常运动的感觉。

2. 强调患者学习基本姿势和基本运动模式

每一种技能活动均以姿势控制、翻正反射、平衡反应及其他保护性反应、抓握与放松等基本模式为基础发生。根据人体正常发育过程，抑制异常的动作模式，通过关键点的控制诱导患者逐步学会正常的运动模式，诱发出高级神经系统的反应，使患者克服异常动作和姿势，逐渐体验和实现正常的运动感觉和活动。

3. 按照运动的发育顺序制订训练计划

患者的训练计划必须与患者的发育水平相对应。在制订过程中，应以发育的观点对患者进行评定，沿着发育顺序进行治疗。正常的运动发育是按照从头到脚、由近及远的顺序，具体发育顺序一般是仰卧位→翻身→侧卧位→肘支撑卧位→坐位→手膝跪位→双膝跪位→立位等。在治疗过程中，首先应注意的是头颈的运动，然后是躯干，再是四肢。

4. 将患者作为整体进行治疗

Bobath 强调要将患者作为一个整体来进行训练，不仅要治疗患者的肢体运动功能障碍，还要鼓励患者积极参与治疗，掌握肢体在进行正常运动时的感觉。在训练偏瘫患者的下肢时，要注意抑制上肢痉挛的出现等问题。

（三）主要内容

1. 控制关键点

治疗师通过在关键点上的手法操作来抑制异常的姿势反射和肌张力，诱发和促进正常的姿势反射、肌张力和平衡反应。关键点包括中心关键点如头部、躯干、胸骨中下段等，近端关键点如上肢肩峰、下肢髂前上棘，远端关键点如上肢的拇指、下肢的趾。

2. 抑制异常模式

维持正常的姿势控制，常用反射性抑制模式，抑制异常模式的方法包括：

（1）头抬高过伸：诱发伸肌张力增加，抑制屈肌紧张。

（2）头屈曲：诱发屈肌张力增加，抑制肢体伸展。

（3）肢体内旋：诱发肢体屈曲，抑制肢体伸展。

（4）肢体外旋：诱发肢体伸展，抑制肢体屈曲。

（5）上肢举过头：抑制屈肌张力，促进髋关节与躯干的伸展。

（6）屈髋屈膝及髋外展：抑制躯干、头和肢体的伸肌紧张。

（7）肩带与骨盆之间的旋转：抑制高张力的屈、伸肌。

3. 抑制原始的运动模式

对原始运动模式的真正抑制是通过引出翻正反射和平衡反射获得。治疗中所应用的每种姿势和运动，都要引出翻正反射和平衡反射（包括保护性伸展模式），翻正反射的控制是通过改变身体之间的位置来诱发躯干的活动，如改变头部的位置，由于颈部受刺激而出现胸、腰和下肢的转动。为引出颈部翻正反射和躯干的翻正反射，要以头为关键点。为引出迷路翻正反射，要以肩胛带为关键点，通过改变患者的姿势来诱发平衡反射；当患者能抵抗重力维持某个体位后，可通过移动其重心来引起平衡反应，并根据难易程度，训练患者获得平衡功能。

4. 设置训练程序

要遵循神经发育的规律。训练程序是：仰卧位头抬起→翻身→肘支撑卧位→手支撑卧位→坐位→坐位平衡→坐卧转移→手膝跪位→双膝跪位→立位→立位平衡→坐立转移→行走等。

5. 感觉刺激

利用各种感觉刺激抑制异常运动和促进正常运动，包括感觉抑制性刺激和兴奋性刺激。

6. 整体性治疗

将患者看作一个有机的整体，而不是仅治疗患病部位，需要通过全身运动、躯干运动来提高患者的整体功能。

7. 注意事项

（1）熟悉人体的关键点。

（2）在应用反射性抑制模式时，用力不要过大，达到松弛肌紧张的目的即可；

抑制痉挛后，可开展主动活动和日常生活活动能力的训练。

（3）促进平衡反射时，要从各个方向对患者进行推拉训练，并让患者有一定的安全感。

（4）治疗时应遵循运动发育顺序的规律，但并非一成不变。

（四）治疗方法

1. 良肢位摆放

（1）仰卧位：患者头部向健侧侧屈，患侧肩后放一毛巾，使患肩向前，肩胛骨外旋，患侧伸展置于枕头上，略高于躯干，前臂旋后。骨盆下放一枕头，抬起骨盆，防止骨盆后缩，髋关节处在中立位。在膝关节下用软垫支撑使其轻度屈曲，在足底放一块板使其保持踝背屈和外翻，从而抑制下肢伸肌张力增高（图 2-2-1A）。

（2）健侧卧位：患肩向前，患侧上肢伸展用枕头支撑，患侧下肢屈曲置于枕头上（图 2-2-1B）。

（3）患侧卧位：肩充分前伸，肩关节保持在肩外旋、肘伸展、前臂旋后位，患侧下肢微屈置于床上（图 2-2-1C）。

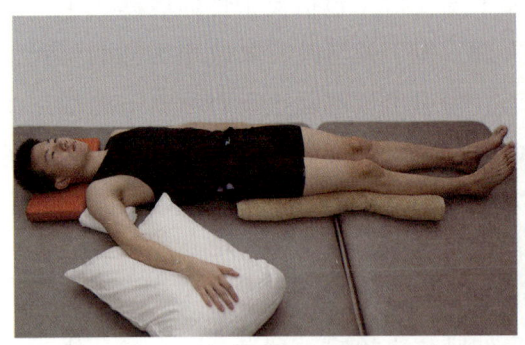
A. 仰卧位

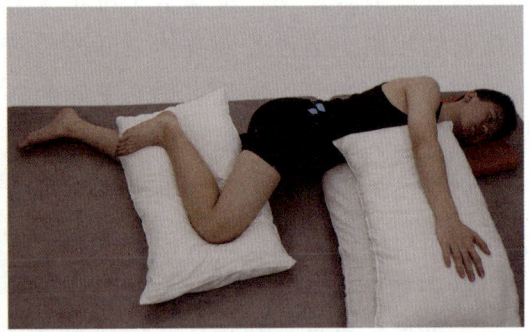
B. 健侧卧位

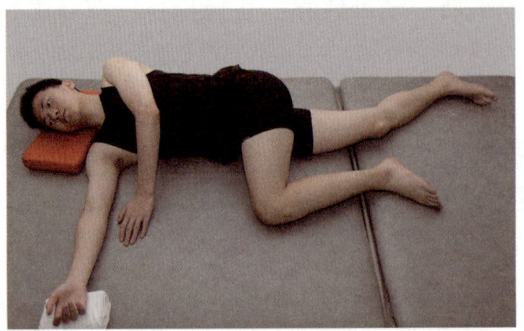
C. 患侧卧位

图 2-2-1　良肢位摆放（以右侧偏瘫为例）

2. 床上活动

（1）向患侧翻身：患者仰卧屈膝位，双手 Bobath 握手，向上伸展双上肢，双上肢左右摆动，借助动力的惯性翻向患侧。

（2）向健侧翻身：方法基本同上，需将健腿插入患腿下方，伸展双上肢，做左右摆动，借助摆动动力的惯性，让双上肢和躯干一起翻向健侧。

（3）桥式运动：将患者两腿屈曲，双足平踏于床面上，让患者伸髋将臀抬离床面并维持，可逐渐增加训练难度，让患者过渡到单桥运动及动态桥式运动。

（4）患侧坐起：抬起患腿放在床边，抬起头和健肩翻向患侧（注意留出足够的翻身空间），健臂跨过身体，将健手平放在患侧床上，抬起健腿到床边，同时坐起来。

（5）健侧坐起：患者翻向健侧后（注意留出足够的翻身空间），将双腿放在床边，抬起头部，利用肘撑过渡到手撑，完成健侧坐起。

（6）从坐位躺下：患者先将健手放在患侧床边，以支撑部分躯干重量，抬起健腿，并带动患肩向前，转身躺下。

3. 坐位活动

（1）坐位平衡：治疗师站在患者面前，将一只手放在患侧肩部防止其后缩，另一只手放在腰部帮助脊柱伸展并屈髋，放在患者肩上的手保持不动，指导患者做脊柱屈曲动作，另一只手辅助患者收腹。

（2）重心左右转移：患者无靠背坐位，患足在后，双侧平均负重，让患者双手交叉，进行重心的左右转移和骨盆的旋转。治疗师可从腋下抬起患者的肩关节保持他的上肢外展外旋位，肘关节伸展，腕关节背伸，如果可能指关节尽量伸展，让患者向患侧移动，再回到起始位。

（3）重心前后转移：患者坐位，治疗师站在患者前面，患者用健侧上肢抱住治疗师的胯部，治疗师将患者患侧上肢固定于自己的胯部，让患者身体向前倾斜，患者躯干必须保持伸展。

4. 从坐到站

（1）躯干前倾：治疗师把患者伸展的上肢放在腿上，使其肘和上臂与肩保持一条直线的姿势得到支撑。治疗师用一只手推患者脊柱使其伸展，另一只手反推患者的胸，如需要的话，这只手也可以支持患者的肩，治疗师通过外展自己的大腿，可以使患者躯干进一步前倾，同时使脊柱仍保持伸展。在上肢有支撑的情况下完成了伸展准备工作后，患者将手放在两侧，并且主动将躯干前移，治疗师帮助其保持伸展，可能需要治疗师用腿帮助其保持膝关节前屈超过双足。治疗师为了给患者更多的帮助，用自己一侧的膝盖顶住患者脊柱后凸的部位，再用自己的双手帮助其把肩向后拉。治疗师让患者试着将其后背相应的部位离开他的膝部，这样就给了患者一个清楚的参照点，然后用同样的方法鼓励患者向前倾，再回到直立的位置，每一次更向前倾一些。患者只应尽量前倾，而不是脊柱的伸展。当完成几次躯干前倾再坐直之后，治疗师会注意到，其腿不再内收，而且可以减少其需要用腿给予支撑的量。还要要求患者保持腿不向后拉，把脚有意识地平放在地面上，而不要向前下蹬。治疗师将腿置于患者腿之上，示意他将腰挺直，但不能一下子坐直。治疗师将一只手顶住其胸部，帮助其伸展胸椎，另一只手用相反的压力推腰椎，以防其后仰。患者应保持头与脊柱成一条直线，并在背伸直时颈过伸。保持患者腰背伸展的正确姿势后，治疗师回到直立位，然后使患者躯干伸展向前倾，以其髋关节做运动轴。脊柱在任何水平上都不应屈曲。

（2）站立训练：治疗师坐在患者面前，将患手放在腋下，另一只手放在指部约T8~T10之间的位置，帮助其伸展胸椎，然后患者从支撑面抬起臀部，治疗师用膝向前移动患者的膝，同时防止患侧足跟离地。患者站起来后，治疗师松开患者上肢，一只手帮助其伸展髋关节，另一只手帮助患者下腹肌上提骨盆。治疗师可用膝部帮助患者向患侧转移重心，控制患者膝关节过伸。

5. 行走训练

1）站立相：当患者独立安全站立时，抬起健侧下肢，重心移向患侧，进行患侧负重训练，当患侧下肢完全负重并感觉安全时，让健侧下肢向前、向后迈步。前后位站立平衡训练，健足前后移动重心，整个过程中患侧膝关节保持放松并防止过伸。

2）摆动相：

（1）膝关节放松训练：练习健侧下肢完全负重时，放松患侧膝关节并内收靠近健膝。练习足趾着地时小范围屈伸膝关节。能够完成这一动作后，要求患者向前迈步。在迈步之前先让患者放松膝关节轻轻屈膝，同时降低骨盆，然后将屈曲的膝关节向前迈。

（2）迈步训练：双足前后位，健侧尽量向前，患侧足跟尽量不离开地面。然后患者放松膝关节，屈膝向前，当足跟离地时，足趾完全背屈。然后逆转整个动作，反复多次练习。

（3）着地控制训练：当将患足放在地上时，患者应控制患腿慢慢放下。患者迈步时，治疗师要控制患足在背屈位，一旦治疗师感觉到患足向下压手，要求患者再抬一会，然后慢慢放下，抑制伸肌痉挛。足跟着地后不负重，练习不负重时向前、向后迈小步。患足可放在滑板车上练习向前、后、侧方移动。

（4）骨盆和肩胛的旋转：肩胛的旋转可以使上肢摆动，骨盆的旋转可以抑制下肢痉挛。旋转使得肩胛的下沉和骨盆的上抬减轻或消失。当患足着地时向后旋转肩胛可以避免足内翻。

（5）前进后退交替：向后步行时患者屈曲膝关节而不必抬骨盆，所以向后步行可以促进向前步行。足尖在身后着地后要慢慢放下足跟，然后再负重。

二、Brunnstrom 技术

(一)基本观点

Signe Brunnstrom 经过多年的临床观察,认识到中枢神经损伤以后,大脑皮层失去了对正常运动的控制能力,从而出现了人体发育初期才具有的运动模式。中枢神经损伤之后的恢复过程是运动模式的变化,即通过联合反应 - 共同运动之后才会出现分离运动。因此,那些异常的运动模式是恢复的必然阶段,没有必要也很难被抑制,而应在恢复的早期阶段,利用那些运动模式来让患者活动自己的肢体,让患者看到自己依然可以活动,从而刺激患者康复和主动参与的欲望,之后达到共同运动向分离运动发展,最终实现患者进行独立活动的目的。

Brunnstrom 将脑卒中等中枢神经损伤以后的偏瘫恢复过程分为 6 个阶段,见表 2-2-1。

表 2-2-1 Brunnstrom 运动功能恢复 6 级分期

阶段	特征
第 I 期	运动迟缓期,处于软瘫期,没有任何活动
第 II 期	联合反应期,开始恢复,出现痉挛并出现联合反应
第 III 期	共同运动期,共同运动出现,痉挛程度达到最大
第 IV 期	分离运动初期,共同运动完善并开始出现分离活动
第 V 期	分离运动期,共同运动减少,随意运动增加
第 VI 期	协调运动期,患者做分离动作比较随意但协调欠佳

(二)治疗原则

(1)治疗按运动发育顺序进行,从反射到随意运动控制,最后是功能活动。

(2)当患侧肢体没有运动时,应用反射、联合反应和感觉刺激来诱发运动的出现。

(3)如患者的随意控制引起了某种程度的运动反应,则让患者保持(等长收缩),然后进行离心性收缩,再向心性收缩。

(4)在治疗过程中,只要出现运动,强调运动逆转。

(5)在患者获得随意运动后,促通应尽可能地减少或尽快停止,在第 3 阶段以后的患者,就不应该使用原始反射,包括联合反应。

(6)强调用有目的的活动来克服共同运动。

(7)强调反复练习获得的正确运动的重要性。

（三）主要内容

1. 原始反射

新生儿出生后具备许多运动反射，随着婴儿神经发育及不断完善，大部分原始反射在1岁以后逐渐消失。当脑部受损后，这些反射又会再次出现，成为病理性反射。

（1）同侧伸屈反射：同侧肢体单侧性的反应，如刺激上肢近端伸肌产生的冲动能引起同侧下肢伸肌收缩，或刺激上肢近端屈肌可引起同侧下肢屈肌反射。

（2）交叉伸屈反射：当肢体近端伸肌受到刺激时，会发生该肢体伸肌和对侧肢体伸肌同时收缩，反之，刺激屈肌会引起同侧和对侧肢体的屈肌收缩。当屈肌协同抑制不足时，刺激髋或膝的屈肌不仅可以使身体同侧屈肌收缩加强，也可使对侧髋膝屈肌收缩加强。

（3）屈曲回缩反射：远端屈肌的协同收缩，又称屈曲回缩反射。表现为刺激伸趾肌可以引起伸趾肌、踝背伸肌、屈膝肌及髋屈肌、外展肌和外旋肌出现协同收缩以逃避刺激。上肢也有屈曲收缩反射，如刺激屈指、屈腕肌时不仅可以引起屈腕肌和屈指肌的收缩，也可引起屈肘肌和肩后伸肌反射性收缩。屈肌收缩能牵拉伸肌，引起对抗性伸肌反射。

（4）伤害性屈曲反射：当肢体远端受到伤害性刺激时，肢体会出现屈肌收缩伸肌抑制。其反射的强度与袭击强度成正比。

（5）紧张性颈反射：由于颈部关节和肌肉受到牵拉所引起的一种本体反射，其发生取决于颈的运动与颈的位置，包括对称性紧张性颈反射和非对称性紧张性颈反射，前者在颈部后伸时出现双上肢伸展、双下肢屈曲，颈部屈曲时出现双上肢屈曲、双下肢伸展；后者在身体不动而头部左右转动时，头部朝向的一侧伸肌张力增高，肢体易伸展，另一侧屈肌张力增高，肢体易屈曲，如同拉弓射箭姿势一般，又称作拉弓反射。

（6）紧张性迷路反射：迷路反射又称作前庭反射，是头部在空间位置的变化所引起，表现为仰卧位时伸肌张力高，四肢易伸展，俯卧位时屈肌张力高，四肢易屈曲，分为静态和动态2种。前者是由于重力作用于内耳蜗感受器所引起，能增加上肢屈肌张力使肩外展90°并伴外旋，肘部或手指屈曲，双手能上举至头部两侧；后者是头的角加速度运动刺激半规管的加速度运动，引起动态紧张性迷路反射，出现四肢反应，临床上称为保护性伸展反射。

（7）紧张性腰反射：随着骨盆的变化，躯干位置的改变发生的，躯干的旋转、侧屈、前屈、后伸对四肢肌肉的紧张性有相应的影响。如仰卧位时，腰向右侧旋转时，右上肢屈曲、右下肢伸展；向左侧旋转时，右上肢伸展、右下肢屈曲。

（8）正、负支持反射：正支持反射又称磁反应，是指在足趾球部（足底前部）

加以适当的压力时，如果将施加压力的手缓慢收回，受刺激的下肢在伸肌反应的作用下会随着收回的手产生运动，恰如受到磁铁吸引一样。负支持反射是指牵拉伸趾肌时能有效地引起伸趾、伸踝、屈膝及髋的屈曲、外展、外旋。

2. 联合反应

在某些环境下，出现的一种非随意运动或反射性肌张力增高的表现。脑损伤患者在进行健侧肢体抗阻力运动时，可以不同程度地增高患侧肢体的张力或患侧出现相应的动作，这种反应就称作联合反应。上肢联合反应一般是对称性运动，下肢的联合反应内收与外展是对称的，屈曲与伸展是非对称的。下肢的联合反应又称为 Raimiste 现象。

3. 共同运动

共同运动是脑损伤常见的一种肢体异常活动的表现。当患者活动患侧上肢或下肢的某一个关节时，不能做单关节运动，邻近的关节甚至整个肢体都出现一种不可控制的共同运动，并形成特有的活动模式，这种模式称为共同运动。用力时，共同运动表现特别明显，共同运动在上肢和下肢均可表现为屈曲模式或伸展模式。

1）上肢共同运动模式：

（1）上肢屈曲共同运动模式：表现为腕部和手指屈曲，前臂旋后，肘关节屈曲，肩胛骨内收、上提，肩关节后伸、外展、外旋。如同手抓同侧腋窝前的动作。

（2）上肢伸展共同运动模式：表现为腕部伸展、指屈，前臂旋前，肘关节伸展，肩胛前伸，肩关节内收、内旋。如同坐位时手伸向两膝之间的动作。

2）下肢共同运动模式：

（1）下肢伸展共同运动模式：表现为脚趾跖屈，踝跖屈、内翻，膝关节伸展，髋关节内收、内旋。

（2）下肢屈曲共同运动模式：表现为脚趾背屈，踝背屈、内翻，膝关节约 90°屈曲，髋关节屈曲、外展、外旋。

（四）治疗方法

1. 床上卧位

仰卧位时，患膝下面放一枕头维持髋膝轻度屈曲，防止髋关节外展外旋，用枕头支撑患侧上肢略高于躯干。若患者出现痉挛模式，尽量不采取仰卧位。

2. 床上训练

床上翻身时，让患者头转向运动的那一侧协助翻身完成。患者从健侧卧位起床时，头转向患侧，使患肢伸展协助运动完成。在髋关节、膝关节屈曲时更利于踝关节背屈肌群收缩。

3. 坐位训练

（1）坐位平衡：多数患者不能保持正确坐位，有倾倒倾向，可让患者坐在靠背椅子上，先帮助患者完成对称坐，然后去除帮助。许多患者在完成时需要通过健手辅助来维持平衡，应鼓励患者减少健手的参与，养成躯干肌维持平衡的习惯。

（2）坐位平衡反应诱发训练：坐位时，治疗师可在前、后、左、右等方向推动患者，破坏平衡后使患者重新调整重心维持平衡。做这些动作时一定要加强对患者安全的保护。

（3）躯干前倾及屈曲训练：让患者坐在靠背椅上，用健手托住患手，必要时需治疗师来托患侧肘关节，来诱导躯干和上肢的运动，避免出现患侧下肢外展等动作。

（4）躯干旋转训练：治疗师位于患者身后，双手放在患者两侧肩峰上，嘱患者目视前方，刚开始协助患者躯干旋转并逐渐增加旋转角度，过渡到完成头、颈的旋转，最后在完成躯干向一侧旋转的同时头部向另一侧完成最大限度的旋转。

4. 上肢训练

1）肩关节活动：对于肩痛的患者，可在坐位下，进行躯干前倾的同时被动活动患肢，从而减轻了疼痛，达到维持关节活动度的目的。

2）肩关节屈曲运动：患者坐位，治疗师支撑患侧上肢，维持肘屈曲、腕轻度伸展位。在斜方肌上部拍打或给予皮肤刺激。先练习维持肩的位置，然后再练习上举动作。尽早施加阻力。

3）肩关节伸展运动：

（1）双侧胸大肌收缩：患者坐位，治疗师面对患者站立，令患者健侧上肢水平内收，治疗师给予阻力，引起患侧胸大肌反应。随后进行双侧同时收缩，先进行等长收缩，再练习等张收缩。

（2）肘伸展的训练：通过以下因素易化肘伸展：头向患侧旋转、躯干向健侧旋转、胸大肌训练被动前臂旋前、肱三头肌表面用力摩擦、坐位患侧上肢负重等。

4）肩外展与肘屈曲分离训练：训练患手摸至身体下述部位：下巴、患侧耳、健侧耳、健侧肘、健侧肩、前额、头顶、枕部；用患手抚摸前额至枕部；用患手抚摸健侧前臂至颈部。

5）肩内收与肘伸展分离训练：

（1）治疗师在不同的方向训练患者反复地抗阻伸肘，从前下方开始，逐渐至水平位，再进展到侧方，最后是后下方。严格的侧方水平位伸展暂不进行，若患者肩关节无疼痛，可进行斜上方伸肌训练。

（2）功能性活动：患手伸出衣袖，将桌上物品推远，开关抽屉，磨砂板等。如果患者下肢可以行走，还可以进行擦家具、吸尘等活动。

6）手至后背：

（1）从屈肌模式开始：患者抬肩，轻度外展，屈肘，使得前臂近垂直位，手背触及髋外侧。再从这个位置伸肌模式开始，手背在后背斜向下穿过骶部越过中线，然后上下摩擦，双向活动时，尤其是向下推时，治疗师可给予阻力。治疗师对此动作的反复引导作用和手与后背的接触，帮助患者最终完成此动作。

（2）从伸肌模式开始：患者向前伸展上肢，逐渐从前至体旁，再至体后，整个动作由治疗师引导或抗阻。当患肢达到背后时，用手背摩擦骶尾部。

（3）从躯干旋转开始：患者站立，双足分开，双臂放松下垂。躯干左右旋转，治疗师站在患者体后，帮助双侧上肢随着躯干旋转摆动。躯干向左旋转时，右手拍打左侧大转子，左手背击打后背。

7）上肢屈曲至水平位：

如果患者上肢能抬起接近水平，只是肘关节伸展不够，可以在肱三头肌表面进行皮肤抚摸或摩擦，以刺激伸肘。如果上肢基本没有上抬动作，应在被动上抬上肢时，拍打三角肌的前部和中部，随后令患者保持上抬体位。

5. 手训练

（1）联合反应影响：对于较难的动作可以进行双侧对称性训练。

（2）屈曲指关节训练：近端牵拉反应引起远端屈曲，治疗师在训练中维持腕伸展位，让患者主动屈曲指关节。反射的作用和主观意念的作用联合起来达到屈指的动作。

（3）伸腕训练：训练从肘关节伸展位开始，进展至肘屈曲位。训练的具体动作是：治疗师将腕关节固定在伸展位；要求患者保持伸腕位，不要下垂，拍打腕伸肌；腕伸位时轻握拳；缓慢下垂腕关节。

（4）手指的屈曲/伸展：当手指能够完全屈曲时，需要练习拇指与手指的相对运动，嘱患者握拳，拇指在四指外，然后拇指向小指方向滑动；也可将四指伸开，用拇指分别沿四指的指尖划向指根；或将四指伸展，然后保持指间关节的伸展，练习独立的屈曲和伸展掌指关节。

6. 下肢训练

（1）双侧髋屈肌共同收缩：患者坐在椅子前半部，慢慢向后倾斜，直至靠在椅背上，通过这个动作可以短暂地激活双侧的髋屈肌。患者后倾时髋屈肌离心收缩，返回时髋屈肌向心收缩，同时腹肌收缩。治疗师可给予阻力，使髋屈肌产生等长、等张收缩。

（2）单侧髋屈肌收缩：治疗师帮助患者的足刚刚离开地面，即给予"保持"的口令。随后患者练习主动地屈髋。

（3）下肢屈/伸的连带运动：患者仰卧，健侧下肢伸展，嘱患者健侧下肢做抗阻屈伸动作以此引导患侧下肢的屈曲。

（4）下肢外展/内收的连带运动：将患侧肢体置于外展位，然后嘱健侧下肢内收，在此过程中治疗师施加阻力，以此引导患侧下肢的内收；若欲引导患侧下肢的外展共同运动，将双下肢均置于中间位，然后嘱患者健侧下肢抗阻外展，以此引导患侧下肢的外展。

7. 日常生活练习

生活中利用共同运动的举例：上肢伸展内收时旋转门把手；用患手梳头；将外衣搭在前臂上；患手拿皮包带；患手拿牙刷；书写时用患手固定纸；患手穿衣袖；利用患侧上肢和躯干夹住物体等。

三、神经肌肉本体感觉促进法（PNF）

（一）基本观点

神经肌肉本体感觉促进法（proprioceptive neuromuscular facilitation，PNF）是一种通过治疗性锻炼达到改善运动控制、肌力、协调和耐力，最终改善功能的方法。它利用运动觉、姿势觉等刺激，增强有关神经肌肉反应，促进相应肌肉收缩；利用牵张、关节压缩、牵引和施加阻力等本体感觉刺激，促进功能恢复。

（二）神经生理学原理与治疗原理

1. 后续效应

刺激的效应在刺激停止后仍继续存在；随着刺激强度和时间的增加，刺激的后续效应也随之增加；在维持肌肉静态收缩后，其后续效应使肌肉力量得以增加。

2. 扩散

当刺激强度和数量增加时，人体对刺激传播与强度的反应增加；这种反应可为兴奋性或抑制性。

3. 时间总和

在特定时间内，连续的弱（阈下）刺激的组合（总和）所引起的神经肌肉的兴奋。

4. 空间总和

同时作用于身体不同部位的弱（阈下）刺激的组合（总和）所引起的神经肌肉的兴奋。

5. 连续诱导

主动肌强烈的兴奋之后，可引起拮抗肌的兴奋。

6. 交互支配（交互抑制）

主动肌与拮抗肌之间的相互作用，即主动肌收缩时，拮抗肌活动受到抑制。

7. 治疗原理

所有个体都有尚未开发的潜能，利用较强的运动模式（功能较好的部位）来易化较弱的运动模式（功能较差的部位）。正常运动发育按照从头到脚、由近及远的顺序发展，只有在控制好头部、躯干的控制后，方可恢复远端的运动或精细动作。早期运动由反射活动控制，成熟运动通过姿势反射得到强化或加强反射的活动对于动作的维持与再学习是极其有益的。运动功能的发育具有周期性倾向，动作发育是在屈肌和伸肌优势交替转换中不断向前发展；早期动作是有节律性的、可逆转的、自发性的屈伸运动。正常运动与姿势的维持取决于肌肉的"协同作用"，主动肌与拮抗肌的相互协调与平衡，肌肉的离心性收缩的能力等。动作发展是按照运动和姿势的总体模式的一定顺序进行，正常运动功能的发育具有一定的规则和顺序，运动功能发育的顺序为治疗提供了大的发展方向；四肢的运动与头部、躯干的运动相互影响。

（三）主要内容

1. 基本手法

（1）手法接触：治疗师的手与患者皮肤的接触刺激患者皮肤、肌肉、肌腱、本体感受器诱导患者向所需方向运动，可同时施加基本的及特殊的PNF的治疗手法。

（2）牵张：当肌纤维被动伸长时会自动产生牵张刺激，该刺激反过来可促进被拉长的肌肉及相关的协同肌群产生收缩；牵张反射可从肌肉被拉长或正在收缩的位置引出；其可提高本体感觉的兴奋性。

（3）牵引和挤压：牵引是指增大关节间的间隙作用激活关节感受器；关节周围的肌群被拉长，引起肌肉的牵张反射；增加血液循环，达到缓解疼痛的目的。其分为持续牵引和变化性牵引。挤压是指减小关节间的间隙，其作用是激活关节感受器；促进关节的稳定；促进负重和抗重力肌群的收缩；促进身体的直立反应。其分为：①快速关节挤压：以引发反射性的反应；②慢速关节挤压：根据患者对诱发动作的反应及耐受力，缓慢地施加。

（4）最大阻力：治疗师所给予患者的阻力，能使患者自身产生运动且使关节能顺利地通过整个运动范围；当肌肉的收缩抵抗阻力时，肌肉对皮层刺激的反应增加；肌肉抗阻所产生张力的增加是最有效的本体感觉刺激方法之一；阻力施加的大小直接与促进本体感觉的程度有关；这种促进可相互扩散：近端到远端、兴奋或抑制等；肌肉在最大阻力之后，可获得完全的松弛。

（5）扩散和强化：①扩散：指刺激反应的传播。②强化：指刺激身体的各个部位均可引出有目的性的、协调的运动。对一肢体用抗阻法进行一定形式的活动时，常可强化其他肢体或颈部、躯干肌的收缩。

（6）时序：时序是指运动发生的先后顺序。正常的运动时序要求从远端到近端。通过促进正常运动顺序及强调运动顺序来增强肌肉收缩。在生长过程中，控制和协调的发育过程是从头到足，从近端到远端；但在发育成熟之后，远端支配近端，手支配肩的运动。成年人保持站立平衡的微小运动从远端足到近端髋和躯体。恢复运动的正常时序会成为治疗目标之一。然而，研究表明，运动时序可能因任务不同而改变。

（7）视觉刺激：在进行头、颈、躯干上部动作模式时，视觉可引导正确的运动方向，令患者的眼球追随运动的方向，可以使动作更容易完成，也有助于动作的发动与协调。为治疗提供了另一条沟通的渠道。

（8）口令与交流：口令的对象是给患者，不是身体的某一部位。治疗师在适当的时候发出口令，可刺激患者的主动运动，提高动作完成的质量。合理应用口令的语音与语速，如预备口令：必须清楚、明白；动作中的口令：短、准确、时间正确；纠正的口令：及时、准确、达到目的。

2. 运动模式

肢体基本运动模式与手法操作是螺旋对角交叉的运动模式，其基本原理是符合正常生理的运动形式：大多数肌肉的附着点和纤维的排列；自主运动由大量肌群的运动模式组成，而不是由单一的肌肉运动组成；对角线形式运动是屈伸、内外旋、内外展3对肌肉的相互作用所形成的运动，是正常发育的最后部分和最高形式；所有对角线形式运动都跨越中线，能促进身体两侧的相互作用；对角线形式运动总是合并旋转的成分，而旋转是发育的最后、最高形式之一。运动模式的种类分为单侧模式和双侧模式。双侧模式又分为对称性模式和不对称性模式。交叉模式分为同向交叉模式、异向交叉模式和对角线交叉模式。

3. 特殊手法技术

（1）节律性启动：沿运动方向被动地、反复地给患者运动感觉的输入；辅助地诱导患者进行该运动方向的运动；主动地、有节律地完成相同的动作；能抵抗阻力完成相同的动作。其适用范围是起始运动困难，位置觉迟钝的患者，或运动缺乏节律性或不协调及意识低下、僵硬、痉挛的患者。

（2）节律性稳定：可在关节活动范围的任何一点进行；主动肌与拮抗肌相互交替收缩的一种训练方法；可在不改变关节活动范围的情况下，增加双侧肌群的肌力，提高关节的稳定性；增强关节及周围的血液循环；运动后肌肉可获得放松。其适用范围为关节活动范围受限或不稳定、疼痛和平衡能力低下的患者。

（3）重复收缩：在中枢神经传导通路上进行反复刺激，可使神经冲动传导变得容易，是强化主动肌肌力的一种技术，反复牵拉主动肌，增加等张收缩的能力，以达到提高主动肌肌力的目的。其适用范围为肌力较弱（1~3级的肌力）、疲劳和运动知觉降低的患者。

（4）慢逆转：对抗的 2 组肌群缓慢地、交替地做等张收缩；屈曲与伸展的方向连续进行诱导训练；完成最大关节活动范围；促进协同肌收缩，松弛拮抗肌；增加肌肉收缩的力度、耐力及协调性。其适用范围为肌力较弱及肌肉收缩的协调性差的患者。

（5）保持－放松：将患者的肢体被动置于关节受限处，做主动肌（或旋转肌）的等长抗阻收缩，保持 6~10s，然后放松 3~5s；再进行主动或被动的肢体活动；可做主动肌的等张收缩。其适用范围为由于疼痛引起的关节活动范围受限；肌肉在疼痛点处，可获得充分的放松；等张收缩太强以至于难以控制的患者。

（6）收缩－放松：先做拮抗肌的等张收缩、松弛，然后由治疗师被动地把肢体放置到新的关节受限的活动位置；反复多次后，再做主动肌的等张收缩。其适用范围为可增加无痛范围内的关节活动度；获得肌肉的放松；可牵伸僵硬的肌肉、肌腱，使之易于活动；关节周围肌肉痉挛的患者。

4. 治疗方法的特点

属于易化技术的一种治疗方法；螺旋对角交叉式的运动模式；同时借助于视觉、听觉、前庭感觉、本体感觉、平衡反应；屈、伸肌相互交替收缩，以维持动作或姿势的稳定；反复刺激、反复自我学习的过程；极具开发潜能、较难掌握的一种技术。

5. 肢体基本动作模式及操作

肢体基本模式可分为上肢运动模式与下肢运动模式。

1）上肢运动模式及操作手法：上肢运动模式以肩关节为核心运动，又分为上肢 D1F、D1E、D2F、D2E 4 种运动模式。

（1）上肢 D1F 运动模式及手法操作：具体运动模式见表 2-2-2。

表 2-2-2　上肢 D1F 运动模式

部位	运动	主要参与肌肉
肩胛骨	上提、外展、外旋	斜方肌、前锯肌（上部）
肩	屈曲、内收、外旋	胸大肌（上部）、三角肌（前部）、肱二头肌、喙肱肌
前臂	旋后	肱桡肌、旋后肌
腕	屈曲、桡侧偏	桡侧腕屈肌、掌长肌
手指	屈曲	指屈肌、蚓状肌、骨间肌
拇指	屈曲、内收	拇屈肌（长肌和短肌）、拇内收肌

手法操作：以上肢 D1E 运动模式为起始位，治疗师近端手置于患者手掌中部，给予手指、腕关节屈曲与前臂旋后动作的阻力，远端手置于患者上臂的上、内侧，给予肩关节屈曲、内收、外旋 3 个方向运动的阻力，运动到上肢 D1F 运动模式。注意：运动期间，治疗师近端手不要接触患者的手背。

（2）上肢 D1E 运动模式及手法操作：具体运动模式见表 2-2-3。

表 2-2-3　上肢 D1E 运动模式表

部位	运动	主要参与肌肉
肩胛骨	下降、内收、内旋	菱形肌
肩	伸展、外展、内旋	背阔肌、三角肌（中、后部）、肱三头肌、大圆肌、肩胛下肌
前臂	旋前	肱桡肌、旋前肌
腕	伸展、尺侧偏	尺侧腕屈肌
手指	伸展	指长伸肌、蚓状肌、骨间肌
拇指	外展、伸展	拇外展肌

手法操作：以上肢 D1F 运动模式为起始位，治疗师近端手置于患者上臂的下、外侧，给予肩关节伸展、外旋、内旋 3 个方向动作的阻力，远端手置于患者手背部，给予手指和腕关节伸展、前臂旋后动作的阻力，运动到上肢 D1E 运动模式。注意：运动期间，治疗师远端手不要把手指放置于患者手指间，以免诱发手指的内收与屈曲。

（3）上肢 D2F 运动模式及手法操作：具体运动模式见表 2-2-4。

表 2-2-4　上肢 D2F 运动模式表

部位	运动	主要参与肌肉
肩胛骨	上提、内收、外旋	斜方肌、肩胛提肌、前锯肌
肩	屈曲、外展、外旋	三角肌（前部）、肱二头肌（长头）、喙肱肌、冈上肌、冈下肌、小圆肌
前臂	旋后	肱二头肌、肱桡肌、旋后肌
腕	伸展、桡侧偏	桡侧腕伸肌
手指	伸展	指长伸肌、骨间肌
拇指	外展、伸展	拇伸肌（长肌和短肌）、拇长展肌

手法操作：以上肢 D2E 运动模式为起始位，治疗师近端手置于患者手背部，给予手指、腕关节伸展与前臂旋后动作的阻力，远端手置于患者上臂的上、外侧，给予肩关节伸展、内收、内旋 3 个方向运动的阻力。运动到上肢 D2F 运动模式。注意：运动期间，治疗师近端手不要把手指放置于患者手指间，以免诱发手指的内收和屈曲。

（4）上肢 D2E 运动模式及手法操作：具体运动模式见表 2-2-5。

表 2-2-5　上肢 D2E 运动模式表

部位	运动	主要参与肌肉
肩胛骨	下降、外展、内旋	前锯肌（下部）、胸小肌、菱形肌
肩	伸展、内收、内旋	胸大肌、大圆肌、肩胛下肌
前臂	旋前	肱桡肌、旋前肌
腕	屈曲、尺侧偏	尺侧腕屈肌、掌长肌
手指	屈曲	指屈肌、蚓状肌、骨间肌
拇指	屈曲、内收	拇屈肌（长肌和短肌）、拇内收肌、拇对掌肌

手法操作：以上肢 D2F 运动模式为起始位，治疗师近端手置于患者上臂的上、内侧，给予肩关节伸展、内收、内旋 3 个方向动作的阻力，远端手置于患者手掌中部，给予手指、腕关节屈曲与前臂旋前动作的阻力，运动到上肢 D2E 运动模式。注意：运动期间，治疗师远端手不要接触患者的手背。

2）下肢运动模式及操作手法：下肢运动模式以髋关节为核心运动，又分为下肢 D1F、D1E、D2F、D2E 4 种运动模式。

（1）下肢 D1F 的运动模式及手法操作：具体运动模式见表 2-2-6。

表 2-2-6　下肢 D1F 运动模式表

部位	运动	主要参与肌肉
髋关节	屈曲、内收、外旋	腰大肌、髂肌、内收肌、缝匠肌、耻骨肌、股直肌
踝关节	背屈、内翻	胫骨前肌
足	伸展	踇伸肌、趾伸肌

手法操作：以下肢 D1E 运动模式为起始位，治疗师近端手置于患者踝关节内侧，给予髋关节内收、外旋动作的阻力，远端手置于患者足背部，给予髋关节屈曲、足背屈与内翻动作的阻力。运动到下肢 D1F 运动模式。注意：运动期间，治疗师近端手手掌根部不要接触患者踝关节的外侧。

（2）下肢 D1E 的运动模式及手法操作：具体运动模式见表 2-2-7。

表 2-2-7　下肢 D1E 运动模式表

部位	运动	主要参与肌肉
髋关节	伸展、外展、内旋	臀中肌、臀大肌（上部）、腘绳肌
踝关节	趾屈、外翻	腓肠肌、比目鱼肌、腓骨肌（长肌和短肌）
足	屈曲	踇屈肌、趾屈肌

手法操作：以下肢 D1F 运动模式为起始位，治疗师近端手置于患者踝关节外侧，给予髋关节外展、内旋动作的阻力，远端手置于患者足底部，给予髋关节伸展、足

趾屈与外翻动作的阻力。运动到下肢 D1E 运动模式。注意：运动期间，治疗师近端手的手指不要接触患者踝关节的内侧。

（3）下肢 D2F 的运动模式及手法操作：具体运动模式见表 2-2-8。

表 2-2-8　下肢 D2F 运动模式表

部位	运动	主要参与肌肉
髋关节	屈曲、外展、内旋	阔筋膜张肌、股直肌、臀中肌、臀大肌
踝关节	背屈、外翻	腓骨肌
足	伸展	姆伸肌、趾伸肌

手法操作：以下肢 D2E 运动模式为起始位，治疗师近端手置于患者踝关节外侧，给予髋关节外展、内旋动作的阻力，远端手置于患者足背，给予髋关节屈曲、足背屈与外翻动作的阻力，运动到下肢 D2F 运动模式。注意：运动期间，治疗师近端手的手指不要接触患者踝关节的内侧。

（4）下肢 D2E 运动模式及手法操作：具体运动模式见表 2-2-9。

表 2-2-9　下肢 D2E 运动模式

部位	运动	主要参与肌肉
髋关节	伸展、内收、外旋	内收大肌、臀大肌、腘绳肌、外旋肌
踝关节	趾屈、内翻	腓肠肌、比目鱼肌、胫骨后肌
足	屈曲	姆屈肌、趾屈肌

手法操作：以上肢 D2F 运动模式为起始位，治疗师近端手置于患者踝关节内侧，给予髋关节内收、外旋动作的阻力，远端手置于患者足底部，给予髋关节伸展、足趾屈与内翻动作的阻力，运动到下肢 D2E 运动模式。注意：运动期间，治疗师近端手的手指不要接触患者踝关节的外侧。

除过上述单侧上、下肢基本模式外，PNF 还有一些针对头部、颈部、躯干、单侧肘关节、单侧膝关节屈伸运动模式与双侧对称性、非对称性等不同运动方向的手法操作。

6. 注意事项

（1）在具体治疗中，并非按部就班，其间可有跳跃和重叠。

（2）动作能力的提高依赖于动作的学习，通过反复的刺激与易化提高患者对某一动作掌握的能力；用语言、视觉与环境使患者能把所学到的动作真正运用于实际的生活中。

（3）有利于发展肌肉的肌力与耐力，反复刺激和重复的活动可促进和巩固动作的学习与掌握；当某一动作重复到可自由支配与调节时，运动的学习便达到了目的。

（4）通过促进技术，加强运动活动的目的性，把 ADL 的动作细化，作为每一动作训练的目标。在治疗中，同时借助于视觉、听觉、前庭感觉、本体感觉与平衡反应等来易化动作的完成。

四、Rood 技术

（一）基本观点

Rood 疗法又称多感觉刺激疗法。它源于 19 世纪关于发育和神经生理的理论。主要观点是：感觉输入决定运动输出；运动反应按一定的发育顺序出现；身、心、智是相互作用的。尽管神经科学的发展对很多原有的理论提出了质疑，但是感觉刺激对运动的重要性一直是得到重视的。Rood 认为：不同的肌肉在不同的任务中，他们的"责任"是不同的。任何一个活动即使是最简单的活动，也需要多组肌肉的参与，他们包括主动肌、拮抗肌、固定肌和协同肌。Rood 还认为：随意运动是基于固有反射和在此基础上来自高级中枢的调节。因此从诱发反射活动入手，结合发育模式来增强运动反射。

（二）治疗原则

由反射运动开始过渡到随意运动；先近端活动后远端活动；先利用外周感受器后利用本体感受器；先两侧活动后一侧活动；颈部和躯干先进行难度较高的活动后进行难度较小的活动；而肢体要先进行难度较低的活动后进行难度较大的活动；两侧运动之后进行旋转运动。

（三）主要内容

1. 紧张性颈反射及迷路反射

（1）紧张性颈反射（TNR）：感受器位于颈部皮肤和肌肉，其主要作用是对头与颈部的关系做出相应肢体反应。

（2）紧张性迷路反射（TLR）：感受器位于前庭和内耳半规管，其主要作用是对头在空间的位置改变做出相应的反应。

2. 特定感受器引发的特定反应

（1）反应通路：①通过自发神经引发自稳态反应；②通过脊髓的反射性保护反应；③神经系统更广泛整合的脑干的适应性反应。

（2）基本形式：①简短的刺激引起同步运动输出，该刺激用于证实反射弧是完整的；②快速、重复性的感觉输入产生持续的反应；③持续的感觉输入可以产生持续的反应；④缓慢、有节律的重复性感觉刺激可以降低身心的兴奋性。

3. 运动控制的形式

（1）交互支配：基本的运动控制形式，其保护性的功能，是一种位相运动，主动肌收缩时其拮抗肌被相对抑制。这种基本的运动模式是受脊髓和脊髓下中枢调整。

（2）共同收缩：提供稳定性，是一种张力性（静力性）主动肌与拮抗肌共同运动模式，这种模式使个体有能力保持一种体位或较长时间地稳定一个物体。

（3）重负荷性工作：叠加在稳定性之上的活动，它的运动形式是近端活动、远端固定。

（4）技巧性活动：最高级别的运动控制，是活动性与稳定性的结合，它要求远端活动时，近端固定。

4. 个体发育顺序

从仰卧屈曲→仰卧至侧卧→俯卧伸展→颈肌的共同收缩→俯卧肘支撑→手膝四点跪位/手膝位→站立→行走。

5. 感觉与运动的关系

（1）有控制的感觉输入可以诱发肌肉的活动，神经运动能力的发育是感觉性运动控制的基础，并在此基础上逐渐发育成熟。

（2）感觉刺激根据个体发育水平逐渐由低级向高级发展的过程，所获得的肌肉反应又可以反馈给中枢神经系统以加强其调节能力。

6. 临床应用

1）促进方法：

（1）触觉刺激：①快速刷擦：刺激 C 纤维，活化末梢，诱发主动肌收缩，抑制拮抗肌收缩，15~30s 显效，30~40min 疗效达到高峰。a. 一次刷擦：在相应的肌群的脊髓阶段皮区刺激，此方法适用于意识水平比较低而需要运动的患者。b. 连续刷擦：在治疗部位的皮肤上做 3~5s 的来回刷擦，小肌肉表面皮肤刷擦时间每次小于 3s，休息 2~3s 后再进行下一次刷擦，大肌肉表面皮肤可持续刷擦 3s。②轻触摸：用轻手法触摸手指或脚趾间的背侧皮肤、手掌或足底，以引出受刺激肢体的回缩反应，这些部位的反复刺激可引起交叉性反射性伸肌反应。

（2）温度刺激：①一次性刺激法：用冰块一过性快速擦过皮肤；②连续刺激法：将冰按 1 次/s 左右放于局部，然后用毛巾轻蘸干，以防冰化成水。冰温度 −17~−12℃，具有与快速刷擦和触摸相同的作用。一般 30~40min 达到疗效高峰，由于冰可以引起交感神经的保护性反应（血管收缩），因此应避免在背部脊神经后支分布区刺激。用冰块刺激手掌或足底或背部皮肤时，可以引起与轻触摸相同的效果。

（3）轻叩：轻叩皮肤可刺激低阈值的 A 纤维，从而引起皮肤表层运动肌的交替收缩。低阈值的纤维易于兴奋，通过易化梭外肌运动系统引发快速、短暂的应答。轻叩手背、指间皮肤及轻叩掌心、足底均可引起相应肌肉的回缩反应，轻叩肌腱或肌腹可产生与快速牵拉相同的效果。

（4）牵伸：快速、轻微地牵伸肌肉，可以立即引起肌肉收缩反应。牵拉内收肌或屈肌群，可以促进该肌群而抑制拮抗肌群。牵拉手或足的固有肌群可引起邻近的固定肌群的协同收缩，用力握拳或用力使足底收紧可对手或足的小肌群产生牵拉，可使近端肌群易化，负重位下，近端关节肌群为固定肌，可以促进这些肌肉的收缩而得到易化。

（5）挤压：挤压肌腹可引起牵拉肌梭相同的牵张反射，用力挤压关节使关节间隙变窄，可刺激高阈值感受器，引起关节周围肌肉的收缩。当处于仰卧位屈髋、屈膝桥式体位，屈肘俯卧位，手膝四点跪位，站立位时抬高健侧肢体而使患侧负重支撑体位时，均可以产生类似反应。对骨突位置加压具有促进和抑制双重作用。在跟骨内侧加压，可促进小腿三头肌收缩，产生足跖屈；相反，在跟骨外侧加压，可促进足背屈肌收缩，抑制小腿三头肌收缩，产生足背屈。

（6）特殊感觉刺激：通过视听觉等刺激来促进或抑制肌肉的活动，视觉和听觉刺激可用来促进或抑制中枢神经系统：光线明亮、色彩鲜艳的环境可产生促进效应，光线暗淡、色彩单调的环境有抑制效果。治疗师的音调和语气可影响患者的动作与行为。

2）抑制方法：

（1）挤压关节以缓解痉挛治疗：偏瘫患者患肩疼痛，治疗者可托起肘部，使上肢外展，然后把上臂向肩胛盂方向轻轻推，使肱骨头进入盂肱关节窝，保持片刻，可使肌肉放松，缓解疼痛。

（2）在肌腱附着点加压。

（3）用较轻的压力从头部开始沿脊柱直到骶尾部，反复对后背脊神经支配区进行刺激可反射性抑制全身肌紧张，达到全身放松的目的。

（4）持续的牵张。

（5）其他方法：①中性温度疗法：30~35℃被称为中性温度，它通过对副交感神经系统的刺激对体温调节中枢施以影响，从而使痉挛、强直的症状得以缓解。②缓慢摇摆：是对颈椎予以轻轻的压迫和头部缓慢而有节律的旋转运动。③缓慢旋转：是患者取侧卧位，偏瘫患者先取健侧在下方的侧卧位，治疗师一手置于肩胛带，另一手置于骨盆，然后施手法，使患者躯干出现旋转；再取患侧在下方的侧卧位，两侧交替进行。

五、运动再学习方法

(一)基本观点

运动学习是根据对正常人习得运动技能过程的充分认识,通过分析与运动功能障碍相关的各种异常表现或缺失成分,针对性地设计并引导患者主动练习运动缺失成分和功能性活动,促进脑功能重建,获得尽可能接近正常的运动技能。"运动学习"相关理论和方法越来越广泛地被应用到各种运动功能障碍的康复治疗中,尤其是中枢神经系统损伤导致的运动功能障碍。

运动再学习方案:是以生物力学、运动学、神经学、行为学等为基础,在强调患者主动参与的前提下,以任务或功能为导向,按照科学的运动技能获得方法对患者进行再教育以恢复其运动功能。运动再学习的特点:主动性,科学性,针对性,实用性,系统性。

(二)基本原理、原则与训练要点

1. 基本原理

(1)运动控制机制:神经网络理论和多系统理论。

(2)运动学习的3个阶段:认知期、联系期和自发期。

(3)功能重建的机制:①脑的可塑性;②促进功能重建的因素:具体的而非抽象的训练项目或目标、反复强化、兴趣性、挑战性、社会交流性、醒觉程度、避免或减少损伤后的适应性改变。

2. 基本原则

(1)早期开始科学训练。

(2)限制不必要的肌肉过强收缩:在治疗中训练对不必要动作的抑制,保持最佳水平的用力程度,避免异常代偿模式以及兴奋在中枢神经系统中的扩散。

(3)强调反馈:在运动学习中利用视觉和语言反馈的重要性,通过明确目标、视听觉等反馈和指导,使患者学习有效的运动控制。

(4)调整姿势:由于人体运动时姿势不断变化,其重心也在不断改变,需要不断地调整姿势以维持身体平衡。

(5)功能性动作的反复强化:功能训练需要患者发挥其主观能动性,通过自身的努力让机体获得改善和恢复。

(6)重视患者的主观参与与认知:按照科学的运动学习方法对患者进行再教育以恢复其运动功能。

3. 训练要点

①目标明确，难度合理，及时调整，增加复杂性；②任务导向性训练；③闭合性与开放性训练环境相结合；④部分和整体训练密切配合；⑤指令明确简练，以患者最易理解的方式；⑥按运动技能学习过程设计方案；⑦避免"习惯性弃用"和误用性训练；⑧教育患者及其家属积极参与；⑨训练具有计划性和持续性，患者学会自我监测。

（三）主要内容

1. 从仰卧到床边坐起的学习

2. 平衡的学习

3. 站起和坐下的学习

1）生物力学特点：

（1）起始位，踝背屈75°，站起最省力。

（2）根据下肢伸肌肌力调整座位高度，越高越易站起。

（3）躯干从直立位开始屈髋前倾，更好地获得水平向前动力，易于站起。

（4）站起时双膝双肩前移过足，然后再伸髋伸膝。

（5）伸展前期和伸展期之间无停顿，使水平向前动量迅速转化为垂直向上动量，这样站起省力、流畅。

（6）具有一定的运动速度才会省力。

（7）坐下时下肢伸肌离心收缩，与站起不同，需特异性训练。

（8）预防软组织适应性短缩，提高下肢肌肉的活性、力量和协调性。

2）基本要点：

（1）站起：①足后移；②髋屈，躯干伸展前倾；③膝前移；④髋膝伸展；⑤具有一定速度，无停顿。

（2）坐下：①髋屈，躯干伸展前倾；②膝前移；③膝屈。

（3）脑卒中患者常见问题：①健侧负重；②重心前移不充分；③颈、躯干屈曲代替屈髋；④患脚摆放不当；⑤缓慢，停顿。

（4）训练指导：①站起。②坐下。③软组织牵伸。④诱发肌肉收缩。⑤肌力训练。⑥优化技能：持物或交谈中进行；变换椅子高度和类型；改变速度，停在不同位置；一组动作训练。

4. 行走的学习

5. 够取和操作的学习

（四）治疗方法

1. 从卧到坐

（1）仰卧到健侧卧：让患侧肩和手臂前屈前伸，同时屈髋、屈膝，必要时治疗师给予辅助。鼓励患者转头，避免过度用力。一旦转身后帮助调整骨盆和下肢以保持稳定体位。

（2）练习颈侧屈：健侧卧位下，辅助患者颈侧屈从枕头上抬起头，再让患者将头缓缓放下，训练颈侧屈肌群的离心收缩，注意避免颈部旋转和前屈。

（3）从侧卧坐起：让患者侧屈头，用健侧上肢撑床作为杠杆，躯干侧屈坐起，必要时治疗师一手放在患者肩下，另一手推其骨盆，辅助其从床边坐起。

（4）从床边躺下：患者躺下时，让其身体移向支撑的健侧手臂上，然后向手臂处缓缓低下身体，将头缓慢落到枕头上躺下。

2. 坐位平衡训练

对于早期惧怕运动的患者，第一次训练可将患者大的注意力转移到具体的任务上，并练习小幅度移动的简单活动，使患者重获平衡的感觉和自信。

（1）头和躯干的运动：坐位，双足分开约15cm并踩地，手放在膝上。分别向左和右转动头和躯干，向后看，然后回到中立位。

（2）取物活动：①患者坐位，从侧方地上拾起物品，患者必须向侧方活动而非向前方活动。②患者坐位，用双手从地上拾起一个轻盒子。③坐位，用双手从桌上拿起一个物体。④患者坐位，从后方拾起一个物品。

3. 站起和坐下训练

（1）屈髋前倾躯干伴膝前移的训练：患者坐位，双足平放在地上，练习保持颈和躯干伸展时前倾躯干，前倾程度足以前移膝关节。患者应有意识地将双足向下、向后用力。避免使用"前倾"的口令而用"将肩移至足之前"的口令。

（2）起立训练：患者肩和膝前移，练习起立，治疗师沿胫骨轴线向下压患侧膝。治疗师也可在肩关节给予手势引导。患者患侧手可放在治疗师的胯部，但不要用力拉。检查患侧是否负重，不要用膝抵住患膝，因会干扰膝的前移。保证患肢尽可能多地负重，保证双肩足够前移。

（3）坐下训练：与起立相反，动作起始时治疗师需帮助患者前移肩和膝。当患者坐下时，治疗师帮助保持患侧负重。患者的双手放在治疗师的胯部。治疗师不要太靠近患者以免影响患者肩和膝的前移。

4. 行走

（1）髋伸展的训练：①患者仰卧位，一侧下肢位于床旁，练习小幅度的伸髋。②患者站立位，用健侧下肢向前迈步，保持患髋伸展。迈步不要向侧方，骨盆侧移不要超过2cm。

（2）膝控制力的训练：①坐位，膝伸展，患者进行股四头肌静态性收缩，或0°~15°股四头肌离心向心收缩时，治疗师向膝方向给予尽可能大的压力；②患者站立位，患腿负重，健侧下肢前后迈步；③患者前后站立位，健侧足在前，练习重心前后移动，双足距离要小，重心前移时膝屈曲，随后再伸展，可以得到较好的控制力。

（3）骨盆水平侧移的训练：①患者站立位，练习重心从一脚移动到另一脚，治疗师用手指指示其骨盆移动的距离，注意髋膝关节保持伸展和骨盆不能侧移过远；②侧行训练：双足并拢，练习患腿向侧方迈步，再迈健腿使双足并拢，注意肩部保持水平，骨盆不能侧移过远，必要时患者可以扶栏杆自行练习。

（4）站立期伸展髋关节的训练：①健腿迈步训练：站立位，健腿迈小步至患腿之前，使患腿负重，患髋保持伸直，患膝也保持伸直；②健腿上台阶训练：患腿负重，健腿迈上一个高度适合的台阶，进行患髋伸直训练，保持患膝伸直，且不能过伸。

（5）踝关节背屈训练：患者背靠墙而立，双足离墙约10cm，治疗师握住患者双手使其肘伸展并给予阻力或助力，指导患者将髋离开墙面，寻找激发足背屈的位置，诱发踝背屈。

（6）患者健侧足先迈步，治疗师站在患者身后，握住其上肢，患者感觉不稳时，应停下调整，而不要在步行中调整。治疗师不要握住患者太紧。治疗师在步行中与患者迈同一侧下肢。

（7）增加难度训练：患者练习跨越各种高度的障碍物；在步行中谈话或携带物品、改变步行速度、改变步行的空间限制、在拥挤的走廊行走、上下电梯、跑步机上行走等。

六、强制性使用运动疗法（CIMT）

（一）基本观点

中枢神经系统损伤后通常会导致运动和感觉功能的抑制，这种抑制远远大于损伤以后所出现的自然恢复。由于这种不使用患侧肢体的现象是损伤后学习而来的，因而被称之为习得性废用。人类脑卒中后的习得性废用来源于大脑的损害，在支配肢体的皮层受到损害以后，也会出现肢体运动功能障碍的情况，然而，通过限制健侧上肢，持续反复地使用患侧上肢而使对侧大脑半球皮层支配上肢的区域扩大，同时同侧皮层出现新的募集进而可诱发患肢的运动。

（二）基本原理

强制性运动疗法（constrained-induced movement therapy，CIMT）的主要治疗策略是限制患者的健侧上肢，强迫使用患侧上肢的方法。该机制在于CIMT限制了健侧肢体的活动,从而逆转了在急性期或亚急性期所形成的习得性废用;持续而反复地使用患侧上肢使对侧大脑半球皮层支配上肢的区域扩大,同时同侧皮层出现新的募集。这种使用性依赖的皮层功能重组是患侧上肢使用增加的神经学基础。

(三)临床应用

1. 适应证

脑卒中后患者适用CIMT需满足以下条件:

(1)患者年龄为18岁以上,可以理解和执行康复训练程序的指令。

(2)偏瘫侧被动关节活动度:肩屈曲和外展≥90°,肩外旋>45°,前臂旋前和旋后>45° 腕伸展于中立位,掌指关节和指间关节的屈曲挛缩<30°。

(3)偏瘫侧主动运动功能:受累腕伸展>10°,拇指及至少另外2个手指掌指关节和指间关节伸展>10°,且动作可重复3次/min。

(4)日常生活能力:经评定后具有独立安全的转移能力(健手固定时,行走应有足够的稳定性),如坐位-站立转移或行走到卫生间时是安全的。

(5)认知功能正常,能理解和积极主动执行康复训练过程中的指令和反馈信息。

(6)听理解能力基本正常,能配合检查和治疗。

(7)患者有较好的康复欲望和良好的家庭支持。

2. 禁忌证

脑卒中后患者具有以下情况时不适宜应用CIMT:

(1)严重的关节疼痛和关节活动受限(肩关节PROM<90°)。

(2)严重的平衡及行走问题,所有时间需要应用辅助用具。

(3)严重的认知问题。

(4)过度痉挛(Ashworth分级>2级)或挛缩。

(5)严重的不可控制的医疗问题。

(6)拒绝强制性限制健手使用90%以上时间。

(7)合并有严重高血压病[BP>180/100mmHg(24/13.33kPa)]和心肝肾等重要脏器功能衰竭。

3. 具体操作

1)脑卒中后的上肢功能障碍:

(1)做好患者上肢功能状态评估,取得患者及家属的配合。

(2)准备好使用器材:卡片,手工艺制作材料,缝纫机、布块、餐具、水杯、衣服、牙刷、毛巾、头梳等。

(3)开始治疗:不固定健侧肢体,在15~20个不同日常生活任务中选择任务,嘱患者用患侧上肢完成任务(如运动功能障碍者进行裁缝)。每组任务约重复50次,连续2周。任务完成过程中患者即使有微小的进步也给予其明确的言语反馈。

2)脑卒中后的下肢功能障碍,以从坐到站过渡到步行训练为例:

(1)做好患者下肢功能状态评估,取得患者及家属的配合。

(2)准备好使用器材:准备好高度合适的椅子(初始时高度为地板到患者膝关节距离,随后根据患者情况,椅子高度可逐渐降低到20cm)、贴布、四足手杖、平行杠等。

(3)评估患者治疗前在无手臂帮助、无靠背、穿鞋合适情况下测试患者从坐到站的参数。

(4)用贴布标注双足两边距离10~15cm的两条直线,嘱患者双手交叉放在胸前看约1.6m处地板上的目标物(用贴布标识)。

(5)开始准备站立时,安静、重心稳定情况下坐3s,参照"运动再学习"部分的"站起和坐下训练"中的训练方法练习,每日100~200次。

(6)待下肢能够维持站立,偏瘫肢体恢复至Brunnstrom>2级时开始减重步行训练及平板运动训练,速度0.5~1km/h,最快2km/h,每天2次。

(7)室外步行训练,参照"运动再学习"部分在不同环境下步行1000m。

(8)上下楼梯训练、平衡训练、单腿负重训练,参照"Bobath技术、运动再学习"部分从坐到站、行走训练方法进行训练。

4. 注意事项

(1)在应用强制性使用技术时,必须做好患者家属的思想工作,详细介绍该康复技术的方法,取得家属的配合与支持。

(2)每次训练前将血压和心率控制在正常范围内。

(3)在康复训练过程中,超过年龄标准化最高心率的75%、血压超过180/110mmHg(24/14.66kPa),或出现胸前区不适及头晕等症状时,及时停止训练。

(4)在康复训练过程中,患者的良好情绪有助于其在技巧的习得或作业的完成上取得良好的效果。需重视与患者的沟通,不断鼓励、支持患者树立信心。

七、传统康复治疗技术

脑卒中属于中医中风范畴,是各种原因导致脑血管阻塞或破裂所引起的一组脑损伤类疾病。常见临床表现有神志昏蒙、目偏不瞬、瞳孔变化、口舌歪斜、饮水呛咳、言语謇涩、语不达意,甚至不语、头痛眩晕、偏身麻木、半身不遂、坐立不稳、步履难行、难以自理等。

脑卒中病因多为正气不足、脉络空虚,劳倦内伤、阴阳失调,饮食不节,肝火素盛,情志所伤,气虚邪中等。基本病机总属阴阳失调,气血逆乱,上犯于脑。病理性质多属于本虚标实，上盛下虚。风、火、痰、瘀、虚为主要病理因素。

辨证：中风临证，首辨中经络或中脏腑，中脏腑者当辨闭证与脱证，闭证应辨阳闭与阴闭，还应辨当前所处病期。据病程长短，可分为3期，中脏腑者发病后2周内，中经络者1个月内为急性期；中脏腑者发病2周后或中经络者1个月后至半年内为恢复期；发病半年以上为后遗症期。

论治：中经络治疗以平肝息熄风，化痰祛瘀，通经活络为主。中脏腑闭证治疗当息风清火，豁痰开窍，通腑泄热；脱证治疗宜救阴回阳固脱；对内闭外脱之证，须醒神开窍、扶正固脱兼用。恢复期及后遗症期，多为虚实兼夹，当扶正祛邪，标本兼顾，平肝息风，化痰祛瘀与滋养肝肾、益气养血并用。

脑卒中患者急性期恢复可通过辨证分型选择益气活血、醒脑开窍、清热解毒等中药方剂，如补阳还五汤、安宫牛黄丸等，亦可使用传统康复早期介入，减轻缺损，提高功能，助其恢复。

（一）针灸治疗

1. 治疗原则

脑卒中急性期标实突出，急则治其标，以祛邪为主，常用平肝熄风、活血通络、醒神开窍等法；恢复期及后遗症期多虚实夹杂，宜扶正祛邪，常用育阴熄风、益气活血等法。

2. 常用穴位

根据中医辨证分型论治，选用以下常用穴位：

1）中经络者：

（1）治法：疏通经络，调和气血。取手足阳明经穴为主，辅以太阳、少阳经穴。

（2）主穴：内关、水沟、三阴交、极泉、尺泽、委中等。

（3）配穴：根据患者症状及辨证，可选用太冲、丰隆、合谷、曲池、足三里、气海、风池、肩髃、手三里、环跳、阳陵泉、阴陵泉、地仓、颊车、关元、睛明、廉泉、金津、玉液、八邪等。

（4）操作：内关：泻法；水沟：雀啄法，泪出为度；三阴交：提插补法；极泉：提插泻法，上肢麻胀抽动感；尺泽：提插泻法，肢体抽动；委中：提插泻法，肢体抽动；余穴用补虚泻实法。

2）中脏腑者：

（1）闭证：①治法：醒脑开窍，启闭泄热。以督脉、十二井穴为主，辅以手足厥阴经。用泻法或三棱针点刺出血。②主穴：内关、水沟。③配穴：十二井穴、太冲、丰隆等。

（2）脱证：①治法：回阳固脱。以任脉经为主。用大艾炷灸之。②主穴：内关、水沟。③配穴：关元、足三阴等。

（二）推拿治疗

推拿治疗应在脑卒中抢救脱险，生命体征及病情稳定的情况下选用。

1. 治疗原则

疏经通络，活血祛瘀，康复肢体。

2. 常用穴位及部位

（1）头面颈项部：百会、四神聪、睛明、太阳、颊车、地仓、迎香、风池、风府等穴，眼轮匝肌、面肌等。

（2）背部：背俞、督脉诸穴。

（3）上肢部：肩髃穴、肩髎穴、肩贞穴、曲池、合谷、外关等穴和上肢肌群。

（4）下肢部：环跳、髀关、伏兔、血海、风市、承扶、委中、承山、昆仑、解溪等穴及下肢肌群。

3. 常用手法

按压法、揉法（指、鱼际揉法）、抹法、拿法、扫散法、摇法、搓法、抖法、捻法、擦法等及关节运动等。

（三）其他疗法

1. 头针

选顶颞前斜线，顶颞后斜线，顶旁1线及顶旁2线，毫针平刺入头皮下，快速捻转2~3min，每次留针30min，留针期间反复捻转2~3次，行针后鼓励患者活动肢体。

2. 电针疗法

电针合并其他康复相关治疗在脑卒中后患者的运动功能、认知功能、抑郁状态、卒中后肩痛等方面效果较好。

取穴：根据辨证论治及瘫痪部位，可在头、上肢、下肢部各选2个穴位。

方法：用毫针针刺穴位，得气后加用电针，选疏密波或断续波，电流强度以看到肌肉微颤为度。每次20~30min。

3. 梅花针

叩打三阳经、夹脊穴等。

4. 耳针

选脑、皮质下、肝、三焦等。

5. 太极拳

在患者功能状况允许下，太极拳可改善患者的平衡功能、步行速度及焦虑情绪等。

6. 中药熏蒸

采用独活、威灵仙、当归、丹参、三七、巴戟天、细辛、川芎、乳香、白芥子、生南星、甘草等作为配方，对患者肩部进行熏蒸，对脑卒中后肩痛患者疗效显著。

7. 循经刮痧拔罐法

取患者肾俞、胃俞、脾俞、胆俞、肝俞、心俞、大杼等穴位，先依平补平泻法行刮痧后给予走罐，留罐 10 min 左右；再给予患肢循经刮痧，可选择上下肢阿是穴、手三里、曲池、肩髃、三阴交、血海、足三里、伏兔、风市、扶承、环跳等穴，并留罐 15min。

8. 中药贴敷

取草乌、川乌、红花、血竭、没药、乳香、丁香、薄荷、姜黄、羌活、防风、白芷各 100g，混合均匀后研磨至粉末状，加入黄酒调和后敷于患肢肘部或膝关节，用神灯照射，每次约 30min，每日 1 次。

通过以上综合性治疗，对脑卒中后患者的意识、运动、感觉、言语、吞咽、认知、平衡、步态等功能均有改善，使患者早日回归家庭，回归生活，回归社会。

八、重复经颅磁刺激技术

(一) 概述

1985 年 Barker 成功研制出第一台经颅磁刺激治疗仪，至今临床应用已有 30 多年的历史。经颅磁刺激技术 (transcranial magnetic stimulation, TMS) 是根据法拉第电磁感应原理，利用时变的脉冲磁场作用于中枢神经系统，改变皮质神经细胞膜电位，使之产生感应电流，影响脑内代谢和神经电活动，从而引起一系列生理生化反应。根据刺激方式不同，TMS 分为单脉冲 TMS (single pluse TMS, spTMS)、成对脉冲 TMS (paired pluse TMS, ppTMS) 和重复 TMS (repetitive transcranial magnetic stimulation, rTMS)，前两者主要用于电生理检查，后者则用于临床治疗。

以固定频率和强度的连续作用于某一脑部区域即称为 rTMS，目前常用的 rTMS 的刺激模式包括常规模式 rTMS 和模式化 rTMS。常规模式 rTMS 为一种有规律、有节奏的重复刺激，频率 ≤ 1Hz 为低频 rTMS，频率 > 1Hz 为高频 rTMS；而模式化 rTMS 的刺激序列中增加了各种爆发式丛状刺激模式，每个丛状刺激相当于常规 rTMS 中的一个脉冲，多个丛状刺激组合成一个串刺激，目前应用广泛的是 TBS (theta burst stimulation)，也称 θ 爆发，其丛状刺激为 5Hz，丛内脉冲频率为 50Hz，包括连续刺激的 cTBS (continuous TBS)，中间刺激的 imTBS (intermediate TBS)，间歇刺激的 iTBS (intermittent TBS)，见图 2-2-2。

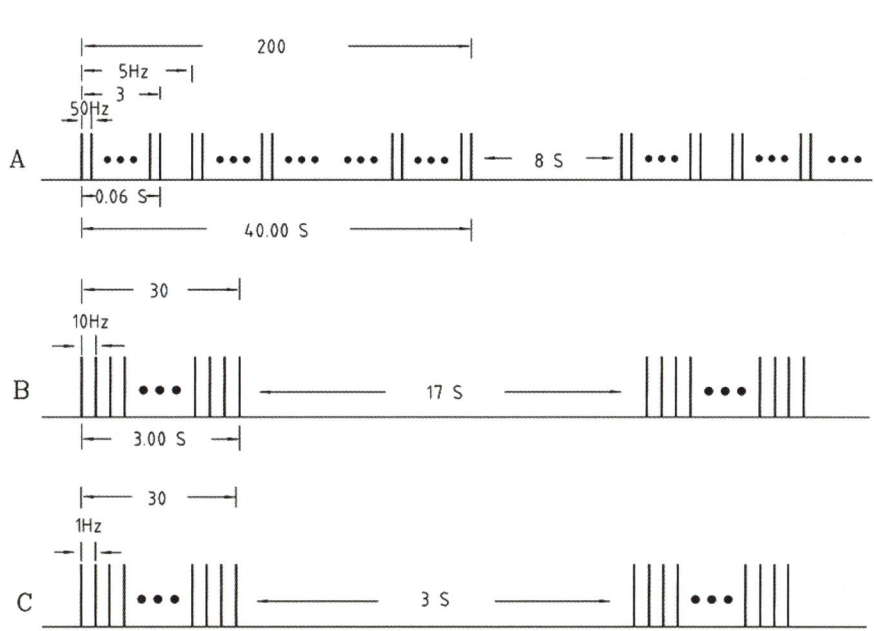

图 2-2-2　rTMS 刺激模式图

A:cTBS，丛内脉冲数 3，丛内频率 50Hz，丛间个数 200，丛间频率 5Hz，间歇时间 8s；B:高频 rTMS，串内脉冲 30，串内频率 10Hz，间歇时间 17s；C:低频 rTMS，串内脉冲数 30，串内频率 1Hz，间歇时间 3s。

(二) 治疗原理

不同刺激模式的神经调控作用不同，高频 rTMS 以及 iTBS 可增强皮层的兴奋性、增加脑血流量，反之低频 rTMS 以及 cTBS 则降低皮层兴奋性、降低脑血流量；除了即时效应，rTMS 能产生累积效应，兴奋更多水平方向的神经元，影响局部与功能相关的远隔区域的大脑功能，实现皮质功能区域性重建，而且产生的生物学效应可持续到刺激停止后一段时间，产生长时程效应（兴奋或抑制）。

脑卒中发生后，大脑半球的半球间抑制作用被减弱，患侧半球对健侧半球的胼胝体抑制作用减弱，而健侧大脑半球对患侧半球的抑制作用增强，双侧大脑半球兴奋性进一步失衡，功能恢复受限。在脑卒中的康复治疗中，利用 rTMS 改变大脑皮层兴奋性，利用低频 rTMS、cTBS 减弱健侧半球对患侧半球的抑制作用，或高频 rTMS、iTBS 增强患侧半球兴奋性以增强其对健侧半球的抑制作用，使双侧大脑半球功能得以再平衡。

除了对皮层兴奋性的改变作用以外，rTMS 可通过改变突触结构，调节突触功能，促进神经突触再生，起到调节神经可塑性的作用，同时还有上调病灶周围皮质脑源性神经营养因子的表达，调节局部脑血流的功能。

(三)治疗方案制订

1. 刺激量

刺激量是以磁刺激仪总输出量的百分比来表示,其选择需要依据患者运动阈值的大小来确定。运动阈值是在靶肌肉记录到波幅大于 50μV 运动诱发电位时给予的最小头部刺激强度,一般采用静息运动阈值(rest motor threhold,RMT),运动阈值越大,皮层兴奋性越低;运动诱发电位(motor evoked potential,MEP)是指应用电或磁刺激皮层运动区产生的兴奋通过下行运动传导通路传导至脊髓运动神经元,从而激活其支配的效应器——肌肉,所产生的复合肌肉动作电位(compound muscle action potential,CMAP)。在脑卒中的治疗中,多选用 80%~120% 静息运动阈值,具体刺激量根据具体治疗方案确定。

2. 刺激模式及时间

刺激模式和刺激时间的选择依据治疗目的而定。脑卒中患者多为患侧皮层兴奋性降低、健侧皮层兴奋性增高,2018 年《重复经颅磁刺激治疗专家共识》指出,rTMS 高频刺激受累侧皮层运动区或低频刺激健侧皮层运动区,用于治疗运动区卒中(Ⅱ、Ⅲ级证据)。刺激时间的选择则根据刺激模式及间隔时间来测算,刺激时间 =(串次数/刺激频率 + 间歇时间)× 脉冲串个数。

3. 刺激部位

刺激部位同样根据治疗目的来确定,治疗卒中后运动障碍多选择皮层运动区(M1 区)、辅助运动区(SMA),非流利性失语则选择 Broca 区刺激,吞咽障碍者多刺激舌骨下肌群控制区,认知障碍者则以前额叶刺激为主。刺激部位的皮层定位,分为功能定位法、国际标准脑电电极 10~20 导联系统定位、定位帽定位、脑影像导航系统技术定位。

(四)禁忌证

1. 绝对禁忌证

佩戴心脏起搏器、除颤器、内置脉冲发生器、耳蜗植入物、植入药物泵者;脑内靠近刺激线圈处有金属材料者;有颅内压增高者;孕妇、颅内肿瘤及其他恶性肿瘤患者。

2. 相对禁忌证

癫痫病史及癫痫发作风险者;重度颅脑疾病、创伤、近期服用三环类药物等降低痫性发作阈值者。此类患者可接受 rTMS 治疗,但治疗方案需慎重选择,建议选用低频刺激。

(五)安全性

rTMS 治疗的主要副作用为有诱发癫痫的风险、部分一过性头痛及耳鸣等,但是发生率较低,且随着治疗的进行,躯体化的不适感会逐渐减轻。

九、经颅直流电技术

(一)概述

经颅直流电技术(transcranial direct current stimulation,tDCS)是20世纪90年代发现的又一非侵入性神经调控技术。其是一种利用连续的弱电流(1~2mA)调节大脑皮层神经元电活动的技术,通过微弱电流的极化作用改变膜电位,从而调节(增加或降低)大脑网络的兴奋性,进而达到治疗疾病的目的。

tDCS治疗设备简单,由主机和2个表面电极片组成,表面电极规格有4cm×4cm、5cm×5cm、5cm×7cm和6cm×6cm,分阴、阳极。刺激模式有阳极刺激、阴极刺激;电流强度一般在0.5~2mA之间,刺激时长多为3~30min,电荷总量为15~100μC/cm²;tDCS的刺激作用受刺激部位、电流强度、电极片的极性和面积影响。

(二)治疗原理

与rTMS治疗原理不同,tDCS刺激不能产生动作电位。微弱电流作用于皮层表面,阳极靠近神经元时细胞静息膜电位发生去极化,神经元兴奋阈值降低、兴奋性增加,反之,阴极靠近神经元时细胞静息膜电位发生超极化,神经元兴奋阈值增高、兴奋性降低。脑卒中的康复治疗过程中,多利用阳极刺激患侧半球,阴极刺激健侧半球,从而达到双侧半球电活动的再平衡,达到治疗作用。除此以外,目前发现tDCS还可引起跨膜蛋白在恒定电场内发生的改变、内环境pH值的改变、脑网络连接活性的改变以及脑血流的改变等。

与rTMS相同的是,tDCS亦可产生一定的持久效应,这与tDCS调节NMDA、GABA等神经递质的功能、影响长时程抑制和长时程增强有关,而且tDCS通过影响星形胶质细胞钙离子浓度变化而增强突触的可塑性也是可能机制之一。

(三)治疗方案制订

tDCS操作相对简单,根据治疗目标选择阳极刺激或阴极刺激,非刺激电极作为对照电极。阳极刺激多将阳极置于患侧脑区,阴极刺激多将阴极置于健侧脑区,电极安置在目标功能区的体表投射点,对照电极多置于对侧肩部或眶上区。根据各功能分布区定位,定位方法同rTMS,国际标准电极放置法10~20系统定位法是广泛应用于脑电分析的公认的定位方法,应用较多、定位确切;脑影像导航系统定位包括全脑T1、T2结构像以及各类功能像等,可以准确定位到目标功能区。刺激模式目前常用连续刺激模式,刺激电流为1~2mA,作用时间8~30min。

(四)禁忌证

使用植入式电子装置的患者(例如心脏起搏器);颅内有金属植入器件的患者;

急性大面积脑梗死或有颅内压增高者；进行去颅骨减压等手术未进行颅骨修补的患者；发热、电解质紊乱或生命体征不稳定者；存在严重心脏疾病或其他内科疾病的患者；有出血倾向的患者；刺激局部皮肤损伤或炎症患者；刺激区域有痛觉过敏的患者；孕妇及儿童；癫痫发作期患者。

（五）安全性

2018年发表的关于经颅电刺激治疗的专家共识提到，截至2016年年底之前的动物模型和人类研究的数据显示了它的安全性，对约8000名受试者超过18000次治疗中，包括儿童、老人和孕妇，均没有出现严重不良事件的报告，少部分患者有刺激后的头痛和疲劳以及峰强度高于2mA的刺激期间刺痛和烧灼感。共识指出低强度经颅电刺激，包括经颅直流电刺激，治疗强度可维持低强度（<4mA）、每天可持续60min。

第三节　脑卒中特殊临床问题处理

一、偏瘫步态

脑卒中患者步行多呈典型的偏瘫步态——画圈步态，其主要特征为：患侧上肢肩肘腕指屈曲内收，患侧下肢髋关节伸展，膝关节伸展，踝关节跖屈内翻。步速减慢，患侧支撑变短，健侧步幅变小，重心偏健侧，患侧步宽变大，足尖着地。但是每一个卒中患者的步态表现又不尽相同。因为卒中后的异常步态常常是由于中枢神经系统受损导致的感觉运动缺失，姿势控制和步行相关的运动模式的组织和执行障碍。所以造成卒中后的异常步态主要有4个方面的因素：①神经肌肉激活障碍（早期软瘫）；②肌肉伸展时的速度依赖性肌电活动（中期痉挛）；③分离运动的缺失（中期共同运动阶段）；④肌腱的机械性能异常（后期挛缩出现）。

（一）偏瘫步态类型

根据患者下肢运动功能水平不同和步态异常表现，偏瘫步态根据其不同的特征又可进一步分为如下类型。

1. 提髋型

在摆动前期或早期，由于患侧股四头肌不恰当的运动，使患侧下肢呈现伸肌痉挛模式占优势，再加上屈髋肌无力、腘绳肌收缩和不充分的跖屈肌活动，使得摆动相不能屈膝、踝背屈，患者通过躯干向健侧倾斜、提髋来代偿性地提起下肢，完成下肢的摆动。这样既加大了骨盆左右移动的幅度，又增加了重心的垂直移位，因而提高了能量的消耗。膝关节过伸、躯干向健侧的倾斜使身体的稳定性降低，摆动相屈膝的丧失和踝关节的持续跖屈所造成的拖地使患者有跌倒的危险。

2. 膝过伸型

由于股四头肌无力或痉挛，踝跖屈肌无力或痉挛、踝背屈肌无力和跟腱挛缩，或者行走时股四头肌与股二头肌收缩不协调，使患者的膝关节在支撑相出现过度伸展、髋后突。上述过程增加了重心向患侧移位和下降的幅度，使能耗加大。膝过伸产生的外在伸肌力矩穿过膝关节，久而久之，使膝后关节囊和韧带受到损伤，出现疼痛、韧带松弛或骨畸形，加之髋关节稳定性差，使其安全性受到影响。

3. 瘸拐型

由于股四头肌痉挛或腘绳肌痉挛，加上踝关节跖屈肌的持续收缩，出现行走时摆动相不能选择性地屈、伸膝关节，摆动患肢。如摆动相开始时，患肢髋关节即屈曲，同时由于屈肌共同运动模式未打破，膝关节屈曲，足呈内翻状；在摆动相结束时，膝关节需伸展，此时又诱发了伸肌共同运动模式，患足跖屈，踝关节不能背屈，因而足跟不能着地，患肢在支撑相时不能负重，步态不稳或呈瘸拐状。在上述过程中，重心上下移位明显增加，能量消耗加大；足跟不能着地，使行走的正常节律发生改变，稳定性和安全性均下降。

4. 划圈型

由于患侧下肢屈髋肌、屈膝肌和髋内收肌收缩能力下降，或伴有股四头肌痉挛，出现行走时摆动相患肢髋内收、屈髋、屈膝及踝背屈动作困难，为了抬起患肢，只得将骨盆上提，向后旋转，髋关节外旋、外展，呈环行运动和跨栏步态，此时身体重心上下移位加大；支撑相患足落地时，不是足跟先着地，而是足尖或者整个足掌"蹬"地，又加重了患腿伸肌痉挛模式，造成踝内翻、足趾跖屈，使得患侧支撑相持重差，在身体重心转移时左右摆动幅度加大。除能量消耗增加外，行走时稳定性下降，对行走的地面平整度要求增高。

（二）偏瘫步态康复治疗

治疗脑卒中患者异常步态的最终目的是提高患者的步行能力，让其更好地完成日常生活的需要，应根据步态分析结果，分析其产生原因，根据其原因确定患者步态训练的重点。

1. 躯干和骨盆运动异常

（1）下肢站立相出现躯干前倾：原因可能是髋关节的后伸不足或者髋关节的屈曲挛缩。需要进行髋关节屈肌群牵伸训练和髋关节的后伸训练，后伸训练的目标肌肉为臀大肌。屈肌群的牵伸可在俯卧位下行髋关节屈髋肌群的牵伸（图2-3-1）。

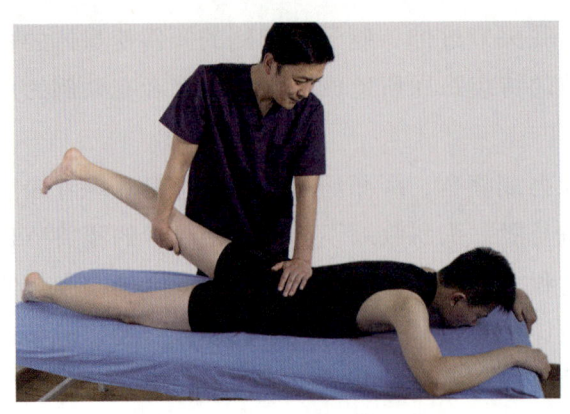

图 2-3-1　屈髋肌群牵伸

（2）下肢站立相出现躯干后倾：提示患者可能后侧躯干肌过度活跃或骨盆后倾，重心偏后。治疗时应给予患者屈曲位牵伸后侧躯干肌，加强骨盆的前后运动和重心转移；步行时可在患者前侧进行目标任务导向，诱导其重心向前转移（图 2-3-2）。

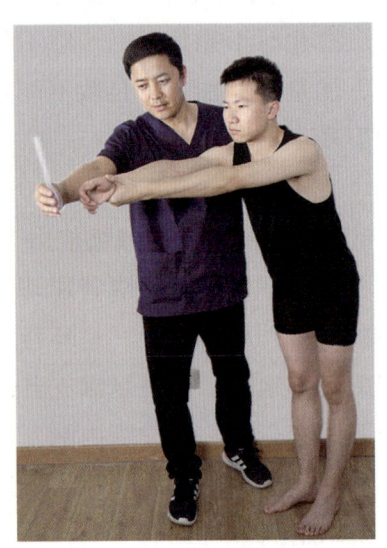

图 2-3-2　任务诱导重心向前转移

（3）下肢摆动期出现骨盆后缩：提示躯干腹肌的力量不足。若同时出现患侧迈步时躯干向健侧倾斜则提示同时伴有下肢的屈肌力量不足，训练时则应进行腹肌的主动训练，同时加强下肢屈肌肌群的主动训练。

2. 髋关节的运动异常

（1）髋关节常表现为内收屈曲畸形模式：若出现剪刀步态则提示有内收肌的痉挛。临床上在患者体位管理时，在双下肢之间应使用梯形体位垫，改善内收肌痉挛；步行运动治疗前可给予软组织牵伸治疗，对痉挛的髋内收肌群进行牵伸，抑制肌张力的异常增高。根据患者痉挛情况，可给予痉挛肌局部行肉毒毒素注射治疗。

（2）迈步期出现髋关节屈曲的不足：提示可能有屈髋的肌力不足、股四头肌的痉挛、腹部核心肌力不足、髋外展的肌力不足。处理原则以躯干核心肌力稳定为先，同时增加髂腰肌等屈髋肌群的训练。如同时存在股四头肌的痉挛和屈髋不足时，训练应该以抗股四头肌痉挛的屈膝位下进行髋关节肌力训练。

（3）若患者迈步期出现髋关节伴有或不伴有膝关节的强力屈曲，提示患者下肢可能处于屈曲共同运动模式，治疗时应以诱发伸髋伸膝训练为主，必要时辅助膝踝足矫形器（knee ankle foot orthosis，KAFO）进行站立和步行训练（图2-3-3）。

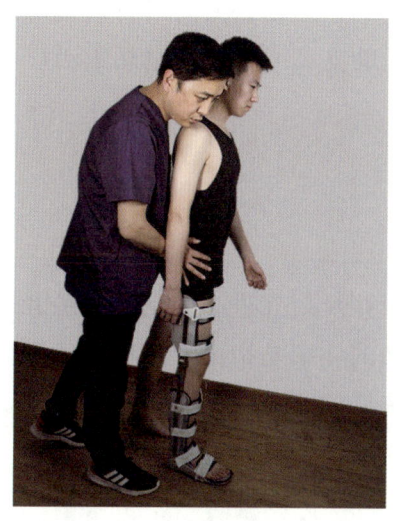

图 2-3-3　KAFO 辅助下步行

3.膝关节的运动异常

（1）膝关节过伸：患者下肢站立相重心向前出现膝关节过伸是最为常见的。如为股四头肌无力、被动过伸，则表现为代偿支撑（软支撑）；如股四头肌痉挛，则表现为硬支撑。训练时要强化膝关节屈膝位稳定控制，随着稳定性提高，逐渐减少屈膝角度。踝跖屈挛缩超过 90° 导致的膝关节被过伸，训练时应进行小腿三头肌等的牵伸训练。

（2）膝关节屈曲：患者下肢站立相重心向前出现膝关节屈曲，提示我们需要检查患者是否存在膝关节的屈曲挛缩或者踝关节的过度背伸，如没有，则考虑患者髋膝关节的伸展无力或者选择性髋膝屈曲不足，训练时应给相应髋膝肌群进行主动训练。

（3）患者下肢迈步相出现膝关节伸展位，一般提示患者屈膝无力（常伴有屈髋不足）或者股四头肌痉挛。治疗时前者多使用促进诱导的技术，而后者多先采用抑制痉挛和异常模式的技术，再行主动训练。

（4）若患者在迈步相出现膝关节的伸展不足，提示患者的膝关节屈曲挛缩或者患者处于下肢的屈曲共同运动模式。训练中应加强膝关节的主动伸展训练，特别是站立位下的主动伸展。

4. 踝关节的运动异常

偏瘫患者步行时踝关节多伴有足下垂和足内翻。卒中早期多是由于踝背伸肌肌力不足，后期可能还伴有小腿三头肌的痉挛或跟腱挛缩。如部分患者恢复期踝内翻除有胫前肌内侧的过度激活或痉挛外，同时也伴有腓骨肌和趾伸肌的肌力不足。对于痉挛性足下垂或跟腱挛缩者在进行步行训练时多采取固定式踝足矫形器（ankle foot orthosis，AFO）进行辅助，痉挛必要时可行肉毒毒素注射治疗。而对于背伸无力型足下垂则多给予动态辅助支具或功能性电刺激治疗。

二、痉挛

（一）概述

1. 痉挛的定义

痉挛指速度依赖性的牵张反射亢进，被动牵拉患者肢体时阻力增加，且随着牵拉速度的增快而增大。广义的痉挛是指由上运动神经元损害之后的运动感觉控制障碍导致的，各种间歇的或持续的非自主的肌肉活动，主要包括牵张反射亢进、协同运动、联合反应、屈肌反射增强和痉挛性肌张力障碍等。

2. 流行病学

痉挛是脑卒中恢复期和后遗症期较常见的临床症状，可严重影响患者日常生活活动能力以及康复治疗的效果。国外研究报道脑卒中后痉挛的发生率为4%~46%。《中国脑卒中防治报告2018》显示目前我国脑卒中后肢体痉挛的发生率约为40%。按不同脑卒中类型的痉挛发生率分别为：缺血性脑卒中32.9%，出血性脑卒中59.8%，出血性脑卒中的痉挛发生率比缺血性脑卒中患者更高，可能与出血性脑卒中具有更高的致残性有关。国内最新研究报道显示：按痉挛严重程度区分，轻度痉挛（MAS=1或1+）的发生率为26.2%，中度痉挛（MAS=2）的发生率为12%，重度痉挛（MAS=3）的发生率为5%。脑卒中后痉挛的发生率高，但仍以轻中度痉挛为主，占所有痉挛的88.4%。

3. 脑卒中后痉挛发生机制

牵张反射亢进是痉挛的主要特征，但引起牵张反射过度兴奋的潜在机制仍不清楚。越来越多的证据显示：脑卒中后大脑皮质的去抑制使下行传导对脊髓牵张反射的兴奋和抑制调节失衡、脊髓内处理机制异常和外周肌肉性质的变化是引起痉挛的主要因素。

（1）牵张反射的兴奋和抑制失衡：下行失衡被认为是牵张反射异常及痉挛的

主要原因,其兴奋性主要通过源自脊髓上方下行的兴奋和抑制信号进行调节。牵张反射弧由传入神经纤维、脊髓运动神经元和传出神经纤维组成。人类运动系统的5个重要的下行调节通路包括皮质脊髓束(corticospinal tract,CST)、网状脊髓束(reticulospinal tract,RST)、前庭脊髓束(vestibulospinal tract,VST)、红核脊髓束和顶盖脊髓束。其中CST是唯一起源于大脑皮质主要参与自主运动的神经通路。RST和VST下行调节脊髓牵张反射兴奋和抑制间的平衡,RST异常被认为在人类痉挛的起源中有重要作用,虽然VST对去大脑强直起主要作用,但对痉挛的作用有限。而源自侧脑干的红核脊髓通路在人类几乎不存在,顶盖脊髓束起源于中脑顶盖主要参与视觉定位。

(2)脊髓内处理机制异常:α运动神经元过度兴奋被认为是脑卒中痉挛患者的主要的脊髓内变化。其他的因素还包括相动性牵张反射亢进即γ运动神经元(γ1)活动性过高、闰绍细胞的返回抑制、兴奋性神经元对肌肉传入信号的敏感性增加、Ⅰa抑制性神经元内在特性的改变等。

(3)外周机制:痉挛取决于肌肉牵拉速度,牵拉速度增加了被动牵拉的机械阻力,这种机械阻力的增加可能是由于肌腱顺应性的改变和肌纤维的生理变化引起。因此,痉挛可用肌肉机械性质的变化来解释,这些改变可能会导致肌痉挛。

4. 痉挛的危害

目前采用WHO倡导的ICF模型来描述痉挛对患者的危害(表2-3-1)。在治疗痉挛状态时,不但要说明损害层面的变化,而且还要关注功能层面的变化。主动活动是指患者自己主要用患肢完成一项功能任务的能力。被动活动是指由患者的护理人员完成的任务(如护理活动)或是患者用健侧肢体帮助患侧肢体完成的任务。

表2-3-1 痉挛的危害

ICF层面	问题	影响
身体功能与结构	痉挛状态	疼痛、疲乏
		难以坐下,难以保持姿势
	躯干和肢体姿势异常疼痛	挛缩、压疮、畸形
		痛苦,情绪低落
		睡眠质量差
活动	主动活动丧失	活动能力下降
		不能用肢体完成功能
		难以进行性交
		难以自理,难以保持个人卫生
	被动活动丧失	护理人员的负担加重
参与	以上任何一方面影响或全部影响	自尊心差、自我形象差、社交减少
		对家庭关系的负面影响

4. 痉挛治疗的必要性

痉挛状态如果不治疗，就会发生恶性循环，受累肌群没有力量对抗痉挛性张力障碍所致收缩，结果造成肢体姿势异常，从而导致软组织缩短，收缩的肌肉发生进一步的生物力学变化。这些变化阻碍肌肉的伸长，进一步加重张力障碍。及早治疗痉挛状态可避免继发不良的代偿和功能损害，以及避免丧失活动和参与活动的能力。

（二）痉挛的评估

目前评估痉挛的方法主要包括主观评定和客观评定。主观评定通过检查者徒手操作和观察来定性判断患者的痉挛状态；客观评定主要依靠测量仪器从肌肉的电生理、机械特性和反射特性等方面客观定量测试患者的痉挛情况。但这2种评定方法各有优缺点，侧重点也不同，均未涉及痉挛患者的整体功能状态评估。世界卫生组织提出的ICF作为一种国际标准化语言可以全面、综合地评估患者的功能和健康状态，也用于痉挛的评估。

1. 主观评定

常用的评定量表有改良Ashworth量表（MAS）（见第二章第一节）、Tardieu量表（肌肉反应的质量X，表2-3-2）、Penn分级法（表2-3-3）、Clonus分级法（表2-3-4）和被动关节活动度（PROM）检查法（表2-3-5）。

表2-3-2　Tardieu量表中肌肉反应的质量（X）

级别	描述
0	在整个被动活动过程中都没有阻力
1	在整个被动活动过程中都略有阻力，但没有在某一个角度上明显"卡住"的情况
2	在某一个角度有明显"卡住"的感觉，被动活动肢体停顿，然后松开
3	在某一个角度出现阵挛（在牵拉压力不变的情况下持续不到10 s）
4	在某一个角度出现阵挛（在保持牵拉压力不变的情况下持续时间超过10 s）

在操作上，Tardieu量表按以下3种速度进行评定：
- ◆ V1：尽可能慢，即在这个速度下测评被动活动范围
- ◆ V2：肢体部分在重力作用下落下来的速度
- ◆ V3：尽可能快

在临床日常工作中，常常只按V1和V3进行评定，即改良Tardieu量表

表2-3-3　Penn分级法

级别	评定标准
0级	无肌张力增高
1级	肢体受刺激时出现轻度肌张力增高
2级	偶有肌痉挛，<1次/h
3级	经常痉挛，>1次/h
4级	频繁痉挛，>10次/h

表 2-3-4　Clonus 分级法

级别	评定标准
0级	无踝阵挛
1级	踝阵挛持续 1~4s
2级	持续 5~9s
3级	持续 10~14s
4级	持续 ≥ 15s

表 2-3-5　被动关节活动度（PROM）检查法

级别		评定标准
Ⅰ	轻度	在 PROM 的后 1/4，即肌肉靠近它的最长位置时出现阻力
Ⅱ	中度	在 PROM 的后 1/2 时出现阻力
Ⅲ	重度	在 PROM 的前 1/4，即肌肉在其最短位置时已出现阻力，使 PROM 难以完成

2. 客观评定

常用的客观评定包括肌电图、摆动实验、机械扰动实验、肌肉反射和肌腱反射技术等。优点是较为客观，但实用性一般，临床应用较少，可根据需要选用。

3. ICF 评定

ICF 可用于某种疾病的功能的评估如痉挛状态。结合国内外研究这里筛选出脑卒中后痉挛的核心项目，包括身体功能（10项）、身体结构（4项）、活动和参与（13项）以及环境因素（5项）。身体功能部分主要涉及神经肌肉骨骼和运动有关功能、情感和痛觉功能，提示痉挛不仅累及运动感觉系统，还伴有疼痛、情感功能障碍。身体结构部分，肩、上肢和下肢的结构均属于与运动有关的结构，这与肢体痉挛受累的主要器官完全一致，"脑的结构"提示对痉挛的处理不仅要关注局部对症处理，还需要考虑整体疾病情况。活动和参与类目涵盖了患者日常生活活动能力的许多方面，而且是痉挛患者及其家属关注的问题，提示临床评估痉挛时需充分考虑患者活动和参与的功能，处理痉挛时要把活动和参与功能的改善摆在重要的位置。此外，还关注环境因素以及个人因素对于痉挛患者的功能恢复的影响，该项目组合可较全面地评估痉挛状态（表 2-3-6）。

表 2-3-6 脑卒中后痉挛 ICF 核心项目

ICF 组成成分	ICF 编码	ICF 类目
身体功能	b152	情感功能
	b280	痛觉
	b710	关节活动功能
	b730	肌肉力量功能
	b735	肌张力功能
	b740	肌肉耐受功能
	b750	运动反射功能
	b760	随意运动控制功能
	b770	步态功能
	b780	与肌肉和运动功能有关的感觉
身体结构	s110	脑的结构
	s720	肩部的结构
	s730	上肢的结构
	s750	下肢的结构
活动和参与	d415	保持一种身体姿势
	d420	移动自身
	d430	举起和搬运物体
	d440	精巧手的使用
	d445	手和手臂的使用
	d450	步行
	d455	到处移动
	d465	利用设备到处移动
	d510	盥洗自身
	d520	护理身体各个部位
	d530	如厕
	d540	穿着
	d550	吃
环境因素	e110	个人消费用的用品或物质
	e115	个人日常生活用的用品和技术
	e310	直系亲属家庭
	e355	卫生专业人员
	e450	卫生专业人员的个人态度

（三）痉挛的治疗

并非所有的痉挛都需要处理，只有当痉挛影响到患者功能、护理或造成骨关节畸形时，才考虑进行治疗。痉挛的处理比较复杂，需要多学科综合治疗小组（multi-disciplinary treatment，MDT）与患者、家属及护理人员合作进行。痉挛治疗前先要排除可能诱发或加重痉挛的因素。

抗痉挛的主要方法包括运动疗法、作业治疗、物理因子治疗、传统医学疗法、矫形器及药物治疗等，当保守治疗不能有效缓解痉挛时，亦可考虑外科手术方法干预。

1. 痉挛的预防

（1）抗痉挛体位：抗痉挛体位是指为防止或对抗痉挛姿势的出现以及早期诱发分离运动产生而设计的一种体位。早期注意并保持床上的正确体位，有助于预防或减轻痉挛的产生。如上肢屈肘肌群的痉挛，仰卧位时需将肘关节放在伸展的抗痉挛体位；髋内收肌痉挛的患者需要将患侧下肢放在髋外展45°的抗痉挛体位。

（2）去除诱发因素：痉挛在一定程度上是处理感觉信号的过程异常所造成的，所以一些伤害性刺激如疼痛和不适可能会使痉挛加重，使其治疗更加困难。因此从一开始，MDT就要找出并消除所有可纠正的、能够使痉挛加重的诱发因素，包括疼痛或不适、尿潴留、便秘、感染（如尿路感染和结石、褥疮和甲沟炎等）、紧身衣、气候以及情绪变化等。

2. 运动疗法

包括被动运动与按摩、牵张训练、拮抗肌的主动运动和抑制异常反射性模式等，其中牵张训练对缓解痉挛有明显效果。

（1）被动运动与按摩：由治疗师通过被动运动和局部按摩的方法改善肌痉挛。深入而持续较长时间的肌肉按摩可降低肌张力，有利于训练系统地进行，但其效果仅能维持数十分钟。被动运动不能用力过大，否则可导致肌肉、肌腱损伤。被动运动可结合某些反射机制来降低肌张力，如被动屈曲足趾可降低膝伸肌张力，利于被动屈膝。被动运动和按摩可每日进行数次。

（2）牵张训练：缓慢、持续牵拉紧张的肌肉可降低肌张力、放松肌肉以及缓解痉挛，为主动运动提供必要的条件。牵张训练可分为被动牵张和自我牵张。被动牵张指借助于外力（如采用手法或矫形器）进行缓慢持续的牵张。自我牵张指利用自身体重使痉挛肌受到牵张以达到缓解痉挛的目的，如偏瘫患者坐位下腕背伸上肢负重的方法缓解上肢屈肌群以及手指屈肌痉挛（图2-3-4A）；俯卧位屈膝的活动可以有效缓解下肢股四头肌的痉挛（图2-3-4B）；仰卧位髋外展运动可以缓解髋内收肌痉挛（图2-3-4C）；仰卧位下，髋外展膝伸展位，行踝关节背屈活动牵拉小腿三头肌，可有效缓解小腿三头肌痉挛（图2-3-4D）。

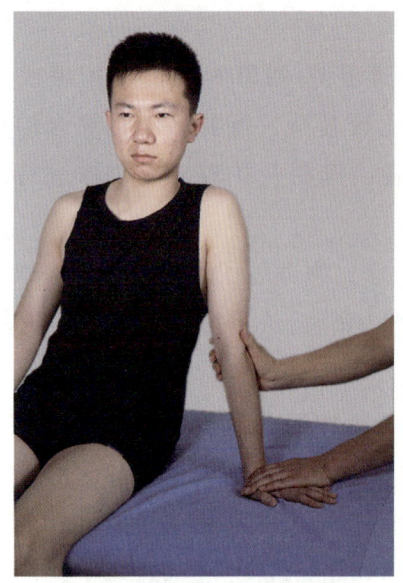
A. 上肢屈肌群以及手指屈肌

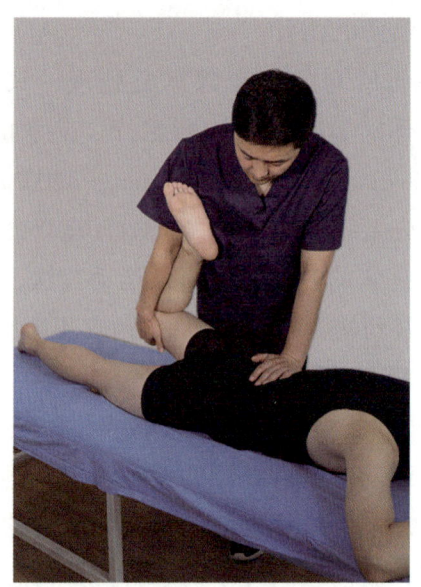
B. 股四头肌

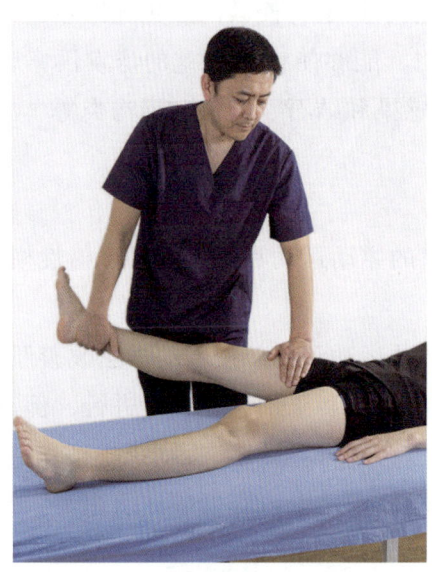
C. 髋内收肌

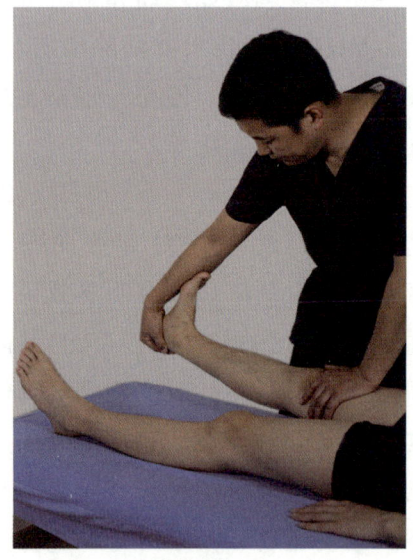
D. 小腿三头肌

图 2-3-4　痉挛肌牵张训练

（3）拮抗肌的主动运动：痉挛肌的拮抗肌适度的主动运动，对痉挛肌有交替性抑制作用，如股四头肌的痉挛可以通过强化腘绳肌的主动训练来缓解（图 2-3-5）。

（4）抑制异常反射性模式：应用各种神经发育治疗技术对患侧肢体出现的不同程度的异常反射性模式进行抑制，可缓解痉挛。如对于脑血管意外患者出现的痉挛，可通过 Bobath 技术、Rood 技术以及 PNF 技术抑制痉挛模式，调整肌张力，以建立正确的姿势模式和功能活动模式。

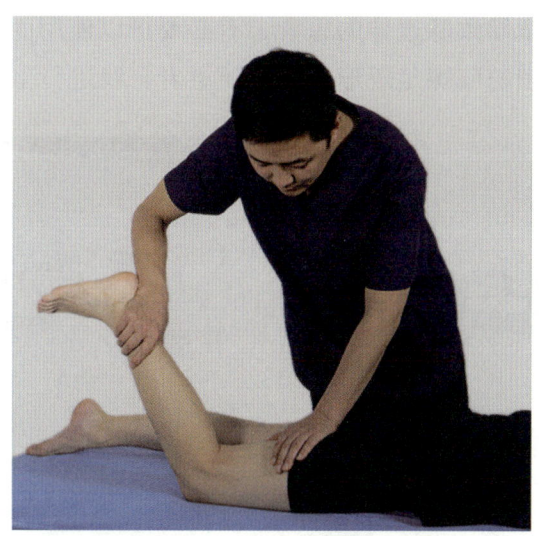

图 2-3-5　腘绳肌的主动训练

3. 作业治疗

常用的作业治疗有圆弧运动、沙浴、球浴等。

4. 物理因子治疗

包括冷疗、热疗、光疗、超声波治疗和冲击波治疗等。其中，热疗如蜡疗、泥疗和温泉浴等都能够直接的作用于痉挛肌局部，通过热作用缓解痉挛的作用。光疗（红外线或红外偏振光）可以使红外线能量转换成热能，引起血管扩张和血流加速，使骨骼肌的肌张力降低；如果使用偏振光治疗或者短波红外线，穿透性更好，效果也更好。超声波治疗和冲击波治疗是通过机械振动波作用于痉挛肌，可以使局部组织的延展性改变，肌肉松弛和肌张力下降。

5. 传统医学

包括推拿按摩、针灸、各种拳操、气功，对缓解肌肉痉挛具有一定作用。

6. 辅助支具的应用

各种抗痉挛支具对缓解痉挛、预防挛缩和畸形具有重要作用。脑卒中软瘫期可以通过体位矫正垫等维持患者良肢位，通过功能辅助支具提高患者活动能力。但对于出现痉挛的患者，我们可以利用抗痉挛的辅助支具帮助患者完成自我牵伸。

（1）上肢应用类：脑卒中患者的上肢主要表现为屈肌痉挛，应用肘伸展位的支具可以抑制屈肌痉挛；利用腕指背伸支具来抑制腕手部的屈肌痉挛；对于上肢严重伸肌痉挛的患者，也可以选择使用可调角度卡盘式肘关节支具（图 2-3-6）。

（2）下肢应用类：脑卒中患者下肢主要表现为伸肌痉挛；临床常使用固定式踝足矫形器（图 2-3-7），用以缓解患者小腿三头肌痉挛和足内翻。这类矫形器多在站立和步行时使用，常常需要使用强度较大且需要量身定做的高温板材制作。对于伴有膝关节伸肌痉挛导致膝过伸的患者，有必要可以使用固定式膝踝足矫形器，也可以选择带有关节锁的膝踝足矫形器，方便患者自我进行坐站转移。

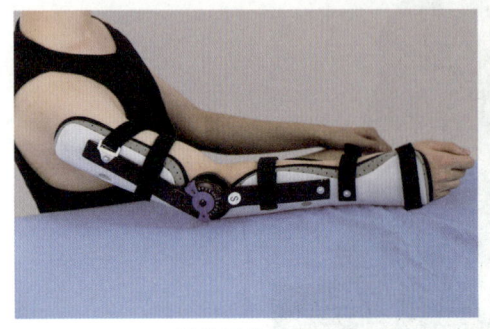

A. 肘伸展位的支具

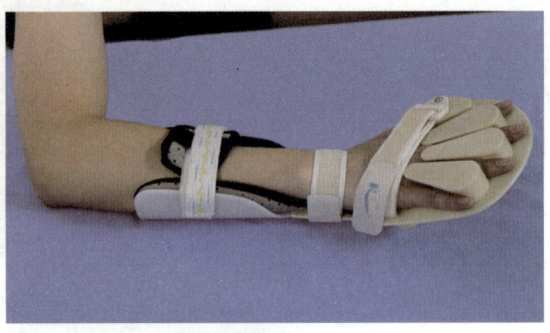

B. 腕指背伸支具

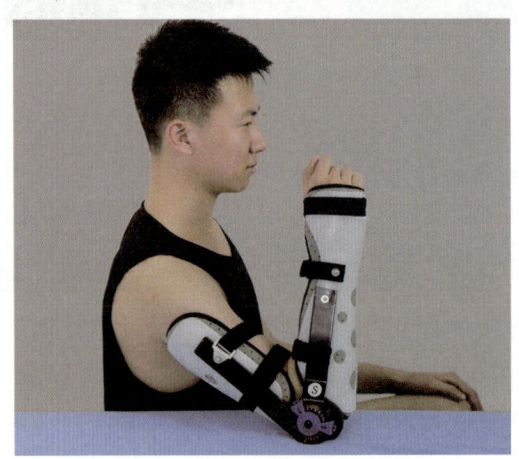

C. 可调角度卡盘式肘关节支具

图 2-3-6　上肢抑制痉挛肌辅具

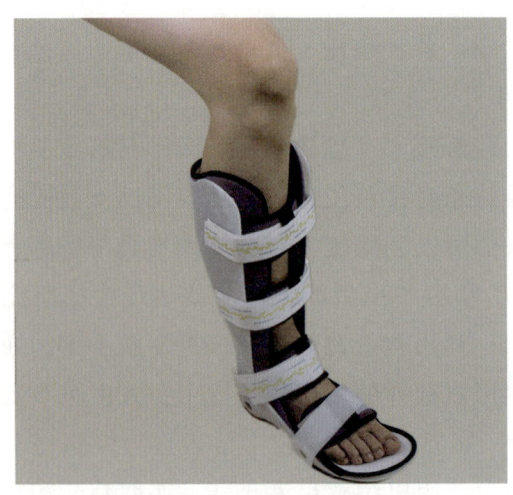

图 2-3-7　固定式踝足矫形器

7. 药物治疗

1) 口服药物：美国食品药品监督管理局（Food and Drug Administration，FDA）批准用于痉挛治疗的口服药物有巴氯芬、替扎尼定和丹曲林 3 种，主要适用于全身性痉挛的治疗。

巴氯芬为 γ-氨基丁酸（γ-aminobutyric acid，GABA）的衍生物，可与 GABA 受体结合，抑制兴奋性神经递质的释放。用法：初始剂量 5mg/次、2~3 次/d，老年人 2~5mg/次，3 次/d，以后逐渐加量，直至理想的效果出现，一般每 3d 或更长时间增加 5mg，每天早、中、晚分开加服 5mg，最大剂量 80mg/d。注意事项：帕金森病、终末期肾功能衰竭者禁用；消化性溃疡、癫痫、精神病、延髓麻痹/呼吸与肝肾功能障碍等疾病慎用；巴氯芬可增强抗高血压药的作用，需要合并用药时应调整抗高血压药的剂量；停药时需缓慢减量；巴氯芬过量时可致肌肉张力低下、头晕、呼吸抑制、昏迷、抽搐等表现，处理可用洗胃、活性炭吸附等方法加速药物排除。②替扎尼定是中枢 α2 肾上腺素受体激动剂，作用于脑和脊髓的突触前 α2 受体，抑制兴奋性神经递质的释放。用法：初始治疗量为单次给药 2~4mg，1~3 次/d，通常每 2~4d 增加 1~2mg，直到达到治疗目的副作用最小的量。注意事项：主要的副作用是嗜睡、疲乏、头昏、口干、恶心、胃肠道功能紊乱以及血压轻度降低，一般不提倡替扎尼定和降血压药合用。其他副作用幻视和转氨酶升高，剂量减少后有所恢复。全身用药的副反应包括认知损害、肝功能损害、嗜睡、无力等。③丹曲林是阿诺碱受体结合剂，通过影响钙离子的释放，达到松弛肌肉的治疗效果。用法：起始量 25mg/次、1 次/d，以后每周逐渐增加，最高至 50mg、3 次/d。注意事项：35 岁以上及应用雌激素的妇女禁用。可能出现肌无力、嗜睡、头晕、疲劳，罕见心动过速、血压不稳等。④其他：如苯二氮䓬类药物、乙哌立松等。

2) 注射药物：常用于肢体痉挛治疗的注射药物有巴氯芬、酒精、苯酚及肉毒毒素。①巴氯芬一般采用鞘内持续缓慢泵入方式，其在改善患者疼痛、提高生活质量和提升个人满意度上优于传统口服药物。②酒精和苯酚可通过局部注射损伤支配痉挛肌肉神经的神经轴突，使神经纤维脱髓鞘达到治疗痉挛的效果，注射位点为运动纤维进入肌肉处，且起效快，但其选择性低，易致感觉障碍和软组织纤维化，限制了这类药物的应用。③局部肌肉注射肉毒毒素（botulinum neurotoxin，BoNT）：是治疗痉挛状态的良好方法，疗效确切，不良反应轻微。大量循证 I 级证据说明，这种方法能降低过高的肌张力，并改善患者功能，肉毒毒素注射比应用巴氯芬、酒精及苯酚的安全性更高、效果更显著（详见肉毒毒素注射部分）。

3) 肉毒毒素注射：肉毒毒素注射是局部痉挛的首选治疗方法。《中国肉毒毒素治疗应用专家共识（2018）》指出：对脑卒中所致的上肢痉挛状态，针对局部靶肌肉的肉毒毒素注射具有充分的循证依据，为主要治疗方法（A级推荐）。同时，肉毒毒素可降低成人上运动神经元损伤继发下肢痉挛的程度（A级推荐）。《肉毒毒素治疗成人肢体痉挛状态中国指南（2015）》对肉毒毒素在成人肢体痉挛状态中的临床应用、有效性评估等提供了详细的、具体的指导意见。

（1）肉毒毒素基本知识：肉毒毒素是肉毒梭状芽孢杆菌在生长繁殖过程中产生的一种细菌外毒素。肉毒梭状芽孢杆菌是一种厌氧菌。根据毒素抗原不同，分为A、B、C、D、E、F、G共7个抗原型，其中A型毒力最强。FDA批准用于注射的BoNT有A、B型。国际上主要商用BoNT产品有Botox®保妥适®（Allergan）、衡力（兰州生化）、Dysport（Ispen）、Xeomin（Mertz）、Neurobloc/Myobloc（Solstice），目前国内被批准上市的产品只有进口的保妥适®和兰州的衡力。除Neurobloc/Myobloc外，其他都是A型BoNT。

（2）作用机制：BoNT通过防止神经末梢突触前膜内乙酰胆碱的释放而阻滞神经肌肉接头处神经冲动传递。A型BoNT进入神经末梢后，裂解SNARE的蛋白复合体。SNARE蛋白复合体负责神经递质囊泡和神经末梢细胞膜对接和融合，融合后导致神经元向胞外分泌神经递质。SNARE是由突触囊泡蛋白、突触相关蛋白（SNAP-25）、突触融合蛋白组合的突触融合复合体。BoNT的作用通常是可逆的，其在神经末梢内逐渐降解、失活。起先，乙酰胆碱释放缺失导致新轴突发芽再生。随后，这些发芽再生的轴突可形成新的神经肌肉接头，开始释放乙酰胆碱。

（3）BoNT作用持续时间：BoNT在注射后12h内由神经肌接头摄取，激活状态下的神经肌肉接头比静息状态下的神经肌肉接头更易于吸收BoNT。经过4~7d或更长时间逐渐产生临床作用；BoNT对突触传递影响所持续的时间是12~16周，有时更长。

（4）剂量：BoNT的剂量用单位（U）表示，虽然定义相同，但生物制品本身的不均一性及测试方法不尽相同，各产品的剂量相互之间不能换算。对于保妥适，成年人一次注射的安全剂量是600U，每个注射位点建议不超过50U。

（5）适应证和禁忌证：BoNT有广泛的适应证，但本共识所涉及的仅为上运动神经元损害造成的肌肉过度活动；这种过度活动是动态性的，仅存在静态挛缩并不是BoNT的适应证。BoNT的禁忌证包括已知对BoNT及配方中任一成分过敏者，重症肌无力或Lambert-Eaton综合征患者，及拟注射部位感染者。

（6）不良反应：主要包括局部肌肉无力、吞咽困难、呼吸衰竭、"流感样"症状、皮疹及过敏反应等。

（7）药物相互作用：氨基糖苷类抗生素或阿奇霉素，或其他影响神经肌肉传导的药物(如筒箭毒碱型肌松肌)可加强本药的作用,使用本药期间应禁用上述药物。

（8）BoNT 在脑卒中痉挛状态中的使用原则：BoNT 只能作为多学科综合治疗痉挛状态的组成部分，使用 BoNT 时，必须结合应用其他康复计划；BoNT 应该用于解除局部痉挛状态所致的具体功能限制；BoNT 治疗不能恢复已丧失的功能，除非该功能的丧失是因为拮抗肌过度活动造成的；BoNT 可以对某些急性神经系统疾病（如卒中）的患者产生长期益处。如果在康复早期使用得当，就可预防因痉挛状态和肢体制动的综合作用所致的软组织短缩。这可能有助于防止功能失用，并有助于神经系统功能的恢复；BoNT 长期应用对于重度且长期的痉挛状态患者，治疗重点更多要放在控制症状或改善被动活动上（如减轻疼痛、使用夹板）。这些患者可能要用 BoNT 反复治疗数年。

（9）使用 BoNT 治疗痉挛状态的主要步骤：①排除所有伤害性刺激及痉挛状态诱发因素。②患者选择：要求有局灶性痉挛状态、多灶性痉挛状态及部分区域性痉挛状态，具有明显肌肉活动过度。③注射 BoNT：靶肌肉的定位可选用徒手定位、电刺激定位、肌电引导和超声引导 4 种方法，徒手定位是其他定位注射方法的基础。④记录：主要记录 BoNT 产品的稀释、剂量以及注射的靶肌肉。⑤随访 7~14d 后复查，判断是否需要使用夹板、矫形器；4~6 周评估治疗效果及患者的状态；3~4 个月评估功能性结果，制订进一步治疗计划。

（10）治疗目标：主要包括缓解症状、改善主被动活动、避免损害加重、提高常规康复措施的效果以及减少治疗痉挛状态的全身用药，体现手术治疗的必要性。

（11）靶肌肉选择：主要功能障碍累及的肌肉及表现（表 2-3-7）；具体的注射部位和参考剂量（表 2-3-8）。需要注意的是，该表所列为保妥适剂量，对其他 BoNT 产品不一定适用。

表 2-3-7 常见痉挛模式及 A 型肉毒毒素局部注射的效果

动作模式	可能累及的肌肉	功能障碍表现	注射后效果
上肢			
肩内收、内旋	胸大肌 背阔肌 大圆肌 肩胛下肌 菱形肌	取物困难，可能影响穿衣、进食、修饰、个人卫生等；可能出现肩痛、皮肤溃烂及腋臭	改善坐姿； 减轻穿衣困难； 有助于腋窝卫生； 提高平衡能力和步态的对称性； 减轻肘和手的痉挛状态
肘屈曲	肱二头肌 肱肌 肱桡肌	伸手、穿衣和伸手取物困难，严重者影响个人卫生，皮肤溃烂	改善屈曲畸形； 改善伸肘功能

续表

动作模式	可能累及的肌肉	功能障碍表现	注射后效果
前臂旋前	旋前圆肌 旋前方肌	影响日常生活活动，如取物、洗脸、使用汤匙等	改善前臂及手的功能
屈腕和握拳	尺侧和桡侧腕屈肌 指浅和指深屈肌 拇长屈肌	导致抓握或操纵物件困难；可影响穿衣及个人卫生	保持手掌皮肤卫生；提高抓握、放松能力
拇指内收于手掌	拇对掌肌 拇收肌 拇短屈肌 第一骨间背侧肌	影响手掌的清洁和干燥、指甲的修剪，可导致皮肤溃烂 抓握时拇指功能受限，可影响手夹板的使用	提高抓握能力
下肢			
下肢内收	大收肌 长收肌 短收肌	下肢内收致身体重心不稳；影响会阴部卫生及性生活	改善"剪刀步态"；便于保持会阴部卫生；便于插入导尿管；改善性生活质量
髋屈曲畸形	腰大肌 髂肌	步长短，步行无效率，能耗大；影响行走功能；影响会阴部护理	改善负重、承重能力；改善坐姿；改善步态模式
膝伸肌群痉挛	股四头肌	影响坐姿（不能屈膝）、上下楼梯和步态	改善坐姿（注意：可能会使坐站转移以及站立不稳和步态异常）
膝屈曲畸形/痉挛	股薄肌 半腱肌 半膜肌 股二头肌	步行时能耗增加；影响坐姿；体位转移困难	改善负重能力；改善行走模式
马蹄内翻足	腓肠肌 比目鱼肌 胫骨后肌	导致足外侧缘疼痛，胼胝形成，可能使皮肤破损；步行时影响肢体稳定性，使体位转移困难	纠正马蹄畸形和足内翻，允许足跟着地
屈𧿹、屈趾畸形	𧿹长屈肌 趾长屈肌	穿鞋困难；可导致足趾底部鸡眼及槌状趾畸形	减轻穿鞋袜的困难，提高穿鞋袜的舒适度
𧿹趾过伸	𧿹长伸肌	妨碍穿鞋	

表 2-3-8 肉毒毒素（保妥适）注射部位和剂量

肌肉	起点	止点	作用	剂量/U	注射点
小腿前外侧肌群					
胫骨前肌	胫骨外侧面上半段和骨间膜	内侧楔骨	使足背屈和内翻	75~120	胫骨结节远端5指、胫骨外侧1指宽处进针，1~2个点

续表

肌肉	起点	止点	作用	剂量/U	注射点
趾长伸肌	腓骨前面上3/4	止于第二趾和第五趾的中末节趾骨	使足背屈	50~80	胫骨粗隆下4指，胫骨脊外侧缘2指处，1~2个点
姆长伸肌	腓骨中2/3和骨间膜	姆趾远节趾骨底	伸姆趾	50~60	内外侧踝的连线上方3指，胫前肌肌腱外侧进针，针朝向深部及内侧进入
腓骨长肌	腓骨外侧面上2/3	经第五跖骨底下面和骰骨沟止于内侧楔骨和第一跖骨底	使足外翻和跖屈	50~80	腓骨小头下3指，腓骨外侧处进针，1~2个点
腓骨短肌	腓骨干下2/3	第五跖骨底	使足外翻	30~40	腓骨长肌腱前面，外踝近端5指处，1~2个点
小腿后肌群					
腓肠肌内侧头	股骨内侧髁背面	经跟腱（AT）止于跟骨	使足跖屈和屈膝	100	小腿后面内侧的浅层肌肉隆起处，1~3个点
腓肠肌外侧头	股骨外侧髁背面	经跟腱止于跟骨	使足跖屈和屈膝	100	小腿后面外侧的浅层肌肉隆起处，1~3个点
比目鱼肌	腓骨干背面和胫骨内侧缘	经跟腱止于跟骨	使足跖屈	100	在腓肠肌肌腹的远端、跟腱的内前方进针，1~3个点
姆长屈肌	腓骨背面，比目鱼肌下面	经距骨背面的沟止于姆趾远节趾骨	使姆趾屈曲[趾间（IP）关节和跖趾（MTP）关节]，保持纵向足弓	50	跟骨结节上方内侧5指处，在跟腱前方向腓骨方向斜插进针，1个点
趾长屈肌	胫骨背面	第二趾和第五趾的末节趾骨	使第2~5趾屈曲（趾间关节和跖趾关节），保持纵向足弓	50	在胫骨平台和胫骨内踝的中点水平、胫骨的下方1指处进针
胫骨后肌	骨间膜，以及胫骨和腓骨背面的邻近部位	舟骨粗隆和内侧楔骨	使足跖屈和内翻	50~80	胫骨结节远端5指、胫骨内侧1指宽处进针，斜穿比目鱼肌和趾长屈肌，紧贴于胫骨后方；也可在胫骨前方进针，在小腿中下1/3处胫骨和腓骨之间进针穿过胫前肌或趾长伸肌，通过前方的骨间膜时有突破感，然后可直接进入胫骨后肌。1~3个点
姆展肌	跟骨内侧和屈肌支持带	姆趾近节趾骨底内侧	使姆趾外展、跖屈	10~20	足底内侧，第一跖骨下方1指处，1个点

续表

肌肉	起点	止点	作用	剂量/U	注射点
跚短屈肌	骰骨和胫骨肌腱	2块肌腹各止于第一趾近节趾骨底的一侧	使第一跖趾关节屈曲	10~20	在第1跖趾关节近端、跚长屈肌肌腱内侧进针,1个点
趾短屈肌	跟骨内侧和肌间隔筋膜	第2~5趾中节趾骨	使跚趾趾间关节及其外侧的4个跖趾关节弯曲	10~20	跟骨和第3跖趾关节连线的中点处进针,触及跖骨时稍退出后注射,1个点
上肢带肌					
斜方肌	自枕骨沿正中线向下一直到最后一个胸椎	锁骨外1/3、肩峰及肩胛冈	使肩胛骨抬高和旋转	50~75	位置表浅,颈肩之间比较大的肌肉,2~4个点
大菱形肌	C7~T5棘突	肩胛骨内侧缘	使肩胛骨伸展	50~60	在肩胛骨下角和脊柱之间偏内侧,进针后穿过中斜方肌,1个点
冈上肌	肩胛骨的冈上窝	肱骨大结节	使手臂外展,从0°~15°,一直到超过90°	40	肩胛骨的冈上窝的中点,1个点
冈下肌	肩胛骨背面,肩胛冈下面	肱骨大结节	使手臂外旋	50	肩胛骨冈中点下2指处,1~2个点
肩胛下肌	肩胛骨前面	肱骨小结节	使手臂内旋	50	在脊柱旁肩胛内侧缘斜插进针,针尖朝向外侧及肩胛骨下方,1~2个点
三角肌	肩胛冈、肩峰及锁骨	肱骨三角肌粗隆	使手臂外展,15°~90°	50~75	在肩峰前缘下3指、中间和后缘2指处进针注射,3个点
大圆肌	肩胛骨下角的背面	肱骨小结节嵴	使手臂内收、内旋伸展	30	沿肩胛骨外侧缘方向,肩胛下角上方3指处刺入皮肤后朝肩峰方向进针,1点
小圆肌	肩胛骨外侧面	肱骨大结节的背面	内收和外旋	30	肩峰和位于肩胛骨外侧缘的下角之间连线1/3处进针,1~2个点
背阔肌	下6个胸椎的棘突、胸腰筋膜及髂嵴	肱骨结节间沟的底部	使上肢内收、回缩及内旋	80	沿腋窝后缘,距腋窝后缘3指处,用拇指和食指夹住腋后襞,在两手指之间进针,2~6个点
前锯肌	上8条肋骨,分成3部分	肩胛骨内侧缘	使上肢前伸	60~70	肩胛骨下角的外侧,4~6个点
胸大肌	锁骨和第3~8前肋	肱骨大结节	内收和内旋	75	锁骨部于锁骨中点下1指宽处水平进针;胸肋部在腋前襞外侧旁开2指进针,2~6个点

续表

肌肉	起点	止点	作用	剂量/U	注射点
胸小肌	第3~5肋的软骨	肩胛骨喙突	拉肩胛骨向前下方使肩降低	40	胸大肌上部的深面,进针达第3肋骨前面时稍退出后注射,1个点
臂肌					
肱二头肌	短头:肩胛骨喙突 长头:肩胛骨盂上结节	肱二头肌腱膜	旋后和屈肘	75~100	上臂中段,肌腹隆起处,内外侧肌束分别注射,2~4个点
肱三头肌	肩胛骨和肱骨	尺骨鹰嘴	伸肘	75~100	外侧头:肱骨三角肌粗隆稍后方;长头:腋窝后缘远端4指处;内侧头:肱骨内上近端3指处,各1个点
喙肱肌	肩胛骨喙突	肱骨中部内侧缘	使上臂屈曲、内收	40	沿肱骨上部的内侧,在喙突远端4指处,肱骨和神经血管束之间,1个点
肱肌	肱骨远端1/2的前面	尺骨冠突	屈肘	50	位于上臂中下1/3部位;肘窝皱褶线近端2指,肱二头肌肌腱及肌腹的外侧,1~2个点
前臂伸肌					
肱桡肌	肱骨外侧髁上嵴	桡骨远端外侧面	屈肘	50	位于肱骨的桡侧,肱二头肌肌腱与肱骨外侧髁之间连线中点,2~4个点
旋后肌	桡骨尺骨切迹	桡骨干近端	使前臂后旋	30~40	肱二头肌腱最远端止点的桡侧处,穿过指总伸肌后注射,1~2个点
桡侧腕长伸肌	肱骨外侧髁上嵴远端1/3	第二掌骨(MC)底	使手在腕部伸展和内收	30~40	肱桡肌后面,肱骨外上髁远端2指处,1~2个点
桡侧腕短伸肌	伸肌总腱起点(肱骨外上髁)	第三掌骨底	使手在腕部伸展和内收	20~30	桡侧腕长伸肌的后内侧,1~2个点
尺侧腕伸肌	伸肌总腱起点	第五掌骨底	使腕关节和肘关节伸展,使手内收	30~40	前臂中点的尺侧,位于尺骨干上,2~4个点
指总伸肌	伸肌总腱起点	中节和远节指骨底	使腕关节和手指伸展	30~40	前臂桡骨粗隆远端背面中部,进针深达1.2cm,2~4个点
小指伸肌	伸肌总腱起点	第五指中节和远节指骨底	使第五指伸展	30~40	指总伸肌内侧缘
拇长伸肌	尺骨中1/3背面	拇指远节指骨底	使拇指的所有关节伸展	20~30	沿尺骨桡侧缘的前臂中点进针,穿过尺侧腕伸肌后注射,1~2个点

续表

肌肉	起点	止点	作用	剂量 /U	注射点
拇短伸肌	桡骨和骨间膜的背面	拇指近节指骨底	使拇指腕掌（CMC）关节和掌指（MCP）关节伸展	20~25	桡骨的尺侧，腕上4指处，1~2个点
拇收肌	骨间膜以及桡骨和尺骨的背面	第一掌骨底	使拇指和手内收	20~40	虎口边缘，直接在第一掌骨近端进针，1个点
示指伸肌	尺骨远端和骨间膜的背面	第一指骨背面伸指肌腱扩张部	使食指伸展	20~30	尺骨茎突近端2指处，进针深达1.2cm，1个点
前臂屈肌					
旋前圆肌	肱头：肱骨内上髁 尺头：尺骨冠突内侧缘	桡骨外侧面中部	使前臂旋前，屈肘	30~40	肱骨内侧髁与肱二头肌肌腱之间连线的中点远端2指，1~2个点
桡侧腕屈肌	肱骨内上髁	第二掌骨底	屈腕、屈肘	30~40	肱骨内上髁与肱二头肌腱连线的中点远端4指处，1~2个点
尺侧腕屈肌	肱头：肱骨内上髁 尺头：鹰嘴及其后缘上2/3	腕部的豌豆骨	使手在腕部屈曲和内收	30~40	前臂中上1/3交界处，尺骨桡侧2指处，1~2个点
指浅屈肌	肱尺头：肱骨内上髁和尺骨冠突。桡头桡骨前缘上半部	内侧4指的中节指骨	近端指间（PIP）关节屈肌和掌指关节屈肌	25~30	操作者手掌握住患者手腕掌侧面，食指指向肱二头肌肌腱，在食指尖的尺侧进针，进针后穿过掌长肌，1~2个点
指深屈肌	尺骨近端2/3	手指末节指骨	使所有手指关节屈曲	30~40	小指置于尺骨鹰嘴，环指、中指以及食指沿尺骨骨干排列，在食指尖的尺骨尺侧缘进针注射，1~2个点
拇长屈肌	桡骨前面上2/3	拇指末节指骨	使拇指的所有关节屈曲	20~30	于前臂腹侧的中点，紧贴桡骨骨面，穿过桡侧腕屈肌及指浅屈肌，1~2个点
旋前方肌	尺骨前面（远端）	桡骨远端前面	使前臂旋前	20~30	桡骨茎突和尺骨茎突之间连线中点近端3指处，从桡骨和尺骨的骨间筋膜进针，1~2个点

8. 外科治疗

口服药物或肉毒毒素注射治疗仍不能有效缓解痉挛并影响康复治疗，可选择外科手术的方法。外科治疗分为外周性（针对局灶性和区域性痉挛）和中枢性（针对全身性和区域性痉挛）。外周术式主要包括脊神经后根选择性部分切断术（selective posterior rhizotomy，SPR）、周围神经选择性部分切断术（selective peripheral neurotomy，SPN）、颈部去交感神经术、肌腱以及骨关节矫形外科手术等。中枢术式主要指脑深部电刺激术（deep brain stimulation，DBS）。

三、肩痛

肩痛是脑卒中患者常见的并发症之一，一般在脑卒中后两三个月内多发，发生率为5%~84%。肩痛不仅可以影响患者的日常生活、情绪及睡眠，严重者还会影响患者的主动康复训练，阻碍偏瘫侧肩功能的恢复。同时，肩关节疼痛还可能掩盖肩关节运动功能的改善。

（一）常见病因和发生机制

脑卒中后肩痛原因很多，具体机制仍不明确。肌张力增高、肩手综合征（也叫复杂区域疼痛综合征）、粘连性关节囊炎、滑囊炎、肌腱炎、肩袖损伤、拖曳压迫、肩外伤及异位骨化等都有可能引起肩痛。不适当的肩关节运动会加重损伤和肩痛。

1. 肌张力增高

脑卒中患者后期由于患侧上肢肌张力增高，使肩关节周围力量不平衡，导致异常运动模式，引起肩痛。改善肩周肌群张力失衡，可以有效缓解偏瘫侧肩痛。

2. 肩手综合征

肩手综合征又称为复杂局域疼痛综合征（complex regional pain syndrome，CRPS）Ⅰ型或反射性交感神经营养不良（reflex sympathetic dystrophy，RSD），其与交感神经介导密切相关。除伴有肩痛外，患者还表现为感觉异常、血管功能障碍、水肿、出汗异常及营养障碍。不适当的被动活动导致肩关节外伤是引发肩手综合征的重要原因，患者早期不正确运动模式、上肢体液回流受阻、中枢神经损伤后血管运动功能障碍、外周神经损伤均与肩痛的发生有关。

3. 肩部软组织炎症及损伤

患者偏瘫侧的肩部软组织炎症及损伤包括肩袖肌损伤、肩关节囊粘连、肱二头肌长头肌腱病、肩峰-三角肌下滑囊炎等，均可刺激周围末梢神经，产生疼痛。

4. 肩关节半脱位

脑卒中后肩关节半脱位多发生在脑卒中后的3个月内，其发生率为17%~81%。肩关节半脱位后，半脱位的肱骨头会过度牵拉肩关节囊及周围肩袖肌群的神经，损伤肩部软组织，从而引发疼痛。但目前肩关节半脱位是否是肩痛的原因尚存在争议。

在临床上，脑卒中后肩痛的患者可能不仅只有一个病因，可能上述多个病因同时存在。

(二)检查及评估

1. 视诊
观察肩关节部位是否有形态及姿势异常、运动模式异常。

2. 触诊
检查肩关节部位温度、肌萎缩情况、压痛点等,包括:关节囊、冈上肌、冈下肌、肱二头肌肌腱、肩胛下肌、斜方肌上部、三角肌、Bankart点(盂唇前缘中点)等部位,以及肩胛骨、肱骨头、肩峰之间的位置关系是否正常。

3. 肩关节活动度检查
具体内容见第二章第一节关节活动度评定部分相关内容。

4. 肌张力的检查
具体内容见第二章第一节肌张力评定部分相关内容。

5. 特殊的检查方法

(1)疼痛弧的检查:当肩胛下区域及喙突肩峰韧带有疼痛性病变时,肩关节主动外展挤压到上述区域,表现为疼痛;疼痛弧范围为60°~120°、170°~180°(图2-3-8)。此检查适用于肌力在Ⅲ级及以上的患者。

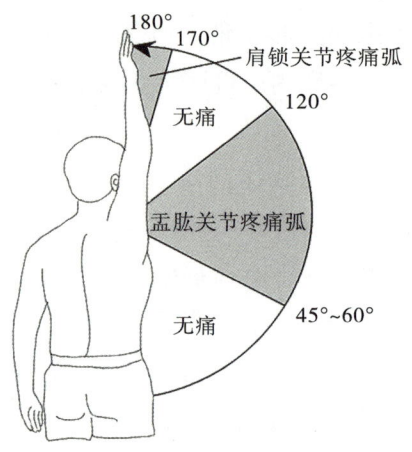

图2-3-8 疼痛弧

(2)Neer's征检查:用于检查肩峰下撞击(肩袖、肩峰下滑囊、肱二头肌长头腱)。治疗师一手固定患者肩胛骨,另一只手保持患者患侧肩关节内旋,然后使患肩前屈过顶,如诱发出疼痛,则为阳性(图2-3-9)。

(3)Hawkins-Kennedy撞击试验:用于检查肩峰下撞击、内侧撞击(肩袖、盂唇、滑囊、肱二头肌长头腱)。治疗师一手固定患者肘关节,一手固定腕关节,使患者肩关节内收位90°,肘关节屈曲90°,前臂保持水平,治疗师用力使患者前臂向下致肩关节内旋,出现疼痛或疼痛加重为阳性(图2-3-10)。

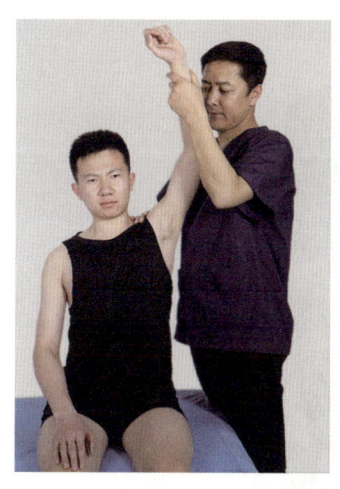 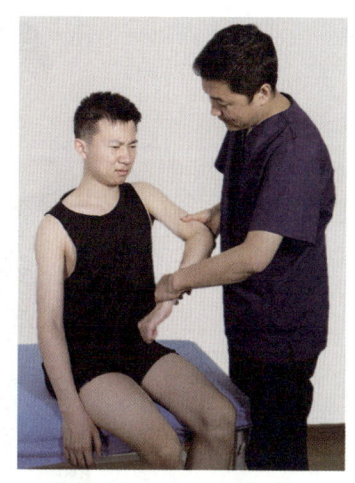

图 2-3-9　Neer's 征检查　　　　　图 2-3-10　Hawkins-Kennedy 撞击试验

（4）Speed's 试验：用于检查肱二头肌长头腱损伤或腱沟病变，可合并肩关节上盂唇损伤。患者患侧肩关节前屈并向内旋转，肘关节伸直位，患者抵抗治疗师给的向下的力，出现疼痛为阳性。腱沟区疼痛提示长头腱损伤或腱沟病变，深部疼痛提示合并肩关节上盂唇损伤。本试验适用于肌力达到Ⅳ级及以上的患者（图 2-3-11）。

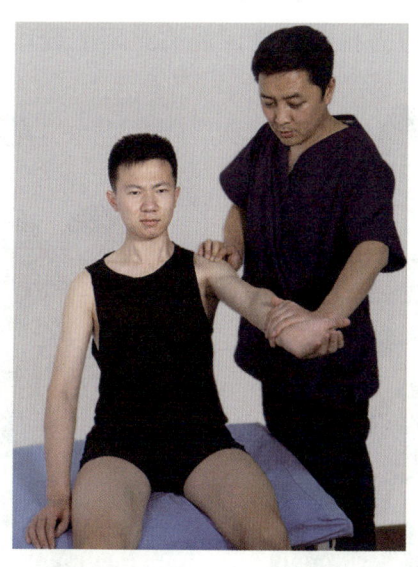

图 2-3-11　Speed's 试验

（5）Yergason's 试验：用于检查肱二头肌长头腱损伤或腱沟病变，可合并肩关节上盂唇损伤。受试者坐位，屈肘 90°，上臂紧靠胸壁，前臂旋前，检查者一手抓住腕部施加阻力，一手触诊腱沟，患者抵抗阻力并旋后，出现疼痛为阳性。腱沟区疼痛提示长头腱损伤或腱沟病变，腱沟区出现咔嚓声提示横韧带受损。本试验适用于肌力达到Ⅳ级及以上的患者（图 2-3-12）。

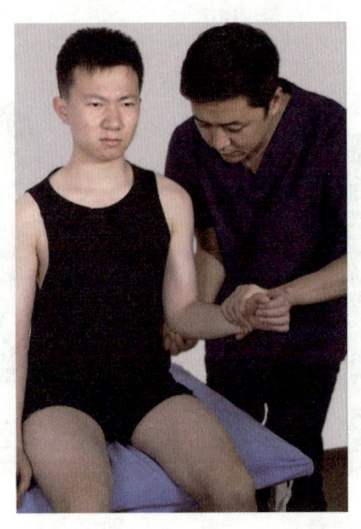

图 2-3-12　Yergason's 试验

（6）Empty/full can tests（空罐/满罐试验）：用于检查冈上肌部分或完全撕裂。患者站立位或坐位，肩关节在肩胛骨平面外展至 90°，前臂完全旋前，拇指朝下，检查者一手固定肩胛骨，一手在前臂施加向下阻力；随后在完全外旋位重复此操作，出现疼痛为阳性（图 2-3-13）。疼痛不伴无力提示肩峰下撞击，疼痛伴无力提示冈上肌部分或完全撕裂（但需排除患者因肌力差不能合作的情况）。

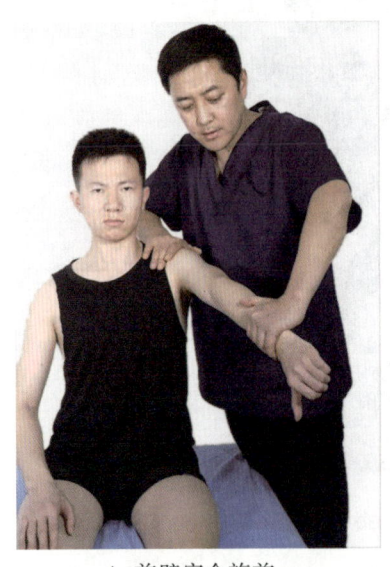
A. 前臂完全旋前

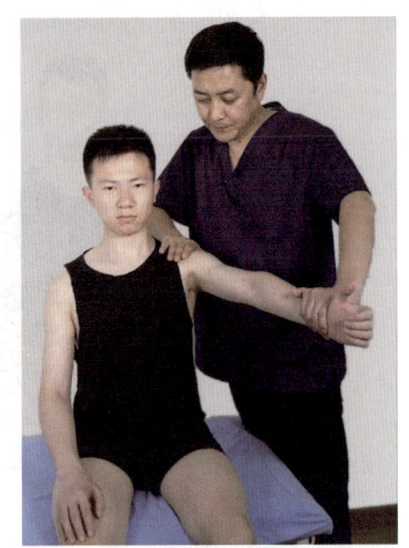
B. 前臂完全外旋位

图 2-3-13　Empty/full can tests（空罐/满罐试验）

（7）Lift-off 征：用于检查肩胛下肌部分或完全撕裂。患者坐位或仰卧位，肩关节内旋，手背碰触中段腰椎，检查者握住受试者前臂远端做肩关节最大内旋，出现疼痛或不稳定（不能维持 Lift-off 位）为阳性。本检查适用于肌力达到Ⅲ级及以上的患者（图 2-3-14）。

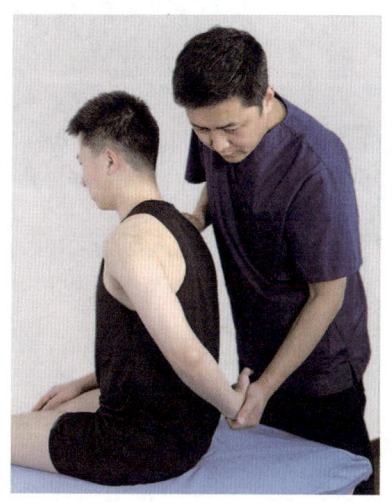

图 2-3-14　Lift-off 征

（8）Crank test（挤压测试）：用于检查肩关节上盂唇（SLAP）病变。患者仰卧位，肘关节屈曲 90°。检查者固定住肘关节和前臂，在肩胛骨平面上举至最大范围，肩关节完全外旋，沿肱骨干施加轴向压力。疼痛（外旋位最明显，内后向压力最大）为阳性。本测试适用于肌力达到Ⅳ级及以上的患者（图 2-3-15）。

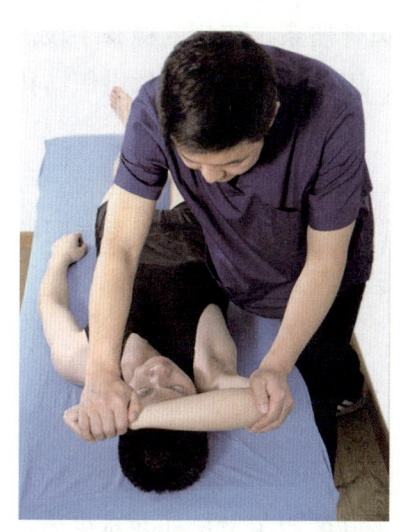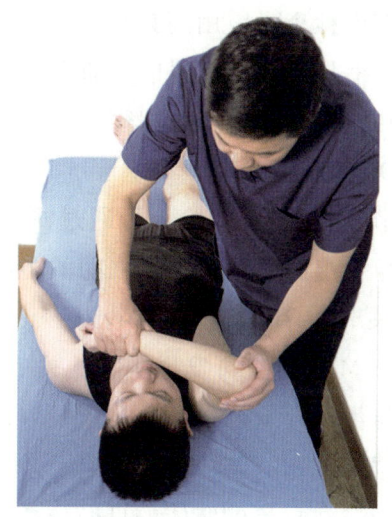

图 2-3-15　Crank test（挤压测试）

（9）Biceps load Ⅱ 试验：用于检查肩关节上盂唇（SLAP）病变。抗阻时产生疼痛为阳性。本测试适用于肌力达到Ⅳ级及以上的患者。患者仰卧位，肘关节屈曲 90°，外展 120°，肩关节充分外旋，前臂做最大旋后运动。检查者一手固定前臂，一手固定上臂，做肘关节屈曲等长抗阻测试（图 2-3-16）。

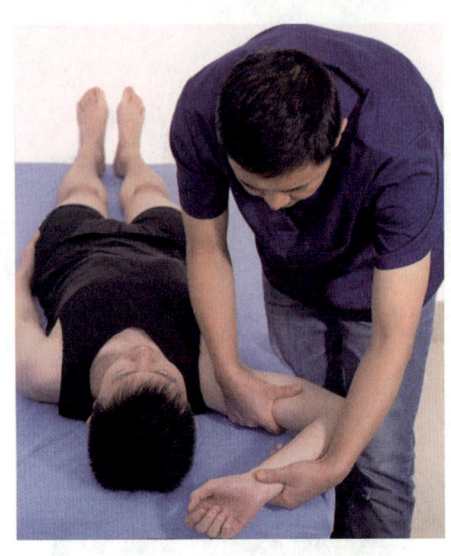

图 2-3-16　Biceps load Ⅱ 试验

6. 疼痛评定

使用视觉模拟法（visual analogue scale，VAS）评分：用 0~10 分代表不同程度的疼痛，0 分为无痛，10 分为难以忍受的剧烈疼痛，让病人根据自己的疼痛程度做出评分。

7. 肩关节肌骨超声检查

肌骨超声检查是应用高频超声来诊断肌肉骨骼系统疾病的检查手段。肌骨超声检查能够清晰显示肩关节肌肉、肌腱、韧带、周围神经等浅表软组织结构及其发生的病变，并能进行实时动态观察。

8. 肩关节 X 线检查

肩关节正侧位 X 线检查可通过测量肩峰下缘与肱骨头关节面之间的最短距离及肩峰下缘中点与肱骨头中心之间的距离确定是否有肩关节半脱位。

9. 肩关节 MRI 检查

肩关节 MRI 检查可发现肌腱、关节囊、关节盂、肩袖等病变。

（三）预防及治疗

1. 预防

脑卒中后注意患侧肢体的良肢位摆放、正确的肩关节运动及科学的护理是预防脑卒中后肩痛的有效办法。

1）良肢位摆放：仰卧位，患侧肩胛骨下垫枕，使其处于前伸位，肘、腕关节、手指各关节处于休息位。健侧卧位，体前置于支垫枕，患侧上肢伸直前臂处于中立位，肩胛骨前伸位，腕关节、指关节置于休息位。患侧卧位，患侧上肢前屈伸展位，肩胛骨前伸并掌心向上，腕关节、指关节置于休息位。

2）正确的肩关节运动：要指导患者采用正确的肩关节运动，注意改善肩胛骨活动度及肩关节被动活动度。持续肩关节活动度训练、保护肩关节可以预防和治疗肩痛。

（1）活动上肢之前：要特别注意进行肩胛骨的放松，并应用躯干旋转以抑制痉挛。

（2）被动运动：脑卒中早期避免用力牵拉肩关节，应避免肩部过度屈曲、外展运动和双手高举过头的动作，这些活动很难控制肩部外展范围而导致肩痛。

（3）主动运动：治疗中只要情况允许，尽可能地鼓励患者进行主动运动，肌肉的自主收缩可以更加有效地维持关节结构，对提升关节稳定性有帮助。

2. 治疗

患者出现肩痛后，可以采用手法治疗、物理因子治疗、微创技术、贴扎治疗、注射技术以及药物治疗等方法改善患者症状。

1）手法治疗：

（1）被动运动：治疗师在无痛范围内做上肢和手的被动运动，进行肩关节活动时以不引起肩关节疼痛为宜，治疗剂量及强度根据患者情况决定。

（2）主动运动：可采取具有针对性的高效手法进行疼痛治疗，如肌肉能量疗法、肌筋膜放松技术、Bobath技术等，根据患者不同时期的不同表现可采用不同的治疗技术进行治疗，原则是缓解疼痛，实现功能性动作，以提高日常生活能力。

2）物理因子治疗：冲击波疗法、经皮电刺激神经疗法、磁热疗法、超短波治疗、超声波扶他林导入疗法、红外线治疗、中频电脉冲治疗、低频电脉冲治疗、蜡疗等均可减轻患者的疼痛，根据患者具体情况选择相应的治疗处方。

3）微创治疗：浮针治疗、小针刀治疗、筋膜针刺疗法、传统针灸疗法等可缓解疼痛。

4）贴扎治疗：贴扎治疗是一种临床上常见的治疗疼痛的方法，其原理是利用贴布的弹性原理，结合皮肤、肌肉的固有属性，可增加软组织之间的间隙，促进淋巴及血液循环，减少引起疼痛的刺激物质，从而减轻疼痛。但是，只有规范操作的贴扎治疗才能保证疗效。

5）注射技术：

（1）肉毒毒素注射：对于与肌张力增高有关的肩痛，可局部肌肉注射肉毒毒素。肉毒毒素注射治疗可降低肌张力，缓解肌肉痉挛，治疗肌张力增高引起的肩痛。

（2）富血小板血浆注射：肩痛的病变部位可局部注射自身富血小板血浆。

（3）糖皮质激素注射：疼痛局部可采用局部麻醉注射，如注射糖皮质激素和利多卡因。

6）治疗肩关节半脱位：虽然目前肩关节半脱位是否是肩痛的原因尚存在争议，但肩关节半脱位后，半脱位的肱骨头会过度牵拉肩关节囊及周围肩袖肌群的神经，损伤肩部软组织，从而引发疼痛，治疗肩关节半脱位在肩痛的患者仍有必要。给予矫正患者肩胛骨位置，恢复肩部原有的锁定机制；刺激肩关节周围肌肉，使之产生肌张力和主动收缩；在被动活动时，注意在不损伤关节及其周围结构的前提下，保持肩关节无痛性全范围被动活动。

7）药物治疗：可口服布洛芬缓释片、曲马多缓释片、塞来昔布胶囊等药物；局部应用止痛贴剂等。

第四节　脑卒中运动障碍康复案例

康复治疗技术层出不穷、各显神通，在临床工作中，康复治疗技术的选择、康复方案的制订需要个体化、精准化，才能让患者的功能得到最大限度的恢复。

一、案例一

（一）病情简述

患者×××，男，72岁，因"脑梗死致左侧偏瘫5d"前来住院康复治疗。5d前患者晨起时发现左侧肢体完全不能活动，无法翻身坐起，言语稍含糊，立即被送往医院急救。既往患高血压病15年[最高血压185/110mmHg（24.66/14.66kPa）]、心房纤颤5年。入院专科查体：神志清楚，认知、吞咽及言语功能正常。左侧鼻唇沟稍浅，伸舌偏左，左上肢近端肌力Ⅰ级、远端0级，左下肢近端肌力Ⅱ级、远端0级，左侧肢体肌张力低，左侧偏身痛觉减退；右侧肢体运动感觉正常，四肢肌肉营养良好、无肌肉萎缩，右利手。左侧巴氏征阳性。头颅影像学检查见图2-4-1。头颅DWI：右侧基底节区、半卵圆中心脑梗死（急性或亚急性早期）；头颅MRI：右侧侧脑室旁及基底节区脑梗死伴出血，脑白质变性；头颅DTI：右侧皮质脊髓束形态异常并FA值降低、考虑损伤。入院疾病诊断：①脑梗死（右侧基底节区，急性期）；②心房纤颤；③高血压病3级（极高危）。入院功能诊断：①左侧偏瘫；②左侧偏身感觉障碍；③日常生活完全依赖。

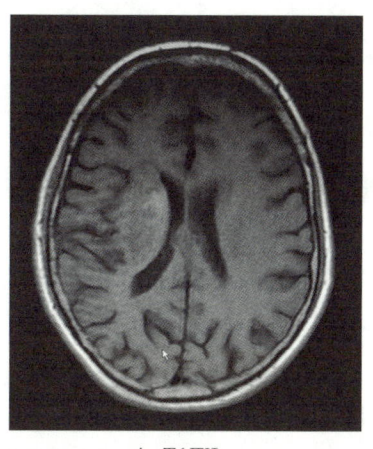
A. T1WI

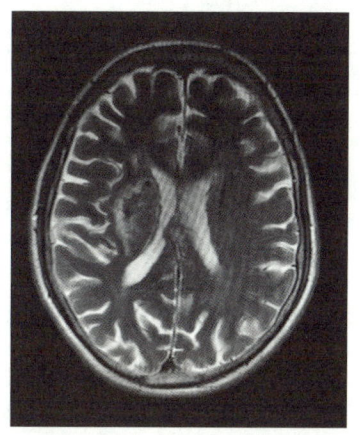
B. T2WI

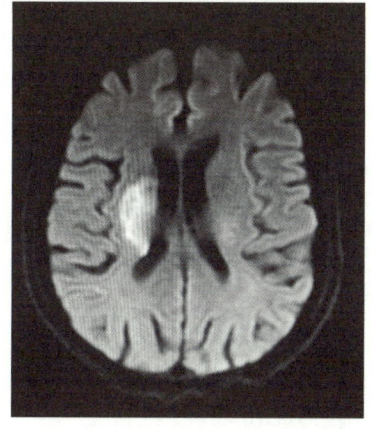
C. DWI

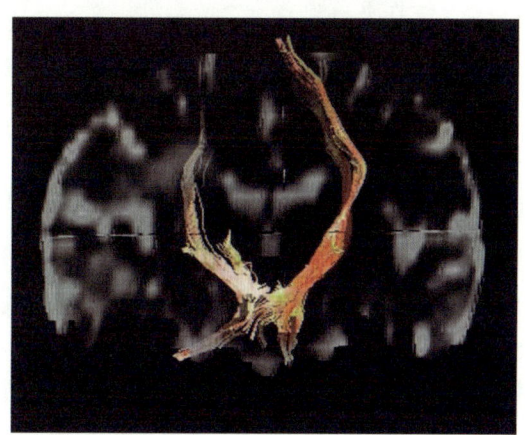
D. DTI

图 2-4-1 案例一头颅影像学检查

（二）康复功能评估

依据ICF框架，对患者的身体功能与结构、活动与参与，以及环境因素进行评估（重点针对其偏瘫进行相关评估，其他方面此处略）。患者ICF评估结果见表2-4-1。

表 2-4-1 案例一 ICF 评估结果

评定类目	评定项目	损伤程度	问题描述
身体功能与结构	b130 能量和驱力	0	
	b152 情感功能	0	
	b265 触觉功能	2	
	b270 与温度和其他刺激有关的感觉功能	2	
	b280 痛觉	0	
	b455 运动耐受功能	10	
	b710 关节活动功能	0	
	b715 关节稳定功能	0	

续表

评定类目	评定项目	损伤程度	问题描述
	b730 肌肉力量功能	10	
	b7302 单侧身体肌肉的力量	10	
	b7305 躯干肌肉的力量	10	
	b735 肌张力功能	0	
	b740 肌肉耐力功能	10	
	b765 不随意运动功能	0	
	b770 步态功能	10	
	b780 与肌肉和运动功能有关的感觉	0	
	s110 脑的结构：程度	2	皮质脊髓束部分断裂
	性质	2	基底节区及额叶梗死
	部位	1	右侧
	s730 上肢的结构：程度	0	
	性质	0	
	部位	0	
	s750 下肢的结构：程度	0	
	性质	0	
	部位	0	
活动与参与	d230 进行日常事务	P10C10	
	d410 改变身体的基本姿势	P10C10	
	d415 保持一种身体姿势	P10C10	
	d420 移动自身	P10C10	
	d450 步行	P10C10	
	d455G 到处移动	P10C10	
	d510 盥洗自身	P10C10	
	d530 如厕	P10C10	
	d540 穿着	P10C10	
	d550 吃	P10C10	
	d850 有报酬的就业	不适用	
环境因素	e310 家庭直系亲属	+4	原配及2子女
	e340 个人护理提供者和个人助手	+3	1护工和2子女
	e355 卫生专业人员	+4	康复医学科住院
	e410 直系亲属的态度	+4	态度积极
	e580 卫生的服务、体制和政策	+4	有医保
个人因素			退休干部
			康复治疗积极配合
			经济收入稳定
			无认知障碍及消极情绪

1. 身体功能与结构

（1）NIHSS 评分：9 分。

（2）徒手肌力评定：左侧：肩关节Ⅰ级、肘关节 0 级、腕关节 0 级、指关节 0 级、髋关节Ⅱ级、膝关节 0 级、踝关节 0 级、趾关节 0 级。

（3）FMA 评分：上肢 6 分，下肢 4 分。

（4）手功能评分：废用手。

（5）肌张力评定：左侧肢体肌张力低。

（6）Brunnstrom 分期：上肢–手–下肢：Ⅰ–Ⅰ–Ⅰ期。

（7）关节活动度评定：正常。

（8）影像学检查：头颅 DWI：右侧基底节区、半卵圆中心脑梗死（急性或亚急性早期）；头颅 MRI：右侧侧脑室旁及基底节区脑梗死伴出血，脑白质变性；头颅 DTI：右侧皮质脊髓束形态异常并 FA 值降低、考虑损伤。

（9）运动诱发电位（MEP）：左侧上下肢运动皮层运动阈值均未测出、运动诱发电位波形未引出。

2. 活动与参与

（1）平衡功能：坐位平衡 0 级，站位平衡 0 级。

（2）移动能力评定：采用 MRMI 评分为 0 分（床上翻身 0 分，卧坐转移 0 分，坐位维持 0 分，坐站转移 0 分，站位维持 0 分，床椅转移 0 分，室内步行 0 分，上下楼梯 0 分）。

（3）步行能力评分：采用 MRMI 评分为 0 分。

（4）ADL：25 分（进食 5 分，转移 0 分，修饰 0 分，如厕 0 分，洗澡 0 分，行走 0 分，上下楼梯 0 分，穿衣 0 分，大便控制 10 分，小便控制 10 分）。

3. 环境因素与个人因素

（1）环境因素：家庭成员共 4 人，与配偶及子女关系融洽，家庭经济条件较好，家人积极支持患者治疗。患者享有国家基本医疗保险，能在专业的康复医疗机构治疗。

（2）个人因素：患者系退休干部、高级知识分子，有稳定的经济收入，个人有很强的康复意愿，并愿意积极配合治疗，无认知障碍及消极情绪。

（三）病情分析

中国脑卒中康复治疗指南推荐，脑卒中患者病情稳定 72h 后应尽早介入康复治疗，尽可能多地接受全面的康复治疗以期获得最佳的功能水平，减少并发症。本例患者卒中后 5d、应尽快行全面而有效的康复训练促进功能恢复。根据功能评估，患者左侧肢体运动功能及移动能力完全损伤、日常生活能力重度损伤，现软瘫期，易出现肩关节半脱位、足下垂、肌肉萎缩、深静脉血栓形成等影响康复进程的合并症，而良肢位摆放、床上体位转移技术、关节活动度训练技术、早期正确佩戴辅助具等，是脑卒中早期康复介入的重要方面，也是预防上述并发症的有效手段，同时减少卧位、增加坐位维持可改善患者心肺功能、减少吸入性肺炎及误吸等发生，所以在该患者的本阶段住院过程中，瘫痪肢体肌力提高训练和关节活动度维持、躯干平衡能力训练以及患者转移能力训练等同等重要。根据患者目前各功能评估情况，其肢体运动功能损伤重，阅头颅MRI见右侧基底节区梗死、灶内出血，且DTI显示患侧纤维束部分断裂、运动诱发电位测定结果亦支持其皮质脊髓束严重损伤，但其仍有部分纤维束残留，预测运动功能部分恢复、会遗留后遗症，且康复治疗周期长，在早期选择合适的辅助支具，避免出现并发症、尽早在辅助器下行功能训练，尽可能提高患者生活质量。而患者的日常生活能力和生活质量的提高对其全身状况的改善、长期康复信心的建立均有重要意义，应在康复过程中加强健侧肢体活动能力训练，尽早使患者日常生活部分自理。

（四）康复治疗目标

1. 近期目标

维持各关节活动度正常，预防并发症；2周内独立完成翻身、健侧支撑坐起，坐位平衡达到3级、独立维持轮椅坐位，同时指导健手行日常生活能力训练，达到自行进食、梳洗、穿衣等；提高肢体肌力提升1~2级。

2. 远期目标

独自站立，踝足矫形器辅助下社区步行，日常生活活动大部分自理。

（五）康复治疗计划

患者系脑卒中后肢体软瘫期，运动功能差，依据以上评估结果和康复目标，这一阶段主要以床上和床边治疗为主，然后逐渐过渡到下一阶段的站位平衡、坐位-站位转移和辅助步行训练等。

通过良肢位摆放、辅助支具佩戴及神经肌肉电刺激、关节被动活动等预防并发症的发生；利用健侧肢体完成床上翻身和卧坐转移，尤其是健侧翻身和坐起；强化躯干肌群控制训练、提高坐位平衡；循序渐进给予患者偏瘫肢体的主被动训练，诱发肢体活动；以患者日常生活活动的需求为训练目标，如进食、洗漱、转移、穿衣等，指导健侧肢体日常生活能力训练，鼓励患者主动参与，帮助建立康复信心，同时宣教患者家属及护理人员给予必要的正确辅助支持。

（六）康复方案实施

1. 良肢位摆放

良肢位摆放是利用各种软性靠垫将患者置于舒适的抗痉挛体位，正确的体位摆放应该贯穿在偏瘫后的各个时期，一般每2h体位转换1次（见第二章第二节相关内容)。坐位时务必给患侧上肢足够的向上支持,如佩戴护肩,避免上肢重力对肩关节周围软组织的牵拉损伤、出现肩关节半脱位;T型垫、三角垫以及固定式踝足矫形器的使用可预防髋外旋、足下垂等出现。

2. 关节活动度训练

脑卒中患者卧床期应对其所有关节、特别是患侧肢体进行被动关节活动训练,以维持各关节活动度正常,有效防止肌肉废用性萎缩,促进功能恢复。训练一般由近端关节到远端关节,关节活动由小到大,轻柔进行(肢体软瘫期时,关节活动范围应在正常范围的2/3以内),训练形式由完全被动、辅助和完全主动逐渐过渡。本例患者肢体的近端有部分肌力,远端肌力较差,对其肩关节和髋关节、膝关节进行辅助下的助动关节运动训练,操作时嘱患者头转向患侧,注视患侧肢体的活动,同时跟随治疗师的口令和动作共同进行。关节活动度训练不仅包括肢体关节,还包括躯干的脊柱关节活动度训练,训练以患侧为主、兼顾健侧,训练时应注意保护,避免机械性损伤。

3. 床上体位转移训练

床上体位转移的实施应当由作业治疗师、患者、家属、护士和其他陪护人员共同参与,主要包括被动体位转移、辅助体位转移和主动体位转移等方式,训练按照完全被动、辅助和完全主动的顺序进行。体位转移的训练内容包括患者床上侧面移动、前后方向移动、被动健侧翻身、患侧翻身起坐训练、辅助和主动翻身起坐训练、床上桥式运动以及床上到轮椅、轮椅到床上的转移训练等。床上体位转移技术的实施要注意安全性问题,在身体条件允许的前提下,尽早离床。

(1)翻身训练:患者用健侧手抱住患侧上肢肘关节并稳定患侧上肢,通过头和躯干的转动向两侧反复进行翻身训练,向患侧翻身可借助健侧下肢,足蹬在床面上同时用力,向健侧翻身时则需要利用健侧下肢交叉在患侧下肢下,然后同时向健侧转动。

(2)躯干训练:患者在治疗师的辅助下将双下肢屈髋屈膝,足平放于床面上并尽力维持,或这一体位下利用双膝向左或向右的辅助主动运动,进行躯干和骨盆的控制训练;或在辅助固定膝关节的同时,让患者进行双桥训练,一般建议抬高一拳,在患者可耐受情况下维持数秒钟;或者让患者处于健侧卧位、患侧在上,健侧下肢伸展、患侧下肢屈曲,足踝置于健侧膝关节内侧处,治疗师一手固定患者躯干的上端与侧卧位,一手辅助患侧骨盆进行向前或者向后的助动和主动训练;也可以治疗师一手固定患者骨盆于健侧卧位,一手辅助患侧躯干上部进行向前或者向后的助动和主动训练。以上训练依据患者具体情况和耐受进行。

(3)卧坐训练:卧坐转移分为健侧卧位转移和患侧卧位转移。健侧卧位坐起时，患者先完成向健侧翻身，然后利用健侧下肢将患侧下肢辅助移动到床边，并将双侧小腿缓慢垂于床边，健侧上肢前屈过90°，利用健侧肘关节支撑和躯干的肌力协同，完成从卧位到侧方肘支撑位到健侧手支撑位到坐位的转移；患侧卧位坐起时，患者先完成向患侧翻身，然后利用健侧下肢将患侧下肢辅助移动到床边，并将双侧小腿缓慢垂于床边，健侧上肢手支撑于身前床面上，利用健侧手支撑和躯干的肌力协同，完成从卧位到健侧手在患侧支撑位到坐位的转移。

（4）坐位训练：患者需要在辅助下完成床边的坐位（小腿垂在床边）维持性训练，维持时间渐进延长。也可以利用逐渐抬高床头到90°的方法，让患者尽力维持不要倚靠床面，而后逐渐过渡到患者维持独立坐位下可左右转动身体或向后看。患者坐位下的动态平衡控制训练还包括了他动训练，可以由治疗师在告知患者主动维持平衡的前提下给予不同方向外力的干扰，提高患者的坐位平衡。在进行坐位训练时需要将软瘫的上肢利用肩吊带给予支持固定，避免给患侧肩周局部造成损伤，同时可利用肌内效贴布，在患侧肢体皮肤上给予感觉刺激和视觉强化刺激。

4. 肌力训练

脑卒中早期应重视瘫痪肌肉的肌力训练，针对相应的肌肉进行渐进式抗阻训练、交互性屈伸肌肉肌力强化训练，可以改善脑卒中瘫痪肢体的功能。肌力提高训练可穿插于关节活动度训练中进行，也可利用运动想象和感觉刺激的方法诱发肢体的主动运动。包括让患者利用健侧手或者足，不断由远端到近端单向地、反复刺激患侧肢体的皮肤，促进感觉恢复；或在治疗师辅助下，闭眼状态下想象患侧肢体的各种动作，通过促进中枢神经重塑，改善患者运动功能。联合功能性电刺激或者肌电生物反馈治疗进一步促进肌力提高。

5. 物理因子治疗

通过对患肢的空气压力波治疗预防静脉血栓形成，但治疗前需通过静脉彩超检查排除已有血栓形成方可进行，治疗时间40min/次，1~2次/d。对相应肌群的低频脉冲电刺激治疗，可以有效刺激患侧神经肌肉、引起肌肉收缩，预防肌肉废用性萎缩。对已有肌肉收缩的肩内收肌群、臀大肌进行肌电生物反馈训练，诱发肩关节内收和髋关节背伸动作，为上下肢近端肌力提高奠定基础；反馈训练时常常需要患者注意力集中，通过视觉下的肌电变化和声音指令完成。

6. 日常生活活动训练

患者为右利手，健手（右侧）行日常生活活动训练可达到自行进食、喝水、刷牙、洗漱等，尽早及时给予指导和床边支持即可。待躯干稳定性提高、坐位平衡达2级后，可进行轮椅的坐位适应性训练，并进行床椅转移的训练和床上坐位下的穿上衣训练和卧位下穿裤子训练等。

7. 传统康复治疗技术

针刺、艾灸等传统治疗在这一阶段都能够有很好的效果。选取患者患侧上肢肩三贞、手五里、曲池、手三里、合谷、八邪、外关，下肢髀关、伏兔、丰隆、风市、环跳、委中、阳陵泉、阴陵泉、足三里、悬钟、三阴交、涌泉等穴位。患者处于软瘫期，我们可以选择电针辅助治疗，能更好地加强穴位和经络刺激作用，并对患侧肢体行推拿治疗，能很好地预防和延迟肌肉萎缩及患肢关节挛缩等。

8. 神经调控技术的应用

rTMS 和 tDCS 都是目前有大量临床证据证明对卒中后偏瘫有明确疗效的非侵入性神经调控技术，可以选择其中一种技术，后期可以 tDCS 同时进行运动训练和作业治疗。

（1）rTMS 治疗方案：刺激强度：80% 运动阈值；刺激模式：1Hz 低频刺激；刺激部位：左侧 M1 区；刺激时间：20min。

（2）tDCS 方案：刺激电流：1mA；刺激模式：连续刺激模式，阴极置于左侧 M1 区、阳极置于右侧眶额叶；治疗时间：20min。

（七）案例思考

此病案是一典型的脑卒中早期康复治疗病案，患者急性卒中后病情稳定，早期积极的康复介入可预防并发症的发生、缩短康复进程。患者目前软瘫期，各种并发症的预防是现阶段的主要内容，早期佩戴护肩、踝足矫形器可加强关节周围肌肉力量，有效预防肩关节半脱位、足下垂。躯干的稳定是达到独立坐位、站位维持的基础，躯干稳定后需尽快行坐位平衡的训练，为其坐站转移、步行奠定基础，亦可改善心肺功能。考虑到患者预后不佳、会遗留后遗症，预测其远期行走需佩戴辅助支具，若积极的主动及被动训练后患侧下肢肌力提高、肌张力恢复较差，可考虑辅助支具由髋膝踝足矫形器、膝踝足矫形器向踝足矫形器过渡，尽早在矫形器的辅助下完成站立、步行训练，提高生活质量。本例患者为非优势半球病损，健侧肢体日常生活能力训练较易完成，训练初期即进行指导和训练，使患者能尽早部分自理，对患者康复信心的建立、减轻护理负担有益，但训练时需特别注意患侧肢体的强制性训练，避免出现患侧废用。

二、案例二

（一）病情简述

患者 ×××，男，52 岁，工程师。2 个月前早饭后突发右侧肢体无力，不能站立、行走，右上肢不能抬起，右手不能抓握，立即被送到医院，急行头颅 CT（图 2-4-2）示"左侧基底节区脑出血并破入侧脑室，量约 15ml"，于当地住院经药物和康复治疗后右侧肢体无力较前稍有改善，一人辅助下可站立、迈步，但右上肢仍无自主活动，为求进一步康复治疗转入我院。既往高血压病史5年[最高血压200/100mmHg(26.66/13.33kPa)]。入院专科查体：高级功能正常，右侧鼻唇沟浅，伸舌右偏。右上肢近端肌力Ⅱ级，远端0级，右上肢肌张力稍低，右肩关节半脱位，右下肢近端肌力Ⅳ级，远端肌力Ⅱ级，右足下垂，右足内翻，右侧巴氏征阳性，深浅感觉正常；左侧肢体运动感觉正常，四肢肌肉营养良好、无肌肉萎缩。头颅MRI：左侧基底节区脑出血（图2-4-3）。入院疾病诊断：①脑出血（左侧基底节区，恢复期）；②高血压病3级（极高危）。入院功能诊断：①右侧偏瘫；②手功能障碍；③步行障碍；④日常生活大部分受限。

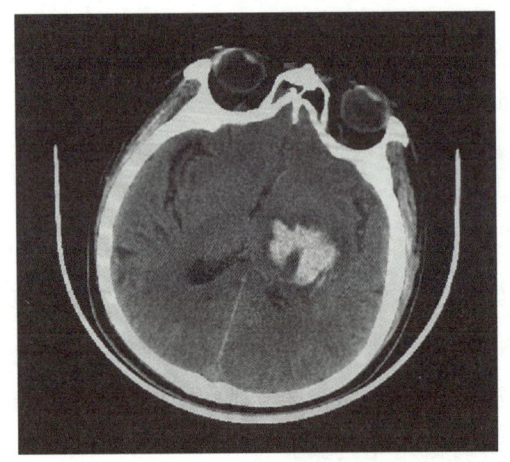
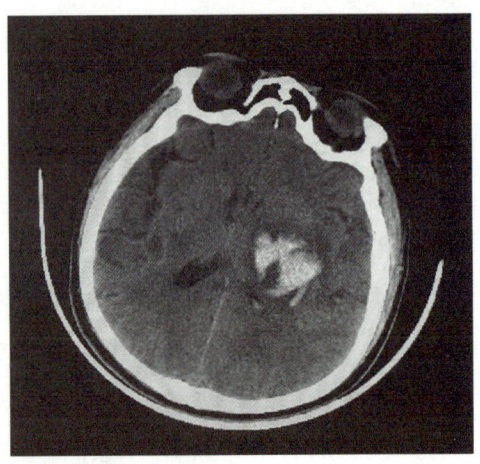
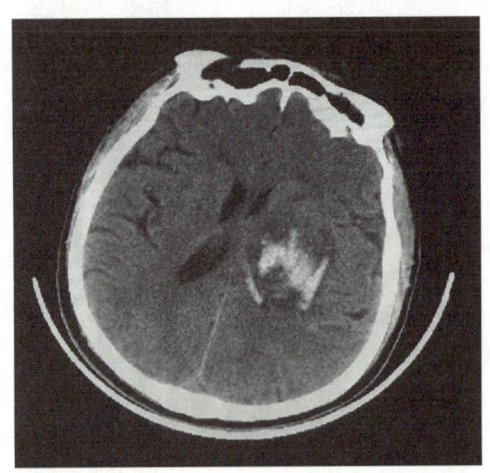

图2-4-2 案例二头颅CT

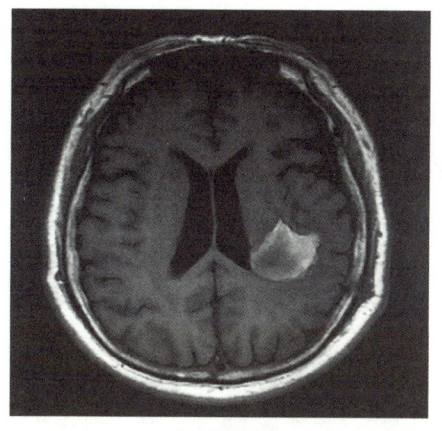
A. T1WI

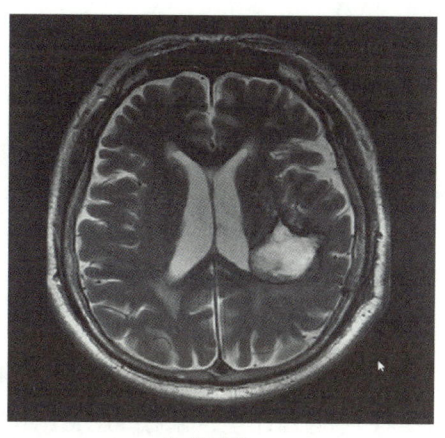
B. T2WI

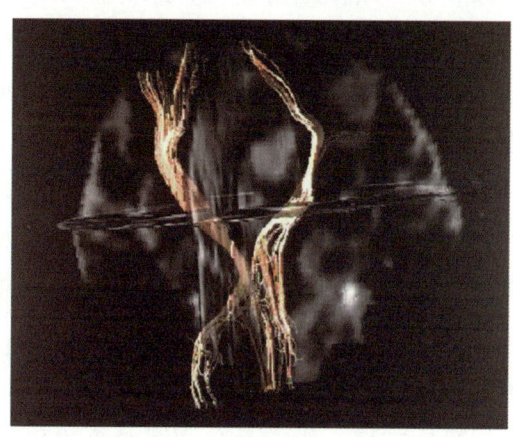
C. DTI

图 2-4-3　案例二头颅 MRI

（二）康复功能评估

依据 ICF 框架，对患者的身体功能与结构、活动与参与，以及环境因素进行评估（重点针对其运动功能进行相关评估，其他方面此处略）。患者 ICF 评估结果见表 2-4-2。

1. 身体功能与结构

（1）NIHSS 评分：6 分。

（2）认知、吞咽、言语评估：均正常。

（3）徒手肌力评定：肩关节Ⅱ级、肘关节Ⅱ级、腕关节 0 级、指关节 0 级，髋关节Ⅳ级、膝关节Ⅲ级、踝关节Ⅱ级、趾关节Ⅱ级。

（4）FMA 评分：FMA-上肢 6 分，FMA-下肢 23 分。

（5）手功能评定：废用手。

（6）肌张力评定：上肢肌张力减低；改良 Ashworth 分级：小腿三头肌为 1 级。

（7）Brunnstrom 分期：上肢-手-下肢：Ⅰ-Ⅰ-Ⅲ期。

（8）关节活动度评定：肩关节半脱位，其余正常。

（9）影像学检查：头颅 MRI：左侧基底节区脑出血。头颅 DTI：左侧皮质脊髓束稀疏，部分中断，考虑损伤，见图 2-4-3。

（10）运动诱发电位（MEP）检查：右上肢运动皮层运动阈值未测出、皮层运动诱发电位波形未引出，右下肢运动皮层运动阈值增高，皮层运动诱发电位潜伏期延长、波幅减低、中枢运动传导时间延长。

2. 活动与参与

（1）平衡功能：坐位平衡 3 级，站位平衡 1 级。

（2）移动能力评定：采用 MRMI 评分为 28 分（床上翻身 5 分，卧坐转移 5 分，坐位维持 5 分，坐站转移 3 分，站位维持 4 分，床椅转移 3 分，室内步行 2 分，上下楼梯 1 分）。

（3）步态分析：1 人辅助下完成室内短距离三点步行，屈髋不充分，膝过伸，足下垂，足内翻，重心偏左。

（4）步行能力：3 级。

（5）ADL：40 分（进食 5 分，转移 10 分，修饰 0 分，如厕 0 分，洗澡 0 分，行走 5 分，上下楼梯 0 分，穿衣 0 分，大便控制 10 分，小便控制 10 分）。

3. 环境因素与个人因素

（1）环境因素：家庭成员共 4 人，家庭经济条件较好，家人积极支持患者治疗。患者能在专业的康复医疗机构治疗。患者享有国家基本医疗保险。

（2）个人因素：患者系退休职工，有经济收入，个人有很强的康复意愿，并愿意积极配合治疗，无认知障碍及消极情绪。

表 2-4-2　案例二 ICF 评估结果

评定类目	评定项目	损伤程度	问题描述
身体功能	b130 能量和驱力	0	
	b152 情感功能	0	
	b265 触觉功能	0	
	b270 与温度和其他刺激有关的感觉功能	0	
	b280 痛觉	0	
	b455 运动耐受功能	6	
	b710 关节活动功能	0	
	b715 关节稳定功能	2	
	b730 肌肉力量功能	6	
	b7302 单侧身体肌肉的力量	6	

续表

评定类目	评定项目	损伤程度	问题描述
	b7305 躯干肌肉的力量	2	
	b735 肌张力功能	4	
	b740 肌肉耐力功能	6	
	b765 不随意运动功能	0	
	b770 步态功能	6	
	b780 与肌肉和运动功能有关的感觉	0	
身体结构	s110 脑的结构：程度	2	中度损伤
	性质	2	基底节区脑出血
	部位	2	左侧
	s730 上肢的结构：程度	0	
	性质	0	
	部位	0	
	s750 下肢的结构：程度	0	
	性质	0	
	部位	0	
活动与参与	d230 进行日常事务	P8C8	
	d410 改变身体的基本姿势	P4C4	
	d415 保持一种身体姿势	P2C2	
	d420 移动自身	P2C2	
	d450 步行	P6C6	
	d455G 到处移动	P4C4	
	d510 盥洗自身	P6C6	
	d530 如厕	P5C5	
	d540 穿着	P6C6	
	d550 吃	P3C3	
	d850 有报酬的就业	不适用	
环境因素	e310 直系亲属家庭	+4	原配及子女康复态度积极
	e340 个人护理提供者和个人助手	+3	1护工和2子女
	e355 卫生专业人员	+4	康复医学科住院
	e410 直系亲属的态度	+4	态度积极
	e580 卫生的服务、体制和政策	+4	有医保，经济状况佳
个人因素			个人有很强的康复欲望，愿积极配合康复治疗

（三）病情分析

本例患者脑卒中后 2 个月，病程属于恢复期，功能评估其右侧肢体运动功能障碍，因步行及手功能障碍，日常生活大部分受限。患者年轻，脑出血量不大，神经功能缺损程度相对不严重，除运动功能障碍以外，其他功能均正常，患者康复欲望强烈，配合性较高，家庭支持力度大，具有良好的康复条件。入院后全面康复评定，临床评定结合影像学（MRI 和 DTI）和 MEP 测定进行预后评估，DTI 提示左侧皮质脊髓束中度受损，MEP 提示右下肢皮层运动诱发电位尚可引出、右上肢皮层运动诱发电位波形未引出，预测患者可基本恢复步行能力，但右手手功能恢复情况不乐观。目前治疗重点以提高步行能力、纠正异常步态为主，另外需强调的一点是，在进行患侧上肢功能训练、诱发分离运动产生的同时，应加强健侧手功能训练，从而使患者尽快完成日常生活基本自理。随着病情的恢复和主动运动的增加，还需要关注瘫痪肢体肌张力是否增高，在康复训练过程中注意预防产生痉挛。另外，患者积极主动参与康复治疗有助于提高治疗效率及增加治疗效果，应警惕卒中后抑郁的发生，早期诊断，早期治疗。

（四）康复治疗目标

1. 近期目标

改善右侧肢体运动功能，站位平衡达 3 级，进一步提高步行能力，促进患侧上肢分离运动产生，同时指导患者健侧（左手）进行日常生活能力主动训练，达到左手持筷、拿笔、用电脑和穿脱衣服。

2. 远期目标

独立步行，日常生活基本自理，回归家庭。

（五）康复治疗计划

（1）预防偏瘫并发症的发生，积极开展健康宣教，将良肢位的管理、康复的重要性以及护具的应用等正确的康复观念传递给患者及家属，并落实到患者家庭康复训练中。

（2）教会患者及家属正确使用护肩及踝足矫形器，预防肩关节半脱位加重、足下垂及足内翻加重。

（3）强化躯干核心训练，增强身体运动稳定性，为提高患者的整体功能打好基础。

（4）诱发肢体分离动作，提高偏瘫侧膝关节稳定性，改善膝过伸，优化患侧下肢屈髋屈膝运动控制能力，提高步行能力。

（5）将日常功能训练融入康复治疗中，以具体功能性动作为设计治疗方案及技术选择的依据，做到有针对性的康复治疗，最终达到日常生活基本自理。

（六）康复方案实施

1. 良肢位管理

由以上病案资料及评估结果可知，患者已出现患侧肩关节半脱位、膝过伸、足下垂以及足内翻等不良现象，针对以上问题，良肢位的管理在肩关节半脱位、膝过伸、足下垂以及足内翻的防治上起着积极作用，因此良肢位管理是我们康复治疗的重要工作。

2. 康复辅具的应用

患者出现的肩关节半脱位、足下垂内翻可及时佩戴护肩和踝足矫形器，可有效防止其现象的进一步加重。佩戴护肩和踝足矫形器时要注意肩关节和踝关节的生物力学结构，保证在正常位置上稳定固定，才能起到积极作用。否则不但没有好的效果反而会引起负面作用，因为固定带太松没有固定作用，固定带太紧会影响患侧上肢的循环，阻碍上肢功能恢复。

3. 运动疗法

遵循神经生长发育疗法的原则，先进行头颈、躯干及骨盆运动的强化训练，再进行四肢运动的训练，治疗方法可选择 PNF 技术、Bobath 技术、Brunnstrom 技术及 Rood 技术等方法进行治疗。在此以 PNF 技术为例，介绍此阶段的治疗方法。治疗以头颈—肩胛—躯干—骨盆—四肢的顺序进行，治疗中以患者的主动运动为主，强调动作的随意性，结合功能导向提升患者运动功能。

1）头颈模式：患者取坐位，治疗师站在患者身后，一手固定患者头部，另一手固定患者下颌，稳定头颈部，要求患者在不同象限进行弱化肌群的强化训练，此期要求患者以主动运动控制为主，主要强化患者分离运动，根据患者状态和参与程度，选择合适的剂量进行训练，每组 5~10 次，每次 3~5min，2 次 /d。见图 2-4-4。

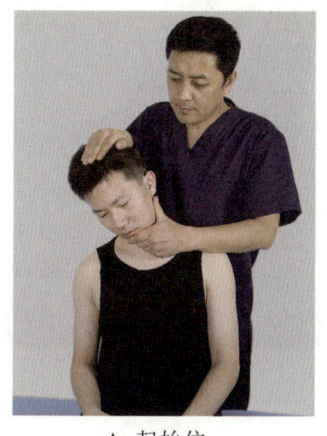
A. 起始位

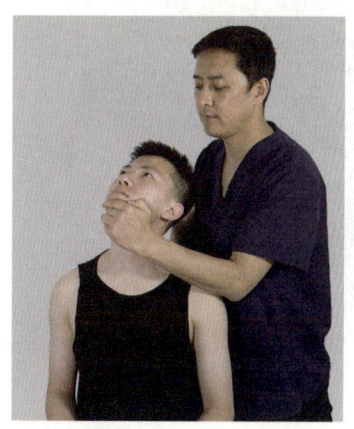
B. 终末位

图 2-4-4　头颈模式

2）肩胛模式：患者取健侧卧位，治疗师站在患肩后面，双手固定患肩，选择肩关节"前上—后下模式""后上—前下模式"，要求患者主动运动肩胛连带区域，对于弱化的肩胛肌群进行强化训练，提高患肩的运动控制能力，根据患者状态和参与程度，选择合适的剂量进行训练，每组 5~10 次，每次 3~5min，2 次 /d。见图 2-4-5。

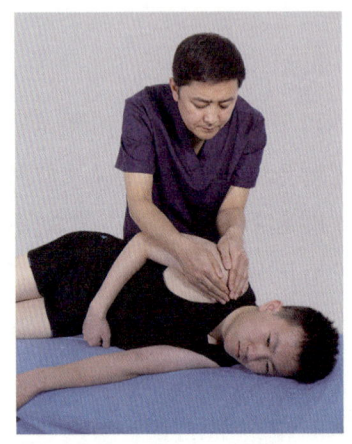 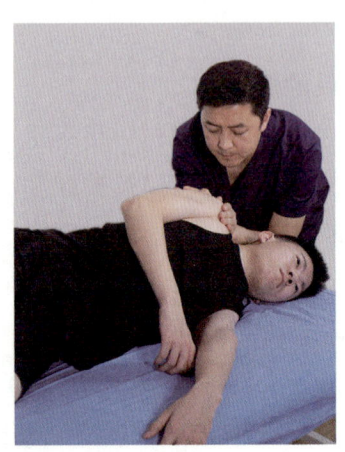

A. 前上—后下模式　　　　B. 后上—前下模式

图 2-4-5　肩胛模式

3）躯干模式：患者取仰卧位，治疗师站在患者一侧，固定患者双上肢，要求患者主动完成"下劈"或"上提"模式，强化躯干的核心肌群，每组 5~10 次，每次 3~5min，2 次 /d。见图 2-4-6。

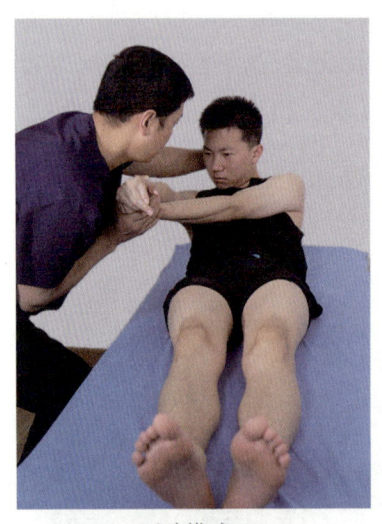 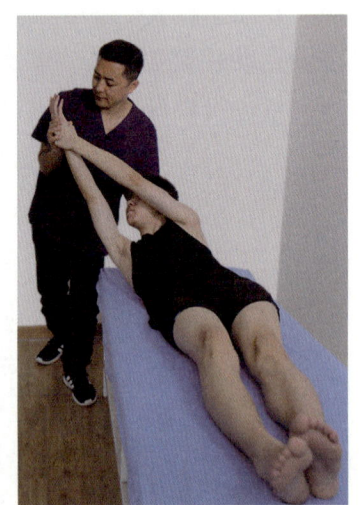

A. 下劈模式　　　　B. 上提模式

图 2-4-6　躯干模式

对于状态比较好的患者，可以一手固定患者双上肢，另一手固定患者双下肢，要求患者做上肢和下肢的对向主动运动,可以有效地激活躯干稳定肌,每组5~10次,每次3~5min,2次/d。

4)骨盆模式:患者取健侧卧位,治疗师站在患侧骨盆后方,双手固定骨盆,选择髋关节"前上—后下""前下—后上"模式,要求患者主动完成骨盆2个不同方向的运动控制训练,对于弱化的骨盆稳定肌群进行强化训练,提高骨盆的运动控制能力,为提高步态能力做好基础工作。根据患者状态和参与程度,选择合适的剂量进行训练,每组5~10次,每次3~5min,2次/d。见图2-4-7。

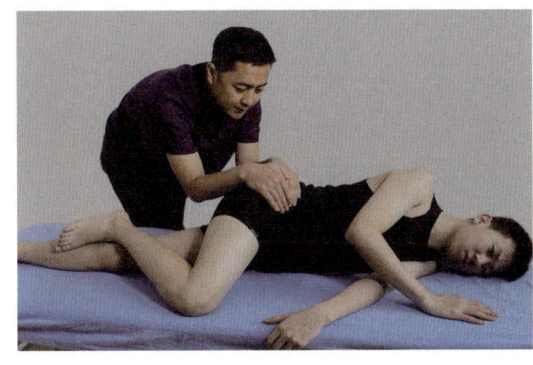
A. 前上—后下模式

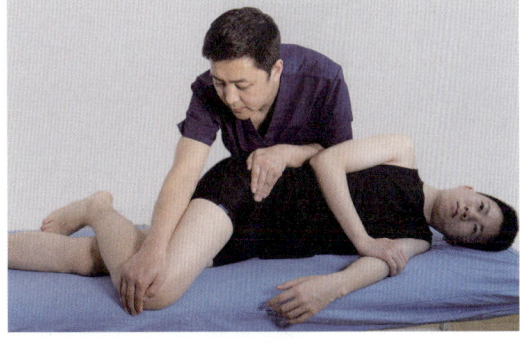
B. 前下—后上模式

图2-4-7 骨盆模式

5)上肢模式:患者取健侧卧位,治疗师站在患侧,一手固定患侧上肢手部,一手环绕固定患侧上肢肘臂部,以保证治疗时肢体运动的稳定性,根据患者状态和参与程度,选择合适的剂量进行训练,每组5~10次,每次3~5min,2次/d。治疗时注意治疗师的口令,根据选择的模式,尽可能诱发手腕部背屈掌屈运动,以达到最佳治疗效果。见图2-4-8。

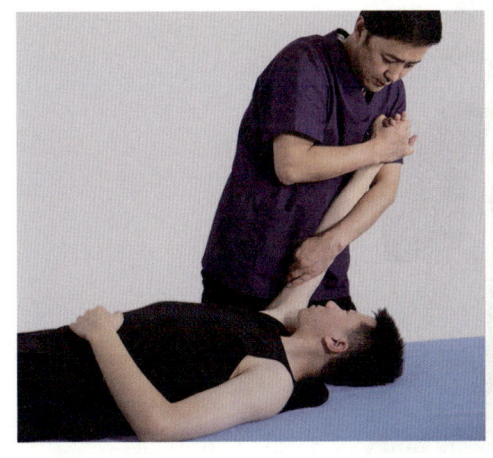
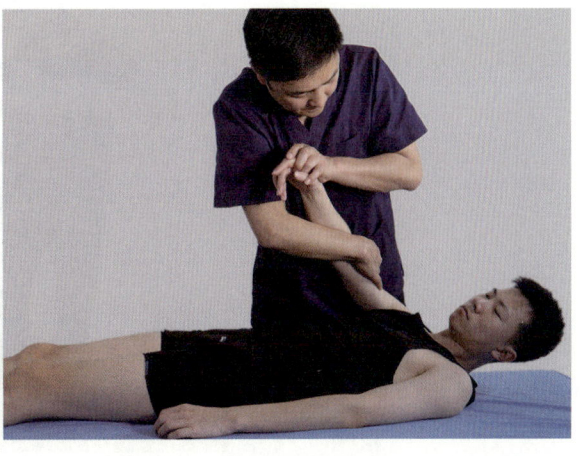

图2-4-8 上肢模式

6）下肢模式：患者取健侧卧位，治疗师站在患侧，一手固定患侧下肢足部，一手固定患侧下肢膝部，以保证治疗时肢体运动的稳定性，根据患者状态和参与程度，选择合适的剂量进行训练，每组 5~10 次，每次 3~5min，2 次 /d。治疗时注意治疗师的口令，根据选择的模式，尽可能地诱发踝足背屈足趾屈以及屈髋屈膝运动，改善患者屈髋屈膝不充分的现象，提高下肢运动能力。见图 2-4-9。

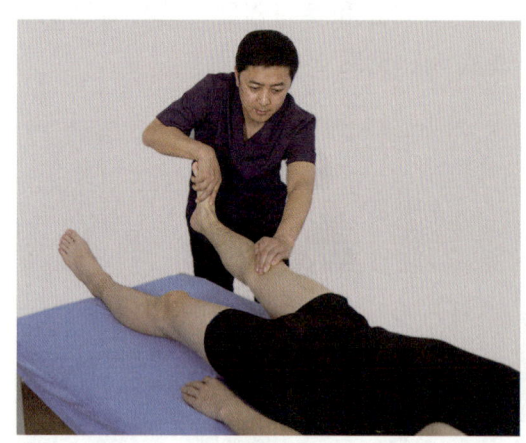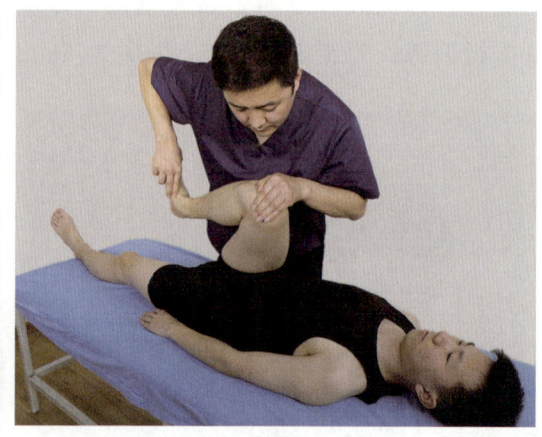

图 2-4-9　下肢模式

7）平衡功能训练：Brunnstrom Ⅲ~Ⅳ期的患者平衡功能的提升是重点康复内容。此阶段平衡功能提升以站位平衡训练为主要任务，提高肢体站位稳定，为提高步行能力做好准备。

（1）静态平衡训练：先进行辅助站立训练，然后进行独立站立训练。见图 2-4-10。

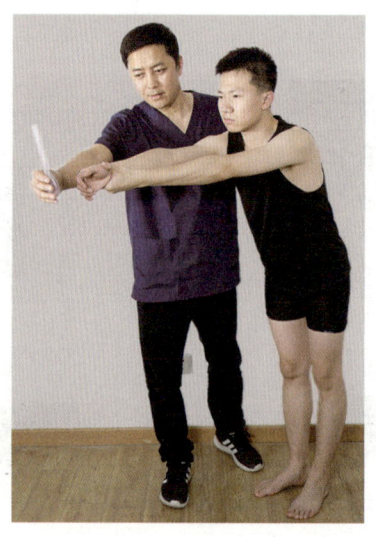

图 2-4-10　静态平衡训练

在患者尚不能安全独立站立时，首先进行辅助站立训练。可以由治疗师辅助患者，也可以由患者自己借助于平衡杠、助行架、手杖等，当患者的静态平衡改善后，则开始进行独立站立平衡训练，患者面对镜子保持独立站立位，这样在训练时可以通过视觉反馈调整不正确的姿势。当患者站位平衡达到Ⅱ级时，就可以进行自动态站立平衡训练。

（2）自动态平衡训练：患者仍需要面对矫正镜站立，治疗师站于患者旁边。自动态平衡的训练方法较多，具体如下：①向各个方向活动：站立时足保持不动，身体交替向侧方、前方或后方倾斜，并保持平衡；身体交替向左右转动并保持平衡。②左右侧下肢交替负重训练：左右侧下肢交替支撑自身体重，每次保持5~10s，治疗师需特别注意监护患者，以免发生跌倒。③重心转移训练：治疗师手拿物体，放于患者的正前方、侧前方、正上方、侧上方、正下方、侧下方等各个方向，让患者通过触碰物体达到重心转移训练。④伸手拿物：拿一物体放于地面上距离患者不同的地方，鼓励患者弯腰伸手去拿物体。

（3）他动态平衡训练：患者面对矫正镜保持独立站立位。①稳定支撑面上训练：患者站在平地上，双足分开较大的距离，较大的支撑面利于保持平衡。治疗师站于患者旁边，向不同方向推动患者，可以逐渐增加推动的力度和幅度，增加训练的难度。②软而小的支撑面上训练：随着平衡功能的改善，可以由硬的支撑面改为小而软的支撑面，例如：站在气垫上或软的床垫上等，也可以缩小支撑面，并足站立，或单足站立。然后治疗师向各个方向推动患者，使其失衡后再恢复平衡。③活动的支撑面上训练：患者站立在活动的支撑面上，如平衡垫上，进一步增加训练的难度，然后治疗师向各个方向推动患者。④抛接球训练：在进行抛接球训练时可以从不同的角度向患者抛球，同时可逐渐增加抛球的距离和力度来增加训练的难度。⑤平衡测试仪训练：平衡测试仪除了可以用来客观地评定平衡功能，还可以用于平衡功能的训练。（注：在进行站立位平衡训练时，要注意随时纠正患者的站立姿势，防止患膝过伸等异常姿势。）

8）转移能力训练：强化患者的转移能力，主要以坐—站转移、站位动态转移以及步态训练为主，更进一步提高患者的整体运动能力。此患者有较为明显的膝过伸及屈髋屈膝不充分现象，严重影响患者的步行能力。在步态训练中强化患侧膝关节的屈—伸稳定性及整个患侧下肢的抗重力伸展能力，纠正患侧下肢屈肌和伸肌肌群的失衡状态，对提高患者步行能力及步态有积极的作用。在患者步行能力提升方面，也可选用一些辅助设备。临床上最常用的有减重支持数字化跑台、助行器、下肢机器人等设备。

9）手功能训练：经过临床及影像学、电生理等辅助检查结果预测，患侧上肢功能预后不容乐观，因此有关手功能训练的过程中，我们在进行患侧上肢功能康复的同时，融入健侧上肢手功能的康复。在进行患侧手功能训练时，要求患者在自我训练和治疗师专业手法治疗时减少代偿性的动作，可根据患者的具体情况选择性地进行一些分离动作的诱发。可先对肩关节、肘关节、腕关节以及各手指关节的生物力学进行纠正，在此基础上可对深层本体感受器进行手法干预，放松紧张肌群，激活主动肌，提高运动表现。

3. 物理因子治疗

神经康复中物理因子治疗起着很重要的作用，其治疗目的主要是通过神经肌肉刺激，平衡肌肉张力，诱发肢体运动，提高肢体的运动参与能力，进而实现实用性功能。临床上最常用的有神经肌肉治疗仪、低频脉冲电刺激、抗痉挛治疗仪等理疗设备，治疗部位通常选择肩外展肌群、伸肘肌群、屈肘肌群、伸腕肌群、腕屈肌群、伸髋肌群、伸膝肌群以及踝背屈肌群。刺激部位的选择上参考评估结果，对于失衡的肌肉状态通过理疗设备进行治疗性干预，治疗剂量根据患者具体情况给予调整，以患者耐受为度，治疗时间 20min/ 次，1~2 次 /d。

4. 传统康复治疗技术

针灸治疗、中风后遗症推拿治疗。针灸治疗主要是疏通经络，调补气血，通过针刺以改善其运动、感觉等障碍，临床常用的针刺穴位包括百会、风池、人中、风池、肩髃、臂臑、内关、尺泽、外关、合谷、委中、足三里、阴陵泉、三阴交、昆仑等。临床治疗时根据病情辨证论治，适当加减穴位。

5. 重复经颅磁刺激（rTMS）

基于双侧大脑半球平衡理论，或给予健侧 M_1 区低频 rTMS，或给予患侧 M_1 区高频 rTMS 以重新恢复双侧大脑半球平衡，促进运动功能恢复。本例治疗方案：刺激部位：患侧 M_1 区；刺激频率：5Hz；刺激强度：80% 运动阈值；每次刺激时间：20min；每周 5 次，每疗程 2 周。

（七）案例思考

此案例是一典型的脑卒中恢复期康复治疗病案，根据临床及影像学、电生理学评估结果，对患者进行预后评定。考虑患者下肢运动功能恢复可能较好，早期开展平衡功能及步行训练，尽快恢复独立步行能力，有助于尽早提高患者日常生活活动能力。患者手功能预后不佳，应注重健侧手功能训练，重视作业治疗训练，并把作业治疗贯穿于日常生活中，以提高日常生活活动能力为目标，同时坚持患侧手功能训练，康复治疗以预防肌肉萎缩、关节挛缩及肩手综合征等并发症为主。另外，在治疗中充分利用患者较高的康复欲望以及家属支持康复的积极态度，及早选用合适辅助支具，纠正前期遗留下来的错误运动模式，使康复疗效事半功倍。

三、案例三

（一）病情简述

患者×××，男，47岁，因"脑出血后左侧肢体无力6个月"入院。患者于6个月前工作时突发头痛、头晕、左侧肢体无力，完全不能活动倒于办公桌前，急送医院，头颅CT示"右侧基底节区脑出血30ml"，住院应用药物治疗半个月，肢体力量略有好转出院，出院后于多家医院行康复训练治疗，目前左上肢可抬举但不能至肩水平，左肘关节屈曲，左手可见轻微屈曲动作，佩戴矫形器下持拐可缓慢行走，行走左下肢拖地，左足内翻，口服"巴氯芬"等药物治疗后肢体痉挛改善不明显，为此转入我科治疗。既往患高血压病5年[血压最高180/120 mmHg(24/16kPa)]，平日经常饮酒，抽烟，工作紧张忙碌。入院后专科查体：言语流利，吞咽正常，左侧鼻唇沟浅，伸舌偏左，左上肢近端肌力Ⅲ级、远端Ⅰ级，左下肢近端肌力Ⅳ级、远端Ⅰ级，左侧肢体肌张力增高，左侧偏身痛觉减退，左侧腱反射（+++）、踝阵挛阳性（+），左侧巴氏征阳性（+）。右侧正常。入院后头颅CT示：右侧基底节区软化灶形成。疾病诊断：①脑出血（右侧基底节区，恢复期）；②高血压病3级（极高危）。功能诊断：①左侧偏瘫；②痉挛；③左侧偏身感觉障碍；④日常生活能力部分依赖。

（二）康复功能评估

基于ICF框架，对患者的身体功能与结构、活动和参与，以及环境和个人因素进行评估。患者ICF评估结果见表2-4-3。

1. 身体功能与结构

（1）徒手肌力评定：左侧：肩关节Ⅲ级、肘关节Ⅲ级、腕关节Ⅰ级、指关节Ⅰ级、髋关节Ⅳ级、膝关节Ⅳ级、踝关节Ⅱ级、趾关节Ⅰ级。

（2）肌张力评定：左上肢–手–下肢：3-2-3级（Ashworth分级）。

（3）FMA评分：FMA–上肢7分，FMA–下肢10分。

（4）手功能评分：左手废用手。

（5）感觉功能评定：左侧偏身痛觉减退。

（6）Brunnstrom运动功能分级：左上肢–手–下肢：Ⅲ–Ⅱ–Ⅳ期。

（7）关节活动度评定：左肩关节屈曲0°~40°，左肩关节外展0°~60°，左肩外旋0°~30°，左肘关节屈曲60°~120°，前臂旋后0°~30°，前臂旋前0°~60°。

（8）步态分析：步态异常，足内翻。

（9）心理评估：SAS 50分，SDS 55分；HAMA 8分，HAMD 12分。

（10）疼痛：左肩痛，VAS评分6分。

（11）头颅 CT：发病时头 CT 示右侧基底节区脑出血（量约 30ml）；本次入院头颅 CT 示右侧基底节区软化灶形成。

（12）肩关节 MRI：左肩关节腔少量积液。

2. 活动和参与

（1）静态平衡评定：坐位 2 级、站位 2 级。

（2）移动能力评定（MRMI）：采用 MRMI 评分为 21 分（床上翻身 4 分，卧坐转移 4 分，坐位维持 4 分，坐站转移 3 分，床椅转移 3 分，室内步行 3 分，上下楼梯 0 分）。

（3）ADL：55 分（进食 10 分，转移 5 分，修饰 5 分，如厕 5 分，洗澡 0 分，行走 5 分，上下楼梯 0 分，穿衣 5 分，大便控制 10 分，小便控制 10 分）。

表 2-4-3 ICF 评估结果

评定类目			损伤程度	问题描述
身体功能与结构	b152	情感功能	6	
	b280	痛觉	6	
	b710	关节活动功能	6	
	b730	肌肉力量功能	6	
	b735	肌张力功能	8	
	b740	肌肉耐受功能	6	
	b750	运动反射功能	7	
	b760	随意运动控制功能	8	
	b770	步态功能	6	
	b780	与肌肉和运动功能有关的感觉	6	
	s110	脑的结构：程度	2	中度损伤
		性质	2	基底节区脑出血吸收期软化灶形成
		部位	1	右侧
	s720	肩部的结构：程度	1	轻度损伤
		性质	1	肩关节腔少量积液
		部位	2	左侧
	s730	上肢的结构：程度	0	
		性质	0	
		部位	2	
	s750	下肢的结构：程度	0	
		性质	0	
		部位	2	

续表

评定类目			损伤程度	问题描述
活动和参与	d230	日常事务	P5C5	
	d415	保持一种身体姿势	P5C5	
	d420	移动自身	P6C6	
	d430	举起和搬运物体	P8C8	
	d440	精巧手的使用	P6C6	
	d445	手和手臂的使用	P6C6	
	d450	步行	P6C6	
	d455	到处移动	P6C6	
	d465	利用设备到处移动	P4C6	
	d510	盥洗自身	P6C6	
	d520	护理身体各个部位	P6C6	
	d530	如厕	P6C6	
	d540	穿着	P6C6	
	d550	吃	P4C6	
	D850	有报酬的就业	不适用	
环境因素	e110	个人消费用品或物质	+4	口服巴氯芬
	e115	个人日常生活用的用品和技术	+4	配踝足矫形器预防足下垂
	e310	直系亲属家庭	+4	家人支持治疗
	e355	卫生专业人员	+4	专业角度鼓励
	e450	卫生专业人员个人态度	+4	态度积极
个人因素				患者康复意愿强烈，态度积极；个人经济条件较好

3. 环境因素与个人因素

（1）环境因素：家庭经济条件好，家人非常支持患者进行治疗；病后一直在医院进行康复训练。

（2）个人因素：患者本人系在职职工，年龄轻，回归社会的愿望强烈，个人有较强的改善痉挛的意愿，并愿意积极配合治疗。

(三) 病情分析

痉挛的临床表现多种多样，不同的临床表现对患者的影响不同，这些影响涉及肢体功能、结构和社会层面。卒中患者痉挛的严重程度随着时间的推移会逐渐增加。疼痛会活化运动神经元并促使肌张力上升，造成肢体痉挛状态。伴有偏身感觉减退的患者，可能影响卒中后痉挛的发生和肢体恢复的进程。痉挛可能会延迟神经功能的恢复。去除诱发或加重卒中后痉挛的因素如精神紧张因素（如焦虑、抑郁等）、疼痛等会减轻痉挛。《中国肉毒毒素治疗应用专家共识（2018）》推荐脑卒中后上、下肢痉挛患者采用局部 BoNT 注射治疗（B 级推荐）。本例患者，系脑出血后左侧上下肢肌张力增高，Asworth 分级 2~3 级，且合并有情绪障碍（焦虑、抑郁）、疼痛、感觉障碍，病程长，患者及家属态度积极，康复意愿强烈，为避免痉挛的进一步加重影响功能恢复，康复医师、护士及治疗师经过全面评估后，在口服降低肌张力药物的基础上，局部注射肉毒毒素改善痉挛，同时注重痉挛的诱因消除及预防措施、各种抗痉挛综合康复治疗技术的应用，对痉挛进行处理，最大限度地改善患者的痉挛障碍，制订康复目标，促进患者功能恢复，改善患者日常生活活动能力。

（四）康复治疗目标

1. 近期目标

降低患侧肢体肌张力、改善足内翻、纠正异常步态。

2. 远期目标

改善手功能达辅助手水平，步态改善，独立步行，日常生活大部分自理，回归社会。

（五）康复治疗计划及实施

1. 口服药物

巴氯芬 10mg，每日 3 次。

2. 康复治疗方案

1）痉挛的预防：注意患者卧床和坐位时的体位摆放，手部佩戴抗痉挛夹板，足部佩戴踝足矫形器等辅助支具。

2）运动疗法：主要通过手法牵张训练来实现，包括培训患者自我牵张及被动牵张，牵张时维持 5~10s，然后放松，重复达到放松肌肉以及缓解痉挛目的；为改善上肢屈肌痉挛，还可训练拮抗肌主要包括肱三头肌、旋后肌群、腕伸及指伸肌群来实现；此外，利用 Bobath 技术及 PNF 技术抑制痉挛模式的产生等。注意事项：康复手法的速度要缓和，避免速度过快造成痉挛的肌群更加紧张，康复手法的力度要透彻、持久。

3）物理因子治疗：

（1）蜡疗：向患者说明目的，取得合作并取舒适的体位；将准备好的蜡饼（45~50℃）敷于患肢的痉挛肌群，用棉垫将蜡饼盖严，加强保温。

（2）冲击波疗法：冲击波疗法是一种特殊形式的声波，用于治疗脑卒中后偏瘫肢体痉挛，疗效肯定。治疗前向患者告知治疗相关情况及可能出现的不适反应，消除患者顾虑，嘱其采取舒适体位，在患侧腓肠肌、比目鱼肌肌腹皮肤表面均匀涂以耦合剂，将探头紧贴肌腹给予冲击，并避开血管、神经走行的解剖学位置，冲击波压力强度为2Bar（1Bar=10⁵Pa），冲击频率为8Hz，冲击次数为1500~2000次。

（3）其他：如红外线和超声波等对改善痉挛有一定作用。

3. A型肉毒毒素（保妥适）局部注射治疗

（1）痉挛模式评估：左上肢：肩关节内收内旋、肘屈曲、前臂旋前、屈腕和握拳、拇指内收于手掌；左下肢：足跖屈和内翻、踇趾及第2~5趾屈曲。

2）注射靶肌肉选择：选取胸大肌、肩胛下肌、肱二头肌、肱肌、旋前圆肌、指浅深屈肌、拇长屈肌、腓肠肌内外侧头、比目鱼肌、胫骨后肌、趾长屈肌、踇长屈肌等。

（3）药物稀释方式及剂量：100U/ml生理盐水，注射量：10~20U/点，共600U。

（4）注射引导方式：超声引导和肌电联合电刺激引导。

（5）治疗目标：改善肢体主被动活动及促进分离运动产生，改善步态及平衡，避免痉挛进一步加重，提高康复训练的效果。

（6）注意事项：①详细告知患者治疗目的、肉毒毒素注射种类、拟用剂量、费用及可能发生的常见不良反应、大约起效时间（一般注射后4~7d）、药物维持作用时间（2~6m）以及有需要再次注射的可能等，并签署知情同意书。②注射过程中消除患者的紧张情绪，注意无菌原则。③注射后局部勿清洗及挤压。④继续佩戴踝足矫形器。

（六）疗效评价（肉毒毒素注射后2周）

1. 身体功能与结构

（1）徒手肌力评定：左侧：肩关节Ⅲ⁺级、肘关节Ⅲ⁺级、腕关节Ⅲ级、指关节Ⅱ级、髋关节Ⅳ级、膝关节Ⅳ级、踝关节Ⅱ⁺级、趾关节Ⅱ级。

（2）肌张力评定：左上肢－手－下肢：1-1-2级（Ashworth分级）。

（3）FMA评分：FMA-上肢10分，FMA-下肢14分。

（4）手功能评分：左手废用手。

（5）Brunnstrom运动功能分级：左上肢－手－下肢：Ⅳ－Ⅲ－Ⅳ期。

（6）关节活动度评定：左肩关节屈曲0°~80°，左肩关节外展0°~90°，左肩外旋0°~40°，左肘关节屈曲30°~150°，前臂旋后0°~50°，前臂旋前0°~60°。

（7）步态分析：足内翻改善。

（8）心理评估：SAS 40分，SDS 40分；HAMA 6分，HAMD 10分。

（9）疼痛：左肩痛，VAS评分3分。

2. 活动和参与

（1）静态平衡评定：坐位3级、站位2级。

（2）移动能力评定（MRMI）：28分（床上翻身5分，卧坐转移5分，坐位维持5分，坐站转移5分，床椅转移4分，室内步行4分，上下楼梯0分）。

（3）ADL评定：65分（进食10分，转移10分，修饰5分，如厕5分，洗澡0分，行走10分，上下楼梯0分，穿衣5分，大便控制10分，小便控制10分）。

3. 环境因素与个人因素

（1）环境因素：家属态度积极，有利于增强患者康复信心。

（2）个人因素：患者痉挛改善，疼痛缓解，焦虑、抑郁症状好转，康复训练的积极性进一步提高。

（七）案例思考

此案例是一典型的脑出血恢复期合并肢体痉挛的病案，肌张力Asworth分级2~3级。肢体痉挛状态影响患者上下肢主被动活动，步态异常，平衡功能障碍。因为肢体痉挛、疼痛和情绪障碍等，经过康复治疗3个多月，日常生活能力改善不明显。入院后经给予局部肉毒毒素注射等综合改善痉挛治疗措施后，患者肢体力量、关节活动度改善，肌张力下降，痉挛减轻，随之疼痛减轻，情绪好转，日常生活能力进步明显，进一步说明了改善痉挛在脑卒中患者康复过程中的重要性。此外，通过这个病案，还需要考虑的是肉毒毒素介入治疗的时机，是早期出现痉挛时还是肌张力明显增高时注射，需要进一步研究及循证医学的证据。

四、案例四

（一）病情简述

患者×××，女，48岁，3个月前因脑出血导致左侧肢体完全性偏瘫（左侧上下肢肌力均0级），当地医院给予药物治疗和2个月康复训练后患者肢体瘫痪好转，左上肢可抬举至肩，左手可抓轻物，可独立站立。但1个月前出现左肩关节疼痛，活动明显加重，且疼痛逐渐加重，以夜间更甚，病人畏患侧卧位，因疼痛拒绝活动左上肢，为缓解左肩疼痛，遂来我院。既往患高血压病5年，血压最高180/100mmHg(24/13.33kPa)。既往无外伤手术史，无肢体关节疼痛史。入院时专科查体：神志清楚，认知和吞咽功能正常，言语稍含糊，左侧鼻唇沟浅，左侧口角低，左侧漏齿浅，伸舌稍左偏，左肩肩峰突起和肱骨头之间距离为半横指，左肩峰下、左侧肱二头肌腱长头腱处、冈上肌肌腱压痛阳性；左上肢肌力Ⅲ级，外展、屈肘时疼痛加重，疼痛弧为60°~120°；Neer's征阳性，Hawkins-Kennedy撞击试验阳性。左下肢近端肌力Ⅳ⁻级，远端Ⅱ级，左侧肢体肌张力稍增高，左侧巴氏征阳性，左侧偏身痛觉减退。右侧肢体运动感觉正常。入院后左肩关节肌骨超声检查：左侧肩关节少量积液，左侧肩峰下滑囊积液、左侧肱二头肌腱长头腱炎、冈上肌肌腱炎。

左肩 X 线检查示：肩关节半脱位。入院疾病诊断：①脑出血（右侧内囊 恢复期）；②左侧肩关节半脱位；③高血压病 3 级（极高危）。入院功能诊断：①左侧偏瘫；②肩痛；③左侧偏身感觉障碍；④日常生活部分受限。

患者目前因肩痛拒绝行左上肢活动及康复训练，主要愿望为尽快缓解肩痛，愿意积极配合治疗。患者本人病退，有经济收入，家庭成员共 3 人，家庭经济条件好，家人积极支持患者的治疗。

（二）康复功能评估

依据 ICF 框架，对患者的身体功能与结构、活动与参与，以及环境因素、个人因素进行评估（重点针对其肩痛进行相关评估，其他方面此处略）。患者 ICF 评估结果见表 2-4-4。

表 2-4-4　ICF 评估结果

评定类目	ICF 编码	限定值	问题描述
身体功能与结构	b130 能量和驱力动能	0	
	b152 情感功能	2	
	b280 痛觉	10	
	b2801 身体单一部位疼痛	10	肩痛
	b28014 上肢疼痛	0	
	b28016 关节疼痛	10	肩关节痛
	b455 运动耐受功能	0	
	b710 关节活动功能	8	
	b715 关节稳定功能	6	
	b730 肌肉力量功能	7	
	b7302 单侧身体肌肉的力量	7	
	b735 肌张力功能	0	
	b740 肌肉耐力功能	0	
	b765 不随意运动功能	0	
	s720 肩部的结构：程度	6	半脱位
	性质	4	
	部位	2	
	s730 上肢的结构：程度	0	
	性质	0	
	部位	0	

续表

评定类目	ICF 编码	限定值	问题描述
活动和参与	d230 进行日常事务	P2C0	
	d410 改变身体的基本姿势	P5C5	
	d415 保持一种身体姿势	P0C0	
	d450 步行	P3C3	
	d455 到处移动	P0C0	
	d510 盥洗自身	P5C5	
	d530 如厕	P2C0	
	d540 穿着	P8C7	
	d550 吃	P0C0	
	d850G 有报酬的就业	不适用	本人病退，有经济收入
环境因素	e310 直系亲属家庭	+4	家人康复态度积极
	e340 个人护理提供者和个人助手	+4	有家属护理
	e355 卫生专业人员	+4	康复医学科住院
	e410 直系亲属的态度	+4	态度积极
	e580 卫生的服务、体制和政策	+4	有医保，经济状况佳
个人因素			个人有很强的治疗疼痛的愿望，并愿意积极配合治疗

1. 身体功能与结构

1）肩关节评估：

（1）视诊：无形态异常。

（2）触诊：左肩关节半脱位；左肩关节囊、左侧肱二头肌腱长头腱、冈上肌肌腱处压痛阳性。

（3）肩关节活动度检查：①主动活动：标准测试：前屈、内收、外展因疼痛查体不合作，后伸60°，内旋70°，外旋70°。②被动活动：前屈、内收、外展时疼痛加重，VAS 评分 8 分；肩关节活动度正常。

（4）徒手肌力检查：前屈、后伸、内收、外展、内旋、外旋肌力Ⅲ级。

（5）肌张力测定：肩关节周围肌肉肌张力正常。

（6）特殊试验：疼痛弧为 60°~120°；Neer's 征阳性；Hawkins-Kennedy 撞击试验阳性。

（7）影像学检查：①左肩关节肌骨超声：左侧肩关节少量积液、左侧肩峰下滑囊积液、左侧肱二头肌腱长头腱炎、冈上肌肌腱炎。②左肩 X 线：肩关节半脱位。

2）疼痛评分：无活动时 VAS 评分 2 分，主动运动及被动运动时 VAS 评分均

8分。

3）精神情绪：目前患者无活动时疼痛VAS评分2分，但活动时疼痛加重，疼痛时稍有烦躁，对睡眠稍有影响。焦虑、抑郁自评量表提示无焦虑、抑郁症状。

2. 活动与参与

目前患者已病退，有工资，不需工作，但因疼痛，日常生活中不愿进行任何有可能会牵扯患侧上肢的活动。在康复治疗过程中，因疼痛拒绝上肢活动及上肢康复训练。

3. 环境因素与个人因素

（1）环境因素：家庭成员共3人，家庭经济条件好，家人积极支持患者治疗。患者能在专业的康复医疗机构治疗。患者系退休职工，享有国家基本医疗保险；

（2）个人因素：患者本人病退，有经济收入，个人有很强的治疗疼痛的愿望，并愿意积极配合治疗。

（三）病情分析

肩痛是脑卒中患者常见的并发症之一，其发生率为5%~84%，多发生在卒中后两三个月内。卒中后肩痛的发生与脑卒中后粘连性关节囊炎、肩手综合征、肩关节囊及韧带损伤、滑囊炎、肌腱炎、肩轴撕裂及异位骨化等有关，肩关节半脱位是否是肩痛的病因目前仍有争议。本例患者在卒中后2个月出现肩痛，无外伤等病史，为卒中后并发症。查体发现患者的疼痛弧为60°~120°，为盂肱关节疼痛弧，提示肩峰下滑囊、冈上肌腱附着端等肩袖肌腱附着端被挤压疼痛；且患者疼痛范围以肩峰周围为主，涉及整个三角肌部，可能存在冈上肌、冈上肌腱、肩峰下滑囊炎等病变可能，肱骨大结节骨折也可出现类似症状，但目前肩关节X线检查排除肱骨大结节骨折。患者Neer's征及Hawkins-Kennedy撞击试验均阳性，提示病变部位在肩袖、肩峰下滑囊、肱二头肌长头腱。结合患者左肩关节肌骨超声结果显示左侧肩关节少量积液、左侧肩峰下滑囊积液、左侧肱二头肌腱长头腱炎、冈上肌肌腱炎，确定引起患者疼痛的病变部位为左侧肩峰下滑囊、左侧肱二头肌腱长头腱、冈上肌肌腱。

患者住院拟解决的首要问题是肩痛。因为肩痛，患者目前拒绝行上肢康复功能训练，从而影响到患者上肢功能的康复，缓解肩痛是目前的首要任务。现患者存在肩关节腔积液、肩峰下滑囊炎、肱二头肌腱长头腱炎、冈上肌肌腱炎，均系其肩痛的病因，治疗上可通过减轻局部的炎症反应，从而改善其疼痛症状。除此之外，患者同时存在肩关节半脱位，脱位的肱骨头会过度牵拉肩关节囊及周围肩袖肌群的神经，有可能损伤肩部软组织，从而引发疼痛，治疗过程中需采取措施避免肩关节半脱位加重。

（四）康复治疗目标

肩痛症状缓解，能继续进行上肢康复功能训练、提高穿衣等日常生活能力。

（五）康复治疗计划及实施

针对肩痛，给予手法治疗、物理因子治疗、微创治疗、浮针治疗、贴扎治疗、注射治疗及口服药物等治疗，肢体功能障碍康复治疗略（可见第二章第二节相关内容）。

1. 良肢位的摆放

需注意患者卧床和坐位时的体位摆放，应避免肩部过度屈曲、外展运动和双手高举过头的动作，这些活动很难控制肩部外展范围而导致肩痛；同时肩部应用辅助支具。

2. 手法治疗

在活动上肢之前，要特别注意进行肩胛骨的放松，并应用躯干旋转以抑制痉挛的发生。

（1）患者平卧位：治疗师进行盂肱关节"前—后、上—下"的关节松动，治疗手法以轻柔为主，不引起患者明显疼痛为宜，每次治疗3~5min。

（2）患者侧卧位：治疗师进行肩胛胸壁关节"内—外、上回旋—下回旋"的关节松动，治疗手法以轻柔为主，不引起患者明显疼痛为宜，每次治疗3~5min。同时可结合MET技术进行补充性治疗，从而达到高效治疗肩痛的疗效。

3. 物理因子治疗

（1）温热磁疗法：磁热振动治疗机治疗频率为50~60Hz，振动频率为50~120Hz，长方形磁能块20cm×40cm，治疗温度为40°，覆盖肩部疼痛区，每次治疗20min，1次/d。

（2）超短波治疗：电极片置于左肩部疼痛区，治疗剂量为无热量，时间20min，1次/d。

（3）超声波药物导入治疗：超声波治疗仪，频率3MHz，连续输出，1W/cm²，耦合剂用扶他林代替，借助超声波的机械振动原理，促进药物吸收，覆盖部位为肩部疼痛区域每次治疗10min，1次/d。

4. 浮针治疗

既往报道和我们临床应用经验显示浮针能够快速缓解疼痛，针对该病例选择浮针治疗。确定肌筋膜触发点，定位进针点及进针方向，针体与进针部位倾斜30°时进针，破皮后针身倾斜角度缩小至15°左右运针，当针尖达到治疗区域后，调整针体，回缩针体保护套管，进行扫散治疗。治疗时间3~5min，扫散手法以轻柔、匀速为准，避免引起患者疼痛和明显不适。

5. 贴扎治疗

测量裁剪适量的"爪形"贴布 2 条，"I 形"贴布 3 条，先调整肩关节至中立位，将"爪形"贴布的固定端分别置于锁骨外侧头和肩胛冈外侧头，贴布尾端以 20% 的拉力均匀地贴敷于三角肌肌腹，目的在于改善肩周区域的组织间隙，促进炎症介质循环代谢，从而减轻疼痛。3 条"I 形"贴布以 30% 的拉力均匀地贴敷于三角肌的前束、后束以及锁骨中外 1/2 处，目的在于稳定关节，改善肩关节半脱位，治疗 1 次 /d。第二天清理贴布后再行第二次贴扎治疗，治疗周期因患者情况而定，一般情况下连续治疗 10d 后可中断 3~5d，以防长期贴扎治疗损伤患者皮肤。

6. 患者的主动训练

患者坚持进行上肢自我辅助的锻炼，但需避免双手做高过头的肩关节运动。

7. 注射治疗

在上述治疗效果不佳时，给予病变部位局部注射治疗。可局部注射糖皮质激素类药物或富血小板血浆（PRP）。注射部位为肩峰下滑囊、肱二头肌腱长头腱、冈上肌肌腱处。

（六）口服药物治疗

给予口服非甾体类消炎止痛药物，如塞来昔布 200mg，2 次 /d，或布洛芬 300~400mg，2 次 /d。

（七）案例思考

要点：确定肩痛的病因，根据肩痛检查及评估，确定有效的治疗方案。

案例思考：脑卒中后肩痛的治疗首先是分析明确肩痛的病因，定位病变部位，同时结合肩痛相关检查及评估，确定有效的治疗方案。在脑卒中的康复治疗过程中，尤其在早期，即需注意预防肩痛的发生。

第三章 脑卒中感觉障碍康复

第一节 感觉障碍评定

一、感觉障碍分类

躯体感觉指作用于躯体感受器的各种刺激在人脑中的反映。一般躯体感觉包括浅感觉、深感觉和复合感觉。感觉障碍可以分为抑制性症状和刺激性症状2大类。

(一)抑制性症状

感觉传导通路被破坏时功能受到抑制,出现感觉(痛觉、温度觉、触觉和深感觉)减退或缺失。在意识清醒的情况下,一个部位各种感觉缺失,称完全性感觉缺失;在同一部位某些感觉障碍而另外一些感觉正常,称分离性感觉障碍。患者深浅感觉正常,但无视觉辅助的情况下,对刺激部位、物体形状、重量等不能辨别者,称皮质感觉缺失。当一神经分布区有自发痛,同时又存在痛觉减退者,称痛性痛觉减退或痛性麻痹。

(二)刺激性症状

感觉传导通路受到刺激或兴奋性增高时出现刺激性症状,可出现感觉过敏、感觉过度、感觉倒错、感觉异常及疼痛等症状。

1. 感觉过敏

一般情况下,在正常人不会引起不适感觉或只能引起轻微感觉的刺激,患者却感觉非常强烈,甚至难以忍受。常见于浅感觉障碍。

2. 感觉过度

一般发生在感觉障碍的基础上,具有以下特点:①潜伏期长:刺激开始后不能立即感知,必须经历一段时间才出现;②感受性降低,兴奋阈增高,刺激必须达到一定的强度才能感觉到;③不愉快的感觉:患者所感到的刺激具有爆发性,呈现一种剧烈的、定位不明确的、难以形容的不愉快感；④扩散性：刺激有扩散的趋势，单点的刺激患者可感到是多点刺激并向四周扩散；⑤延时性：当刺激停止后，在一定时间内患者仍有刺激存在的感觉，即出现"后作用"，一般为强烈不适的感觉，常见于烧灼性神经痛、丘脑痛等。

3. 感觉倒错

指对刺激产生的错误感觉，如冷的刺激产生热的感觉，触觉刺激或其他刺激误认为痛觉等。常见于顶叶病变或癔症。

4. 感觉异常

指在没有任何外界刺激的情况下，患者感到有些部位有麻木、针刺、瘙痒、蚁行感、重压、冷热、肿胀等感觉，而客观检查无感觉障碍。

5. 疼痛

感觉纤维受刺激时躯体的一种感受，是机体的防御机制。

二、感觉障碍评定

感觉系统评定主观性强，宜在环境安静、患者情绪稳定的情况下进行。检查者应耐心细致，尽量使患者充分配合。检查时自感觉缺失部位查向正常部位，自肢体远端查向近端，注意左右、远近端对比，必要时重复检查，切忌暗示性提问，以获取准确的资料。如存在感觉障碍，应注意感觉障碍的类型、部位、程度。评估方法包括常规检查和定量感觉测定。

（一）常规检查

1. 浅感觉

（1）痛觉：检查时用大头针的尖端和钝端交替轻刺皮肤，询问患者是否疼痛。

（2）触觉：检查时可让患者闭目，用棉花捻成细条轻触皮肤，询问患者触碰部位，或者让患者随着检查者的触碰数说出"1、2、3……"。

（3）温度觉：用装冷水（0~10℃）和热水（40~50℃）的玻璃试管，分别接触皮肤，辨别冷、热感。如痛、触觉无改变，一般可不必再查温度觉。如有感觉障碍，应记录部位、范围和是否双侧对称等。

2. 深感觉

（1）运动觉：患者闭目，检查者用拇指和示指轻轻夹住患者手指或足趾末节两侧，上下移动5°左右，让患者辨别"向上""向下"移动，如感觉不明显可加大活动幅度或测试较大关节。

（2）位置觉：患者闭目，检查者将其肢体摆成某一姿势，请患者描述该姿势或用对侧肢体模仿。

（3）振动觉：将振动的音叉柄置于骨隆起处，如手指、桡尺骨茎突、鹰嘴、锁骨、足趾、内外踝、胫骨、膝、髂前上棘和肋骨等处，询问有无振动感和持续时间，并对比两侧感觉。

3. 复合（皮质）感觉

（1）定位觉：患者闭目，用手指或棉签轻触患者皮肤后，让其指出接触的部位。

（2）两点辨别觉：患者闭目，用分开一定距离的钝双脚规接触皮肤，如患者感觉为两点时，缩小间距直至感觉为一点为止，两点需同时刺激，用力相等，指尖的正常值为2~4mm，手掌的正常值2~3cm，躯干的正常值为6~7cm。

（3）图形觉：患者闭目，用钝针在皮肤上画出简单图形，如三角形、圆形或1、2、3等数字，让患者辨出，应对照对侧。

（4）实体觉：患者闭目，令其用单手触摸常用物品如钥匙、纽扣、钢笔、硬币等，说出物品形状和名称，注意两手对比。

（二）定量感觉测定

定量感觉测定采用专用仪器对受试者的感觉功能进行定量分析，神经感觉分析仪是一种利用温度和振动的方法将受试者感觉功能量化的检测仪器，该仪器测试冷感觉、热感觉、冷痛觉、热痛觉及震动觉的感觉阈值。

温度觉阈值测试是将一个温差电极与患者的皮肤相接触，该电极可以根据需要加热和冷却。测试的初始温度为30~32℃（在这段温度内，患者接触几秒钟不会感觉到凉和热）。测试开始后，要求患者在感觉到指定刺激（如冷、热、冷痛、热痛）时按键，仪器记录即时温度即为被试的指定感觉阈值；振动觉阈值测定是将被测部位（如足、手）放置在振动装置上，振动刺激频率在0.1~0.3μm/s之间。

第二节　感觉障碍的康复

一、功能再训练

脑的可塑性和大脑的功能重组理论已经成为神经康复学的理论基础。功能训练是影响脑可塑性的重要因素，也为感觉障碍的功能再训练提供了理论依据。功能再训练的机制是通过感受器接受传入性冲动，促进大脑皮质感觉、运动功能的可塑性发展，使丧失的功能重新恢复。因此，功能再训练是中枢神经系统功能重组的主要条件，是一个再学习的过程。功能再训练适用于能够感觉到针刺、温度变化以及压力，但触觉定位、两点分辨以及触觉识别功能受损的患者，强调感觉康复要与神经再生的时间相配合。其基本原则是：①每一项训练都要在有和无视觉反馈2种情况下进行；②既要有难度又不能使患者产生挫折感；③要选择安静的环境；④要持之以恒；⑤每次治疗时间不宜过长（10~15min），2~4次/d。

目前感觉功能再训练的训练方法尚无规范、统一的标准，一般多进行与运动功能有着密切关系的深感觉及复合感觉功能的训练。治疗时常常用多感觉刺激法，加大患者的感觉输入，提高受损神经结构的兴奋或促进新的通路形成，从而恢复正常功能。研究表明，经皮电刺激能促进感觉功能的恢复。一般浅感觉的康复是通过作业训练，针对不同性质（形状、大小、质地）物体，根据不同目的进行操作。因此，强化的作业训练可以训练与作业相关的体感及视觉空间感觉，扩大感知范围。这种训练可以提高患者对不同感觉传入冲动的注意及反应能力，并根据传入信息来控制肌肉力量，使肢体不同部分协调运动。

（一）触觉训练

用不同性质（形状、大小、质地）的物体作为素材进行识别训练。用铅笔末端的橡皮头压在治疗部位并来回移动；要求患者注视压点，以视觉来协助判断压点位置，然后闭上眼睛感受压点的触感，如此反复练习，当患者能够分辨移动性触觉后，可采用按压固定一点的方法训练固定触觉定位；训练程序与移动性触觉训练相同，即睁眼—闭眼—再睁眼，该训练程序有利于促进学习的整合过程。

（二）深感觉训练

进行平衡训练，训练直立反应和保护性反应；视觉生物反馈训练，在镜前通过视觉代偿感知各关节所在的位置。

（三）实体觉训练

应在安静的治疗室中进行，训练过程中要求遮蔽患者双眼。先让患者尽可能用触觉描述手中物品的特征，允许其睁开眼睛，可用健手重复上述训练，然后再行患手训练；之后让患者辨认暗箱中的目标物品，连续成功后，在暗箱中增加新物品。

患者常常由于异常肌张力干扰感觉体验，因此在进行感觉训练之前，应首先使肌张力正常化并抑制异常的运动模式。Bobath、Brunnstrom、Rood及PNF技术均可以用于感觉功能再训练。患者的感觉再训练需要成百上千次的重复，因此感觉再训练的内容应当包含在每一个治疗单元中。在治疗运动功能严重障碍的患者时，将感觉刺激加入训练活动中有利于促进和加强运动功能的进步。另外，可以反复训练日常生活动作如穿脱衣服、用餐，以提高患者自理生活的能力。许多作业活动对患者的功能再训练有益，如钉钉操作、黏土造型操作、编织作业等作业疗法，可以改善手的协调性和功能。感觉功能的再训练是一项需要恒心和毅力的漫长过程，其收效是渐进的，再训练要逐步由易到难，由简到繁，由慢到快。

二、代偿疗法

由于感觉障碍，造成患者缺乏保护性感觉反馈，很容易发生烫伤、冻伤、切割伤或压疮等继发性损伤。其中，浅感觉、深感觉、复合感觉的丧失，使患者对于下肢着地与否不能做出正确的判断，也难以控制抬腿的高度；温度觉的障碍是发生烫伤的主要原因；痛觉和针刺觉障碍可导致静脉炎；触压觉障碍易发生压疮。因此，当患者的针刺觉、触觉、压觉及温度觉完全消失或严重受损时，应考虑教给患者如何代偿保护性感觉丧失的各种方法。代偿疗法的目标就是避免受伤。存在感觉障碍的肢体出现继发性损伤是由于组织失神经支配后，肢体受到外力作用所致。有多种损伤机制可导致不敏感肢体受伤或受损，故代偿的对策因损伤机制不同而异。卧床的脑卒中患者，要定时翻身。长期坐在轮椅中的患者应采用充气床垫、充水床垫或厚海绵垫，好的轮椅坐垫可以合理地分布压力以避免出现压疮。经常整理床面，保持床面平整、干燥、清洁。受压部位的皮肤要每天擦洗，去除汗液、分泌物及尿便等污染，保持皮肤干燥清洁。作用于局部皮肤的强作用力如机械暴力，可引起切割伤和挤压伤。过冷过热可造成皮肤烫伤和冻伤，要告知患者和家属生活中潜在的冷热源，避免患肢暴露或接触过热过冷的物体，天气寒冷时外出必须戴手套，患肢禁用热水袋（瓶）保暖，洗澡、洗脚前须用感觉正常的部位来检查水温，患肢做热疗时一定要注意温度、距离和治疗时间。输液应减少在患侧肢体，并严密观察输液局部情况。重复性机械压力可以引起腱鞘炎、肌腱炎等积累性创伤及皮肤损害，为防止损伤出现，要尽量减少局部压力和压力重复的次数。减轻皮肤压力可使用柔软的鞋垫、减轻体重、戴手套，将工具手柄加粗或加衬垫。为了减少压力的重复次数，应缩短行走距离，注意休息，工作中不使用太重的工具，经常变换工具或双手交替使用工具。此外，皮肤发红时应及时彻底地解除压力。

第四章 脑卒中认知障碍评估与治疗

第一节 认知障碍的概念与评估

认知是重要的大脑高级功能之一,其概念有狭义和广义之分,狭义的认知就是认识,而广义的认知是指人脑反映、分析和认识客观事物的特点与联系,并揭示事物对人的意义与作用的心理活动,具体包括感知觉、注意、视空间、学习、记忆、思维和语言等心理过程。认知是人们为了适应环境的需要而获得和应用信息的能力,存在认知功能障碍的患者,由于不能对事物进行正确的理解、认识和反应,进而影响其日常生活和社会交往,甚至影响到其他功能的康复。

在评定患者认知功能障碍程度之前,先要明确患者有无意识障碍,患者的意识清楚是进行认知功能评定的前提条件。目前判断意识障碍程度最为通用的国际量表是 Glasgow 昏迷量表(Glasgow coma scale,GCS)。

一、认知功能障碍筛查

当患者意识清楚时,可以通过简易精神状况检查表(mini mental status examination,MMSE)、蒙特利尔认知评估(Montreal cognitive assessment,MoCA)等量表进行认知功能筛查,判断是否存在认知障碍。

(一)简易精神状况检查表(mini mental status examination,MMSE)

该检查包含对定向力、记忆力、注意力和计算力、回忆、命名、复述、指令执行、阅读、书写、临摹等方面的测试,评定时间为 5~10min,总分 30 分,根据患者的文化程度划分认知障碍的标准,一般文盲 ≤ 17 分,小学文化 ≤ 20 分,中学文化 ≤ 24 分,见表 4-1-1。

表 4-1-1　简易精神状况检查表

项目	得分				
1. 时间定向：今年是哪一年				1	0
现在是什么季节				1	0
现在是几月份				1	0
今天是几号				1	0
今天是星期几				1	0
2. 空间定向：咱们现在是在哪个城市				1	0
咱们现在是在哪个区				1	0
咱们现在是在什么街				1	0
现在是在哪个医院				1	0
这里是第几层楼				1	0
3. 短时记忆：告诉您 3 种东西，我说完后，请您重复一遍			3	2	1　0
皮球、国旗、树木（各 1 分，共 3 分）					
4. 计算：100 - 7=？连续 5 次（各 1 分，共 5 分）	5	4	3	2	1　0
5. 回忆：现在请您说出我刚才让您记住的那些东西（各 1 分，共 3 分）			3	2	1　0
6. 命名：（出示手表）这个东西叫什么					1　0
（出示钢笔）这个东西叫什么					
7. 复述：请您跟我说"44 只石狮子"					1　0
8. 三步指令：我给您一张纸，请按我说的去做，现在开始："用右手拿着这张纸，用两只手把它对折起来，放在您的左腿上。"（每项 1 分，共 3 分）			3	2	1　0
9. 阅读：请您念念这句话，并按上面的意思去做"闭上您的眼睛"					1　0
10. 书写：请您给我写一个完整的句子（不可以写名字）					1　0
11. 临摹：（出示图案）请您照着这个样子画下来					1　0

得分：　　　　　　　　　　　　　　　　签名：

（二）蒙特利尔认知评估（Montreal cognitive assessment，MoCA）

该量表包含对视结构功能、执行功能、记忆、语言、注意、计算、抽象思维以及定向力等方面的测试，总分 30 分，26 分正常。其敏感性高，测试时间短，适合临床运用。

二、注意

注意是一项基本的认知功能，它是指不被其他的内部刺激和外部环境刺激所干扰，而对特异性刺激产生注意的能力。存在注意障碍的患者，不能专注于当前的康复训练，不能高质量地完成治疗师的指令，从而影响康复训练的效果，这在作业治疗中尤为突出。

（一）注意的特征

注意的维持：在一定时间内，把注意力集中于特定的对象或某项活动的能力。如在公路上开车。维持障碍表现为注意力涣散，易受干扰。

注意的转移：根据需要能够及时地、主动地将注意力从一个对象或活动转移到另外一个对象或活动中。如课间十分钟孩子们正在玩耍，上课铃声一响孩子们注意力立即集中到课堂上。转移障碍表现为不能跟踪事件发展。

注意的分配：进行多种活动时能够把注意力分配到不同活动中。如边弹琴边唱歌。分配障碍表现为不能同时进行多项任务。

注意的选择：选择有关的活动、刺激，忽略无关刺激的能力。如在嘈杂环境中认真写着作业。选择障碍表现为注意力不能集中，容易受到自身或外界环境的干扰。

注意的广度：也就是注意的范围，在同一时间内，一个人所能有效注意到的事物数量。如进治疗室瞬间，便可察觉今天下午大概来了多少患者。广度障碍表现为注意范围缩小。

（二）注意障碍的评估

1. 注意维持的检查

（1）等速拍击试验：要求被试者在 5min 内以每秒 1 次的速度进行连续拍击的试验。

（2）划消试验：给被试者一段数字或字母，让其划去某个数字或字母，计算正确的个数及划消时间。

（3）连续减 7：让被检查者计算 100-7，连续递减 5 次。

2. 注意转移的检查

连线测验：一张纸上印有 25 个小圆圈，其中 13 个标有 1~13 的数字，另外 12 个标有 A~L 的字母，要求被检查者按照正确的顺序将数字和字母进行间隔连线，记录其完成的时间。

3. 注意分配的检查

可采用视听双任务或双耳分听任务来检查，也可将记忆和计算任务相结合，如要求被检查者连续听随机排列的 1~9 的数字，同时要求计算出相邻 2 个数字之和。

4. 注意选择的检查

（1）Stroop 字色干扰任务：给受试者出示印有颜色名称的汉字卡片，且汉字的颜色与其字面意思不同，要求受试者念出汉字或者说出汉字的颜色，计算其正确数以及反应时间。

（2）"A"无意义文字测验：检查者以每秒一个字母的速度读一列无序、无意义的字母，让患者听到"A"字时拍一下桌子，注意力选择障碍患者可能出现 3 种情况：①漏掉：出现"A"没有拍击；②失误：其他字母出现时也拍击；③保持失误："A"的下一个虽是非目标字，却不能停止拍击。

5. 注意广度的检查

数字复述（图 4-1-1）：测试时一定要注意每个数字间隔 1s，读音时语调要平淡，一般正常人顺复述可达到 6 位，逆复述可达到 5 位。在没有失语症和智力低下的情况下，不能顺复述 5 个以上的数字，提示有注意广度障碍。

```
3-7
7-4-9
8-5-2-7
2-9-6-8-3
5-7-2-9-4-6
8-1-5-9-3-6-2
3-9-8-2-5-1-4-7
7-2-8-5-4-6-7-3-9
```

图 4-1-1 数字复述

三、记忆力

（一）记忆障碍的概念

记忆是指获得的信息在脑内储存和提取的神经过程。记忆过程的简单示意如图 4-1-2 所示。

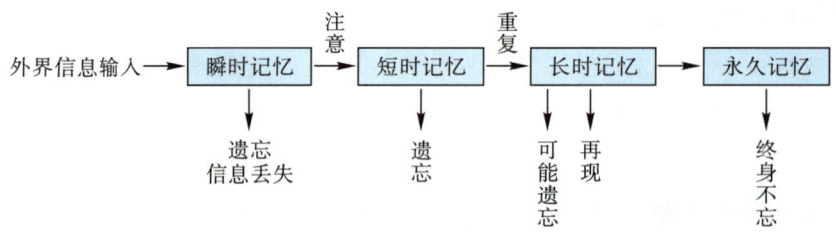

图 4-1-2 记忆的过程

记忆障碍是指对识记的材料不能再认或回忆，或者表现为错误的再认或回忆。

一般认为，前额叶损害会引起短期记忆障碍，颞叶、海马、乳头体等与近期记忆有关，其中海马起着由短期记忆过渡到长期记忆的作用。

记忆过程主要是由编码、储存、提取3个部分组成。根据提取内容的时间长短，又分为瞬时记忆、短时记忆、长时记忆。下面是记忆的几个相关概念：

1. 瞬时记忆

刺激出现后1s之内的记忆，又称为感觉记忆，是记忆的第一阶段。

2. 短时记忆

刺激消失后1min或2min以内的记忆，又称工作记忆，是感觉记忆的信息被注意转入到短时记忆中，是记忆的第二阶段。

3. 长时记忆

刺激消失2min以后的记忆，可维持数日、数年甚至终身，是记忆的第三阶段，长时记忆又分为近期记忆和远期记忆，近期记忆保留的时间在数小时、数日、数月之内，而远期记忆的信息可保留数年，甚至终身不忘。

4. 遗忘

对于曾经识别并记住的内容无法提取和回忆。

5. 顺行性遗忘

不能识记病后的新课题。

6. 逆行性遗忘

不能回忆患病前发生的事情。

（二）记忆障碍的评估

1. 瞬时记忆的评估

（1）数字距测试，具体方法同前，所复述的数字长度7个为正常，低于5个提示瞬时记忆缺陷。

（2）词语复述测试，检查者说出4个不相关的词，速度为1个/s，要求被检者立即复述，正常情况下能复述3~4个词。

2. 短时记忆的评估

方法同瞬时记忆，但复述的时间要求是在30s后。

3. 长时记忆的评估

（1）情节记忆测试：要求被检者回忆其亲身经历的事件或重大公众事件，包括事件的时间、地点、内容等。

（2）程序性记忆测试：程序性记忆是指学习有关行为技巧、认知技能及运算法则的能力，如骑自行车、游泳等，该测试要求被检者完成一定的指令性操作如开启罐头、订书。

(三) 标准化的记忆测验

1. 韦氏记忆测验

是在我国目前应用较多的成套记忆测验，适用于 7 岁以上儿童及成人，测试内容包括有 10 项分测验，分测验 A~C 测长时记忆，D~I 测短时记忆，J 测瞬时记忆，M~Q 表示记忆的总水平。本测验也有助鉴别器质性和功能性记忆障碍。

2. 临床记忆测验

根据国外单项测验编制的成套记忆量表，用于成人（20~90 岁）。测试内容包括 5 个分测验：①指向记忆；②联想学习；③图像自由回忆；④无意义图形再认；⑤人像特点回忆。本测试可以鉴别不同类型的记忆障碍。

四、计算

计算障碍指计算力减退，以前能做的计算现在无法正确做出。此时需要进一步进行标准化测验，对不同任务中的错误进行定性定量分析，同时需要考虑患者的教育水平、年龄、职业特点。常用 100-7，连减 5 次进行简单评估。

五、定向

定向指一个人对时间、地点、人物以及自身状态的认识能力，前者称为对周围环境的定向力，后者称为自我定向力。时间定向包括对当时所处时间如白天或晚上、上午或下午的认识，以及对年、季、月、日的认识；空间定向是指对所处地点的认识，包括所处楼层、街道名称；人物定向是指辨认周围环境中人物的身份及其与患者的关系；自我定向包括对自己姓名、性别、年龄及职业等状况的认识。对环境或自身状况的认识能力丧失或认识错误即称为定向障碍。常用的检查方法为提问法。

六、执行功能

执行功能是指确立目标、制订和修正计划、实施计划，从而进行有目的的活动，是一种综合运用知识、信息的能力。执行功能障碍的患者运用知识以达到某种目的的能力下降，如不会做出计划，不能根据规则进行计划调整，不能对多件事进行统筹安排。

执行功能是注意力、记忆力和运动技能统合的结果，通过评估解决问题的能力和日常生活能力进行评定。

（一）解决问题能力的评定

1. 类比测验

分为相似性测验和差异性测验 2 种，前者是要求被检查者说出一对事物或物品的相似之处，如草莓和香蕉都是水果；后者是指出不同之处，如草莓是红色，香蕉是黄色。

2.推理测验

通过推理寻找事物之间的规律，分为言语推理和非言语推理。

（1）言语推理：如已知张的年龄比李大，李比刘大，刘比王大，请问以下哪项说法是正确的？A 张比王大，B 刘比李大，C 刘比张大。

（2）非言语推理：①数字推理：在横线上填上正确的数字：2、4、6、8、10；②图形推理：瑞文推理测验是一种非文字的智力测验，可以判断被检查者的观察力以及思维能力。

（二）日常生活能力检查

要求被检查者完成一些日常生活活动，如穿衣、吃饭、刷牙等，观察其在完成过程中的表现。

七、知觉

知觉是人对客观事物各部分及属性的整体反应，是发现信息的能力。知觉包括所有的感觉功能如视觉、空间觉、听觉、触觉等，知觉以感觉为基础，却又不等于各种感觉信息的叠加。知觉障碍是指在感觉传导系统完整的情况下对感觉刺激的认识和整合障碍，最常见的表现是失认症和失用症。

（一）失认症

失认症是指对视觉、听觉、触觉等感觉途径获得的信息缺乏正确的分析和识别的能力。这种对对象物体的认知障碍，不是因感觉的异常、智能的低下、意识障碍等原因引起的；并且通过其他感觉途径便能将对象辨别出来的一种状态。各种失认症的康复治疗一方面是针对失认症本身的治疗，另一方面是针对其所导致的日常生活能力的康复治疗。

1.视觉失认

视觉失认是在没有视觉障碍的前提下却不能通过"看"的方式辨识对象为何物的一种状态。换言之，可以看到眼前的客观实体，却不知是什么，以及其特质内容（如形状、性质、功能、用途等）的一种状态。视觉失认的分类与评定如下：

（1）视觉对象失认：是失认症中最常见的一种类型，表现为视力正常却不能识别物品，但通过其他感觉可以识别，如看见勺子不知道是什么，但是用手触摸后就知道是勺子。评估方法：视物辨认、配对测试、模仿画图、描述物品的特征。

（2）相貌失认：患者不能识别自己熟悉的家属、亲戚、朋友及名人的面孔，而通过听其声音可以识别。评估方法：用家人、亲属、名人等的照片让其辨认。

（3）色彩失认：患者对色彩命名或指出物品的颜色困难，描述物品的概念（天空是什么颜色）困难，给辨别色彩特征物体的线形图上涂色困难。评估方法：色卡辨认、颜色命名、给图片涂色。

（4）同时失认：患者对于复杂的情景画面的各个部分能够理解，但对整体是什么却不能理解的一种症状，即每个部分的视知觉是正常的，但其部分和部分之间的关系却不能把握。评估方法：给被检者出示一幅画，让被检者描述画面内容，看其描述是否仅关注局部而忽略画面的整体性。

2. 听觉失认

听觉失认为听力保留，但对所能听到的原本知道的声音的意义不能辨别和肯定的一种状态。根据对失认的对象可将听觉失认分为语聋和环境音失认。

（1）语聋：不能识别言语声音的意义，而言语声音以外的所有听觉认识正常保留。主要表现为听理解破坏，但自发言语、书写及阅读均没有障碍。评估方法：检查者说一段话或者放录音，让被检查者复述，或写下听到的内容。

（2）环境音失认：听力检查正常，但不能将一种物体和它所发出的声音相联系。如对熟悉的狗吠、鸡鸣虽能听到，但却不知是什么声音的一种状态。评估方法：让被检查者闭眼听各种声音，如拍手、敲桌面等，让其说出声音的来源。

3. 触觉失认

患者的触觉、温度觉、痛觉及本体感觉正常，但不能通过用手触摸的方式去认识感觉到熟悉的物体。在闭眼的情况下，患者对手里所握持的物体不能辨别其形状、大小、重量、温度、质感等。评估方法：令被检者闭眼触摸物品后说出其名称。

4. 单侧忽略

指患者对大脑损伤对侧身体或空间物品不能注意，或对其变化不能做出相应的反应。存在单侧忽略的患者在日常生活中可以表现为身体、面部总是朝向一侧，进食结束后，总是把碗碟中一侧的食物或多或少地剩下。

半侧忽略和偏盲的鉴别：偏盲是视野缺损造成的，在视线固定的情况下，视野有一部分的缺损，通过客观的视野检查就能确诊；当其眼球能自主活动时，通过转头转身等动作是可以代偿的。而单侧忽略，则是在视线可以自由活动的条件下，仍然对一侧的刺激对象无反应，在接受康复训练之前，不能通过转头转身得到代偿。

半侧忽略的评定：在被检查者面前横行放置一根长度与肩等宽的线绳，让其指出中点时，通过其所指的中点的偏向侧可以大致判断出患者是否存在单侧忽略。除此之外还可通过下列方法进行评估：

（1）二等分线段测验：如图 4-1-3 所示，在纸上画出平行分布的多个长短不一的线段，要求被检查者在每条线段的中点处做标记，观察其完成的情况，即所标

"中点"的位置是否偏向一侧，或是漏掉标注图中一侧的线段。

（2）Albert 线段划消试验：如图 4-1-4 所示，纸上画出 40 根短线段，要求被检查者将图上所有的线段进行划消，分析其遗漏的线段数以及偏向。

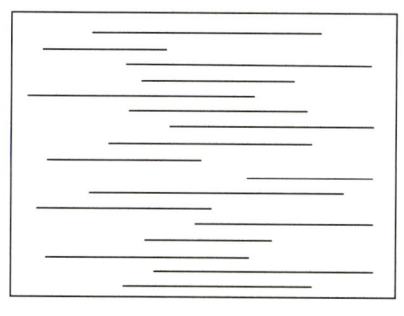
图 4-1-3　二等分线段测验

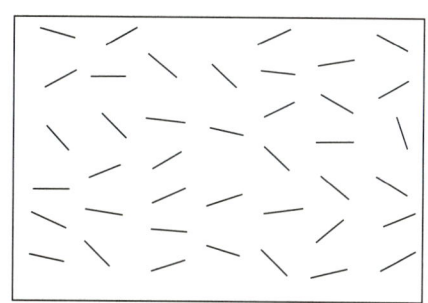
图 4-1-4　Albert 线段划消试验

（3）画图测验：通常选择具有对称性的图形如房子等让被检查者进行临摹，也可以要求被检查者在已经画好的圆圈内填写表盘上的数字和指针，如果被检者只完成画面的一半或一多半，提示存在单侧忽略。

（二）失用症

失用症是指在没有运动功能障碍的情况下，不能进行有目的的动作行为，即在临床上没有肌力减退、运动共济失调、肌张力异常及言语听力障碍等的情况下，不能完成有目的的运动。

1. 失用症诊断

（1）被试者能够很好地配合。

（2）被试者能理解试者的意图，即不是因为言语理解障碍（失语、痴呆、意识障碍等）引起的。

（3）其行为障碍不是因动作器官（口、舌、手、足等）的运动障碍（肌力减退、共济失调等）和感觉障碍（深感觉障碍）、视知觉障碍（视觉障碍、半侧空间失认等）、精神障碍（智力低下、意识障碍等）等的原因引起的。

2. 失用症的分类及评估

（1）意念运动性失用：表现为不能执行运动的口头指令，也不能模仿他人的动作，但对于过去学会的运动仍有记忆，可在其无意识的状态下完成，在指令条件下却无法完成或无法模仿。

评估方法：通过执行动作口令进行测试，让被检查者使用某种工具，或者要求其做模仿动作。例如：给予"刷牙"口令时患者茫然不知道该做什么，而把牙刷牙膏放在其手中却可以不加思索地完成挤牙膏、刷牙的动作。

（2）意念性失用：表现为不能自动或根据指令完成有目的的动作，尤其是多步骤的动作。如患者能正确完成某复杂动作中的每一个步骤，但不能按顺序完成系列动作，也不能正确选择和使用工具。

评估方法：通过完成事物的目的性和规划性进行测试。例如：将准备好的牙刷、牙膏、水杯递给患者让其刷牙，患者表现为先刷牙，漱口，然后挤牙膏。

（3）肢体运动性失用：在排除肢体运动障碍的基础上，出现肢体（多为上肢和手）的精细动作笨拙、缓慢等症状。

评估方法：通过检查精细运动进行判定：①手指或足尖敲击试验：让被检查者一侧手指快速连续敲击桌面或足趾叩击地面；②手指模仿试验：让被检查者用手指模仿检查者的手动作；③手指轮替试验：叮嘱被检查者快速进行前臂旋前旋后动作。

（4）结构失用：表现为组合或构成活动障碍，在结构性活动中表现困难，不能根据指令完成绘图、积木搭建等活动。

评估方法：结构失用的检查方法很多，通过绘画、图形模仿、拼图、立方体组合、手指动作模仿等各种方法均可。

（5）穿衣失用：是指日常的独自穿衣能力丧失，表现为不能辨认衣服的上下、前后、内外等，不能将衣服穿在身上，或两条腿穿入同一条裤腿中。

评估方法：通过观察穿衣的过程，观察其是否能够分清衣服的上下、里外关系，是否能正确将衣服穿到自己身上。

（6）口颜面失用：表现为不能按指令完成口面部动作，如伸舌、弹舌、咳嗽、鼓腮、眨眼、吹口哨等动作，或表现为动作的不协调。

评估方法：可以通过指令其做口颜面动作进行检查。

第二节 认知障碍的康复治疗

认知障碍康复（cognitive impairment rehabilitation）的目的在于使患者保持现有的认知功能，延缓其衰退，增进患者的生活自理程度，改善患者的生活质量。它既包含使用一系列治疗技术来帮助改善受损的智力、知觉、精神运动和行为技能，也包含通过其他代偿方法增加或改善个人处理和利用信息、帮助其在日常生活中提高功能的能力。

一、治疗原则

认知障碍训练计划的制订要以评定为基础，治疗计划个体化，治疗项目由易到难、循序渐进，强化训练与代偿训练相结合，同时要重视对患者及家属的宣教与指导。

二、康复治疗策略

认知障碍康复的治疗分为功能性恢复和代偿2大策略。恢复性策略（recovery strategy）旨在通过反复的刺激训练恢复丧失的功能，代偿性策略（compesentary strategy）重在改善某项功能以代替补偿已损伤的功能。这2种治疗方法不是截然分开的，而是相辅相成、互相促进的。

三、治疗模式

一般认知康复治疗的模式分为3种，包括：基本认知能力训练、认知功能技巧训练、环境改造。

（一）基本认知能力训练

是将患者现有的基本认知能力加以训练，从而巩固加强其运用认知能力的技巧。训练的时间、次数和技巧对整个治疗效果显得尤为重要。

（二）认知功能技巧训练

是帮助患者寻找适当方法和技巧，从而适应日常生活的基本要求。方法是训练患者使用内在的策略或借助外在的辅助装置，内部策略是调动自身因素，以损害较轻的功能代偿受损的功能达到改善或补偿功能障碍的目的的方法。外部辅助是指利用身体外部的辅助或提示来帮助记忆的方法，通过提示，将由于功能障碍给日常生活带来的不便减少到最低限度。

（三）环境改造

环境改造是通过改造患者现有的家居环境、工作环境，简化工作流程，以便患者更好地适应日常生活的需要。

四、认知障碍治疗

（一）注意力障碍治疗

1. 基本技能训练

包括注意的维持性、选择性、转移性、分配性和广度性训练。

（1）注意维持性训练：训练患者视觉固定或追视移动的目标（图4-2-1），也可让其进行删除作业，或者让其从大量信息量中筛选出关键词，随着症状的改善，逐渐增加难度。

（2）注意选择性训练：主要通过增加各种干扰来实现，在活动中将引起注意力分散或无关信息合并，如在众多图形中选出与所给图形相同的图形（图4-2-2），或在进行作业训练的同时播放新闻或故事。

题目：请持续点击飞行中的飞机　　　题目：请挑选出两个完全一样的图形

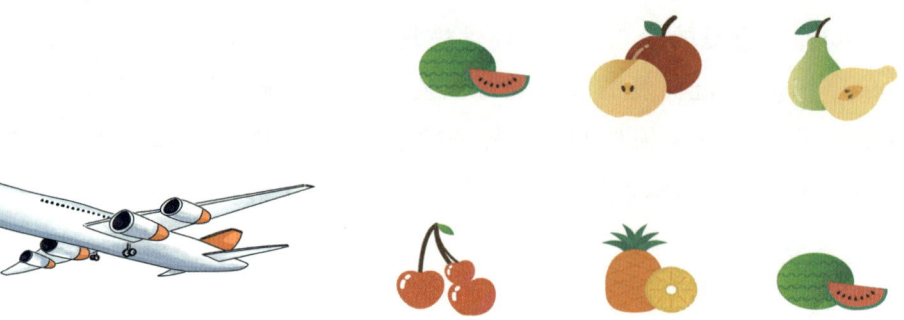

图 4-2-1　注意维持性训练　　　　　图 4-2-2　注意选择性训练

（3）注意转移性训练：基本方法是训练患者将注意力从一件事上转移到另外一件事上，例如为患者准备至少2种不同的作业，当发出"变"的指令，要求其立即从一项转向另一项。

（4）注意分配性训练：在同一时间进行几种活动，如边走路边聊天，值得注意的是，一个人的注意分配能力与他是否熟练掌握其中一项技能有关，技能训练以及多种技能的协调性训练是注意分配训练必不可少的内容之一。见图 4-2-3。

尽快按该项任务进行相应的操作。

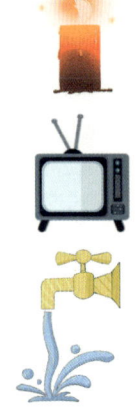

当蜡烛熄灭时，请尽快按下按键。

当电视节目信号中断时，请尽快按下按键。

当水龙头的水中断时，请尽快按下按键。

图 4-2-3　注意分配性训练

（5）注意广度性训练：在活动中，如在一张白纸上写有大写字母、小写字母和数字，先删除大写字母，再删除数字。

2. 内辅助训练

（1）兴趣法：可选择患者熟悉或感兴趣的活动刺激注意，如玩扑克、玩电脑游戏、打电话交流等，见图 4-2-4。

(2)奖赏法：用词语称赞或其他强化刺激增加所希望的注意行为出现的频率和持续的时间，希望的注意反应一旦出现，立即给予奖赏。

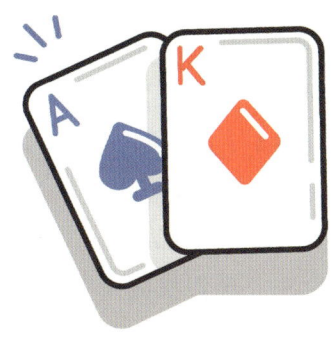

图 4-2-4　兴趣训练法

3. 适应性调整

包括作业活动调整和环境调整，治疗先在安静、不会引起注意力分散的环境下进行，逐渐转移到接近正常或正常的环境中进行；在提示下，按活动顺序完成每个步骤，逐渐到不提示下完成整个活动。见图 4-2-5。

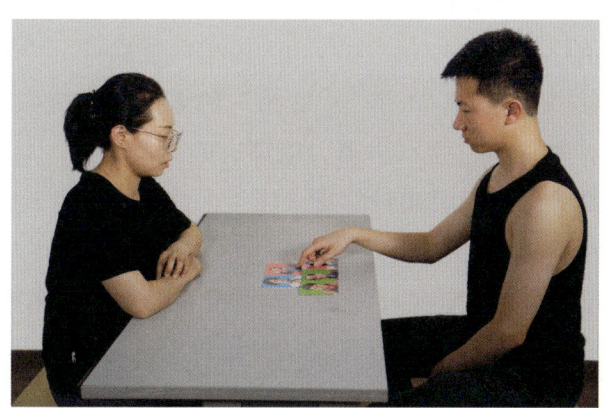

图 4-2-5　失认症训练

（二）记忆力障碍治疗

改善或补偿记忆障碍的方法大体分为内辅助和外辅助，环境调整也是减轻记忆负荷、提高效率的重要方法，另外临床上可把改善记忆的药物与康复训练相结合，将更好地改善记忆障碍。

1. 内在记忆辅助工具

（1）图像法：把将要学习的字词或概念幻想成图像。

（2）层叠法：将要学习的内容转化为图像，然后层叠起来。

（3）联想法：当试图回忆一件事或一个事实时，可将新学的东西和熟悉的事物联系起来。

（4）故事法：将所要记住的重点转化为故事，通过语义加工，加深患者的记忆。

（5）关键词法：常用语罗列事物的记忆，将所列各项事物浓缩成一个字，编成自己容易记忆的词组或"顺口溜"。

（6）数字分段：将一串数字分成几部分。

（7）PQRST法：分别指用预习、提问、阅读、陈述、回答问题的方式来进行自我测验。

（8）情景助忆法：利用情景帮助记忆。

（9）倒叙法：倒回事件的各个步骤找到所找的物或事。

（10）自问法：当回忆一件事时，多问自己一些问题。

（11）视意象法：让患者要记住的信息在脑中形成与之有关的视觉形象。

2. 外在记忆辅助工具

（1）个人记忆辅助物：日历本、日记本、备忘录、日程表、照片等或带有电子蜂鸣器类的便携式辅助具。

（2）环境记忆辅助具：路牌、提示板、箭头、符号、地域颜色的区分、钟表等明显的标志做指引，进行时间和空间的辨别训练。

（三）计算力障碍治疗

训练患者辨别多少，理解"1个""2个"的概念，掌握数字概念后可进行实物加减运算，包括算术事实、算术法则、笔算、心算、估算、日常生活（理财）能力训练等，由简单到难地为患者出计算题。

（四）定向力障碍治疗

针对时间、地点、人物的定向反复训练与强化：对时间定向障碍者强化时间感，让其分清具体的时间；对地点定向障碍者从开始告之这是何地，逐渐变为提示这是何地，到最后提问这是何地；对人物定向障碍者教会患者根据相貌、衣着和声音进行辨认。

（五）执行功能及其障碍治疗

执行功能训练需要充分利用患者残存的功能来弥补已受损的功能，给患者安排的任务从简单到复杂，重复患者的行为，使活动变得有规律，改变患者的生活环境，同时避免患者感觉疲劳、有压力等。认知训练方法见视频4-2-1。

视频4-2-1　认知训练

（六）知觉障碍康复治疗

1. 失认症

1）视觉失认：

（1）视觉对象失认：①改善功能的训练：对常用的、功能特定的物品通过反复实践进行辨认，如将图表放大或使用放大镜可以增加视觉刺激，增加背景和目标物之间的对比可以让患者更好地收到视觉系信息。也可在训练中利用语言以外的感觉—运动训练，如通过喝水来识别水杯。②功能适应性训练：除了视觉外，同时可借助听觉、触觉等进行辨认。另外，教会患者观察物品的特有特征，也可以调整生活环境，在必需品上做特殊备注。

（2）相貌失认：①改善功能的训练：反复看照片，通过面容的声音、长相及其他信息的辅助帮助患者对面容识别产生熟悉感，从混放的照片中选出目标照片。②功能适应性训练：教患者根据人的外在特征（头发、身高、脸型等）、声音特征（音质、音量、音调等）、行为特征（姿势、步态等）及其他信息的辅助进行辨认。

（3）色彩失认：①改善功能的训练：用各种颜色的图片和拼板，进行辨认、学习（图4-2-5）。②功能适应性训练：教会患者识别、辨认特定物品的颜色。

（4）同时失认：①改善功能的训练：让患者先理解每部分的具体细节，然后学会按照时间顺序、逻辑推理等方法逐步把整个部分串在一起。②功能适应性训练：将每部分的内容做特殊标注，然后按照一定的规则排列起来并加以描述。

2）触觉失认：

（1）改善功能的训练：进行刷擦、按摩、冷热、压力觉等刺激交替进行，同时加强辨识不同质地、形状等物体特征。

（2）功能适应性训练：利用视觉和健手的感觉帮助患肢进行感知，同时加强体会物品的特征，如质地、软硬、冷热等。

3）听觉失认：

（1）听觉辨识训练：反复进行听声指物训练，强化各种声音辨识训练，如反复练习汽车鸣笛声、门铃声和狗叫声的听辨认。

（2）代偿技术训练：用其他感官代偿，在视野内可利用视觉输入帮助辨认，如可将电话设置为铃声加闪灯代偿。

4）单侧忽略：

（1）改善功能的活动：①感觉输入：浅感觉是指对忽略侧肢体的皮肤进行冷、热觉、触觉刺激。深感觉是指主动或被动活动忽略侧肢体，向忽略侧的翻身练习、坐起训练等。视觉是指训练患者对忽略侧进行有意识的扫描。面对镜子进行梳洗、整理衣服等。②忽略侧肢体的作业活动：交互促进训练是指健侧上肢越过中线在患侧进行作业，在语言提示下进行患侧穿衣活动。躯干旋转是指在听觉提示下患侧肢体进行活动等。③注意力的训练：双眼在视野范围内不断变换注视点、寻找并追踪目标的能力训练，包括对各种文字、字母、图形等的划消作业。

（2）功能适应性训练：①功能代偿：如把患侧的轮椅车闸柄加长并做上颜色鲜艳的标记。②环境调整：如床档加在忽略侧，与患者讲话时站在患者忽略侧。失认症训练方法见视频4-2-2。

视频4-2-2　失认症训练

2. 失用症

失用症是大脑半球特定部位的损害引起高级功能障碍的症状，表现为不能正确地运用后天习得的运动技能执行有目的运动的运用障碍。

1）意念运动性失用：

（1）改善功能的训练：①在治疗前及治疗中给予患肢以触觉、本体觉和运动觉刺激，纠正患者错误动作或指导患者动作时，治疗师需握住患者的手去完成动作。②患者做动作前应闭上眼睛想象动作的全过程，然后睁眼尝试完成。

（2）功能适应性训练：①训练时不宜将活动分解，尽量减少指令性言语，如需按门铃时应说"注意一下门铃"，而不是说"你把门铃按一下"。②日常生活活动应在相应的时间、地点和场景下进行。

2）意念性失用：

（1）改善功能的训练：①活动之前，要求患者说出整个活动步骤，若患者不能通过描述整个活动步骤来促进运动改善时，可进行视觉或触觉提示。②将活动分解成若干步骤进行，再按照一定顺序串联起来形成一套完整的系列动作。

（2）功能适应性训练：应选用动作简单或步骤少的代偿性方法，如选用拉链代替扣子，松紧口鞋代替绑带鞋。

3）躯体运动性失用：

（1）改善功能的训练：选定特定的活动前，给予本体觉、触觉、运动觉的刺激，在训练中给予提示或亲手教，逐渐减少提示并过渡到复杂动作的执行。

（2）功能适应性训练：动作应简化，反复训练，尽量减少口头指令。

4）结构失用：

（1）改善功能的训练：①在进行结构性活动之前，先用手触摸该物，进行触觉、视觉和运动觉的暗示。②从简单的平面设计到复杂的立体设计，从单一颜色到彩色颜色,从大小和形状相同到不同。

(2)功能适应性训练:①分析动作成分,按一定顺序摆放配件或按顺序给配件做出标记。②可用逆行链锁法,先辅助患者完成部分的动作,再让患者完成全部的工作。

5)穿衣失用:

(1)改善功能的训练:在穿衣前让患者感觉衣服的形状、质地等,在穿衣过程中适当给予视觉和语言提示,也可以教给患者一套固定的穿衣方法,反复练习,掌握要领。

(2)功能适应性训练:教会患者使用商标或做标记区分衣服的不同部位,如对上衣、裤子和袜子做不同的标识。

6)口颜面失用:口颜面失用患者不能按指令或模仿检查者完成面部动作,但不经意时能自发地完成。口颜面失用的康复治疗方法总结见表 4-2-1。失用症训练方法见视频 4-2-3。

表 4-2-1　口颜面失用的康复治疗方法

训练目的	训练方法
喉活动	①视、听联合刺激法:治疗师与患者同时面对镜子,治疗师发"ao"或"ou",患者模仿。反复进行 ②视、听、触联合刺激法:治疗师与患者同时面对镜子,将患者的手放在治疗师的喉部,治疗师发"ao"或"ou",患者模仿,反复多次进行。这样患者除视、听外,还能感觉到发音时喉的震动 ③反射性诱导:利用反射性声音来诱导发音。如用叹气音来促进发"哎",用笑声促进发"哈"
舌活动	①视觉、听觉刺激下的诱导法:治疗师与患者同时面对镜子,治疗师用唱歌、数数等来诱导患者完成舌运动 ②辅助法:治疗师与患者同时面对镜子,帮助患者完成舌操(舌前伸、后缩、左右摆动、舌上抬、弹舌等)
言语活动	①自发性言语促进法:用患者熟悉的歌曲、诗词来促进自主言语。如当患者唱完"东方红,太阳升"时,治疗师不是用唱的方式,而是轻轻说出"东方红"时,患者就说出了"东方红,太阳升,中国出了个毛泽东" ②序列语促进法:利用序列语(如1、2、3……或第一、第二、第三……)来促进患者的自主言语

视频 4-2-3　失用症训练

第五章 脑卒中语言、言语障碍评估与治疗

人类与其他动物的重要区别之一是可以通过语言和文字进行思想的交流，这是人类最为高级的、重要的大脑皮质的功能。言语是口语交流的机械部分，通常指口语；而语言是建立在条件反射基础上的复杂的高级信号活动过程，包括文字、视觉信号、书面、表情、手势等。语言信号通过视觉和听觉器官感知后传入中枢，在语言中枢进行分析、储存后再经神经传出至支配语言运动的器官如咽、喉、舌，从而进行语言的口头表达，这一过程中的任一环节出现问题均可导致交流障碍。在各种交流障碍中，以失语症和构音障碍最为常见，也最为复杂。本章将重点介绍这2部分。

第一节　失语症的分类与评估

失语症是指因与语言功能有关的脑组织的病变，造成原已获得的语言能力受损或丧失的一种语言障碍综合征。患者表现为发音和构音正常但不能言语，肢体运动功能正常但不能书写，视力正常但不能阅读，听力正常但不理解言语，即不同程度的听、说、读、写的功能障碍。

一、失语症的主要症状

（一）听理解障碍

一般认为，言语听理解的过程是：声学信号的接收—音素的感知—词汇和语义的理解—句法的理解。失语症的听理解障碍可以表现在上述某一阶段或多个阶段出现障碍，从而表现出不同的听理解障碍。

1. 语音辨认障碍

患者能像正常人一样听到声音，但不能理解，典型者为纯词聋，即患者不能理解或复述已听到的内容，而朗读、阅读、书写及自发言语相对正常。

2. 语义理解障碍

患者能正确辨认语音，部分或全部不能理解词义，根据病情轻重的不同表现为：

（1）对常用物品名称或简单的问候语不能理解。

（2）对常用的名词能理解，对不常用的名词或动词不能理解。

（3）对长句、内容和结构复杂的句子不能完全理解。

（二）言语表达障碍

1. 发音障碍

又称言语失用，表现为音素、音节分离，言语速度减慢，语音歪曲，模仿语言发音不如自发语言，常见于运动性失语。

2. 说话费力

表现为说话不流畅、缓慢，并伴有全身用力、叹气及附加表情或手势，能理解别人的语言。

3. 错语

包括语音错语、词意错语和新语。语音错语是音素之间的置换，如将"电视"说成"念四"；词义错语是词与词之间的置换，如将"桌子"说成"椅子"；新语则是用无意义的词或新创造的词代替说不出的词，如将"铅笔"说成"乌里"。在表达时，大量错语混有新词，称为杂乱语。

4. 语法错误

其言语表达多为实义词，而缺乏语法功能词，动词相对较少，言语不能扩展，表现为典型的"电报式"言语。

5. 找词困难

指找不到恰当的词表达自己的意思，多见于名词、形容词和动词，表现为谈话出现停顿或重复结尾词及其他功能词，如想说头痛却指着头说不出来，或重复说这个、这个……如果找不到恰当的词时以描述说明等方式进行表达，则称为迂回现象。

6. 刻板语言

只能说出几个固定的词或短语，如"妈妈""打""哎呀"等，有时会发出无意义的声音。

7. 模仿语言

是一种不自主复述他人的话的行为，如问"你叫什么名字"，回答也是"你叫什么名字"。有些患者常有语言的补完现象，即患者对于系列词、熟悉的诗歌不能自动叙述，但若他人说出前面部分，他即可接着完成其余部分，如检查者说"1、2、3"，他可以接着说"4、5、6"，检查者说"东方红"，他可以接着说"太阳升"。

8. 复述困难

不能正确复述别人说的词或句子。

9. 流畅度

以每分钟说出多少词表示，每分钟说出的词在 100 个以上称为流畅型口语，在 50 个以下称非流畅型口语。

（三）阅读障碍

阅读的过程涉及对语言符号的"形""音""义"3 个方面的掌握，由"形"到"音"的过程称为朗读，此过程出现问题表现为不能正确朗读，但能理解其文字含义，即朗读障碍；由"形"到"义"的过程称为理解，此过程的障碍表现为能正确朗读，却不理解文字的意思，即理解障碍；以上 2 个过程均出现问题表现为既不能正确朗读，也不能理解文字含义，即失读症。

（四）书写障碍

1. 书写不能

不能构成字形，也不会抄写。

2. 构字障碍

所写的字看起来像该字，但笔画错误，增添或缺少。

3. 镜像书写

笔画正确，但方向相反。

4. 书写过多

书写中混杂一些无关字、词或造字。

5. 惰性书写

写出一字词后，让其写其他词时，仍不停重复地写前面的字词。

6. 象形书写

不能写字，而可以用图表示。

二、失语症的分类

（一）运动性失语

也称作 Broca 失语，病灶位于优势半球额下回后部，患者表现为典型的非流利型口语，复述和阅读困难，但听理解相对较好，能够理解一般对话，对复杂句法结构的句子理解有困难。自发言语的语量明显减少，常常表现为电报式言语。

（二）感觉性失语

也称 Wernicke 失语症，病灶位于优势半球颞上回后部，其特点是言语流利、语量多，但包含大量错语。听理解严重障碍，患者的听觉是正常的，但不理解词语的意思，复述中错语较多。命名、阅读和书写均有困难。

（三）传导性失语

突出特点是复述困难，常以错语代替，自发言语呈流利型，但存在找词困难、说话中断、错语等现象，听理解相对较好。

（四）经皮质运动性失语

特点是复述语句、朗读与命名的能力较好，但自发言语的量减少，言语简单，听理解和阅读理解相对较好。

（五）经皮质感觉性失语

复述相对较好，言语流利，但听理解有困难。自发言语中常因找词困难而言语中断，模仿性言语是其主要特征。

（六）命名性失语

突出特征是在自发言语和视物命名时，有明显的找词困难，可以描述一件物品的特征而说不出物品的名称。听理解、阅读理解、朗读和复述相对较好。

（七）完全性失语

语言功能的各个方面受到严重损害，自发言语极少，仅限于单音节，听理解、复述、命名、阅读和书写功能均严重障碍。

（八）皮质下失语

主要分为2类：丘脑性失语患者的言语是偏流利的，声调低、音量小，理解能力损害较轻，找词有轻至中度的困难，复述正常或稍差。基底节性失语的自发言语以非流利型口语多见，复述相对完整，轻度命名困难，听理解相对较好。

三、失语症的评价

（一）失语症的评定量表

根据世界卫生组织ICF，失语症的评定可以分为2大类，即语言功能评定和交往能力评定。

1. 语言功能评定

语言功能评定应用完整的测验进行，通常是对严重度的测量，可用于个体的失语症分类。

（1）波士顿诊断性失语症检查（boston diagnostic aphasia examination，BDAE）：是目前英语国家普遍采用的标准失语症检查法，包含听理解、命名、复述、书写、阅读以及自动语序、背诵和唱歌等方面的测验，是根据失语症分类系统所制订，可以对失语症进行鉴别诊断。缺点是检查所需时间长。

（2）西方失语症成套测验（western aphasia battery，WAB）：根据 BDAE 进行修改制订的，是目前西方国家流行的一种失语评估方法。包括自发言语（包括言语流畅和信息内容）、听理解、复述及命名4个分测验，求得失语商（AQ），另外还可根据阅读、书写、计算、运用等非言语性大脑功能测查，评出操作商（PQ）、皮质商（CQ）。可对失语症进行鉴别诊断，也可以进行失语症的严重程度分级。

（3）明尼苏达失语症鉴别诊断测验（minnesota test for differential diagnosis of aphasia，MTDDA）：是成人失语症最早的综合性测验，它的诊断目的在于鉴别是否有失语症或失语症伴有知觉障碍、废用症、构音障碍等。它包括46个分测验，分为5个部分：听觉障碍、视觉和阅读障碍、言语和语言障碍、视运动和书写障碍、数字关系和计算过程障碍。

（4）汉语失语症全套检测法（aphasia battery of chinese，ABC）：参考西方失语成套测验（WAD），结合中国国情和临床经验而拟订。测验内容包括谈话、理解、复述、命名、阅读、书写、结构与视空间、运用、计算9类检查，共有32个分测验。是汉语者的正规失语检查法，可用于失语症的临床诊断、治疗和研究。

2. 功能性交往能力评定

（1）日常生活交往活动检查（communicative activities in daily living，CADL）：评价患者在日常环境中采取任何可能的方式传递信息的能力。测验内容包括68个项目，对每个项目的反应分为正确、恰当和错误。

（2）功能性交际测验（functional communication profile，FCP）：根据患者患病前的日常生活交往能力，对现有的能力进行评分。如患者在患病前可书写商务信件，100%表示正常操作能力，50%表示目前的操作能力是患病前的一半。

（二）失语症的评定内容

以我国的ABC为例，包含对口头表达、听理解、阅读和书写功能的评定：

1. 谈话

分为问答和系列语言2个部分。将患者的谈话录音，问答的问题例如"您以前来过这儿吗？""您叫什么名字？""您家住在什么地方？"等，从信息量和流畅度2个方面进行打分。系列语言让患者从1数到21。

2. 听理解

包含是/否问题、听辨认和口头指令3个部分：

（1）是/否问题：包含22个与日常生活相关的问题，如"你的名字是张小红吗？""你穿的衣服是红色的吗？""纸在火中燃烧吗？"用"是"或"不是"回答，如口语表达有困难，可用手势动作表示。满分为60分。

（2）听辨认：包含实物、图形、图画、动作、颜色、家具、身体部位等共45个词语，让患者听到名称后，从一组物、画或身体部位中选出正确的。每项2分，满分为90分。

（3）口头指令：从简单到有多步骤的和有语法的指令，如"把手举起来""指一下门，然后再指窗户"，让患者听到后执行，必要时可重复全句一次。共10项，满分为80分。

3. 复述

包括常用词和不常用词、具体词和抽象词、短句、长句、超常复合和无意义词组，注意患者复述时有无错语，复述结果时缩短还是延长，满分为100分。

4. 命名

包括指物（身体部位或画）命名、列名、颜色命名和反应命名。指物命名是依托视觉的命名，按次序给患者出示实物或图片，问患者"这是什么？"；列名为不依托视觉时，在1min内能说出的蔬菜名称数；颜色命名包括视色命名和以颜色名回答提问；反应命名是以物体名称回答问题。满分62分。

5. 阅读

包括视读、听字—辨认、字—画匹配、读指令并执行、选词填空，满分120分。

（1）视读：看着字朗读10个合体字。

（2）听字辨认：从一组形似、音似、意似字中选出听到的字。

（3）字—画匹配：先朗读所示的词，无论朗读是否正确均要求配上相应的画，以考查患者的文字理解，如"钥匙""方块""喝水""蓝色"。

（4）读指令并执行：先朗读字卡上的句，如"闭眼""摸右耳"，无论朗读是否正确均应按文字指令执行。

（5）选词填空：对留有空当的句朗读或默读后从备选词中选出正确的填空，如苹果是____的，从"原的、圆的、圆圈、方的"中选词填空。

6. 书写

包括写姓名、地址，抄写，写系列数字，听写（包括偏旁、数、字、词和句）、看图写和写病史，满分99分。

7. 结构与空间

包括照图画和摆方块2项，满分19分。

8. 运用

让患者按指示做一些动作，观察完成情况，面部动作如"吹灭火柴"，上肢动作如"挥手再见"，复杂动作如"假装把信纸叠起来，放进信封，封好"。满分为30分。

9. 计算

让患者进行简单的加减乘除运算,满分 24 分。测验完成以后,将各项得分汇总至表 5-1-1,然后将患者的上述 9 项内容的检查结果与表 5-1-2 中的常见失语类型检查的得分近似平均值进行比较,即可看出患者相近失语类型。

表 5-1-1　汉语失语成套测验结果汇总表

		具体	得分/总分
口头表达		信息量	/6
		流利性	/27
		系列语言	/21
		复述	/100
	命名	词命名	/40
		反应命名	/10
		颜色命名	/12
听理解		是/否题	/60
		听辨认	/90
		口头指令	/80
阅读	字画匹配	视读	/10
		听字辨认	/10
		朗读	/20
		理解	/20
	读指令执行	朗读	/15
		理解	/15
书写		填空	/30
		姓名地址	/10
		抄写	/10
		听写	/34
		系列书写	/20
		看图书写	/20
		自发书写	/5

表 5-1-2 常见失语类型 9 项检查的近似平均值

	信息量	流畅性	复述	命名			听理解		
				词	色	反应性	是否题	辨认	执行命令
Broca 型（BA）	15	15	7	5	5	12	68	65	28
Wernicke 型（WA）	36	76	10	15	14	5	20	30	10
传导型（CA）	50	70	32	48	59	48	81	83	46
经皮质运动型（TCM）	62	57	86	83	82	85	87	90	66
经皮质感觉型（TCS）	55	73	80	60	67	55	62	70	30
经皮质混合型（MT）	28	48	65	23	18	22	47	28	7
命名型（AA）	68	76	92	48	59	79	88	83	63
完全型（GA）	13	8	2	1	1	0	12	6	2
丘脑型（TA）	58	60	87	67	72	78	77	77	49
基底型（BaA）	57	58	77	68	77	72	82	85	50

第二节 失语症的康复治疗

一、适应证及治疗时机

（一）适应证

原则上，所有失语症都是语言治疗的适应证，但应排除有明显意识障碍、情感障碍、行为障碍、精神异常以及全身状况差不能配合训练者。

（二）治疗时机

在患者生命体征平稳后，尽早介入语言治疗。每天的训练时间至少为 0.5~1h，重症者可以是 15~20min；住院患者每日治疗 1~2 次，门诊患者可以每周治疗 3~5 次。

如果患者出现以下状况时，应暂时停止语言训练：全身状态不佳；意识障碍；重度痴呆；拒绝训练，无训练动机患者；经过一段时间的系统语言训练后，已经达到相对静止状态（称为平台期）。

二、治疗机制

（一）治疗机制

失语症恢复的理论依据为脑的可塑性，关于失语症的治疗机制有 2 种学说，即功能代偿学说和功能重组学说。

1. 功能代偿学说

此学说认为，失语症是由其他脑区来取代病损区的功能，某些神经细胞代偿受到损伤的神经细胞功能。

2. 功能重组学说

此学说认为，失语症的恢复就是神经系统的重组，利用其他神经通路，用不同的方法来完成被破坏的神经结构所承担的功能。反复的刺激可能促进神经系统的重组。

三、训练方式

常见失语症训练方式有：个体训练，此训练为失语症治疗的主要形式，是指一名治疗师对一名患者的一对一训练方式。这可使患者注意力集中，情绪稳定，而且刺激条件容易控制，治疗更有针对性；自主训练，是指患者自己进行的语言训练。自主训练中可选择实物、图片进行命名、语句等练习或书写练习，也可利用录音机进行复述或听写等练习；小组训练或集体训练，选择不同类型及相同程度的失语症患者，以小组形式进行语言训练，一般3~5人，由治疗师设定一课题目标，进行自我介绍、唱歌、游戏等适合群体进行的课题题目；家庭训练，是指言语治疗师将患者目前的语言评估结果和治疗方案介绍给患者家属，并教会家属掌握训练技术，由家属在家庭中训练患者的治疗形式。

四、训练方法

失语症训练方法有不同分类，通常可以分为改善语言功能和改善日常生活交流能力。在临床失语症治疗时要因人而异，选择方法要考虑到患者的实际情况，如注重原发病、病程和相关障碍、失语症分类、严重程度、职业和学历等。

（一）改善语言功能的治疗方法

通过听觉刺激、视觉、手势和文字图片等帮助患者理解语言，以获得有益的语言刺激，其重点是促进理解和表达训练，其主要方法有：

1. 阻断去除法

根据 Weigi 理论，失语症患者基本上保留了语言能力，而语言的运用能力存在障碍，通过反复的去阻滞刺激训练，可使患者重新获得语言运用能力，如当患者命名无法完成时，可以通过词头音提示，帮助患者建立正确反应。

2. Schuell 刺激法

即舒尔刺激法或传统刺激法，是以对损害的语言符号系统应用强的、控制下的听觉刺激为基础，最大限度地促进失语症患者的语言重建和恢复。

（1）Schuell 刺激法的主要原则见表 5-2-1。

表 5-2-1　失语症 Schuell 刺激法的主要原则

刺激原则	说明
利用强的听觉刺激	是刺激疗法的基础，因为听觉模式在语言过程中居于首位，而且听觉模式的障碍在失语症中也很突出
适当的语言刺激	采用的刺激必须输入大脑，因此，要根据失语症的类型和程度，选择适当控制的刺激，难度上要使患者感到一定难度但尚能完成为宜
多途径的语言刺激	多途径输入，如给予听刺激的同时给予视、触、嗅等刺激（如实物），可以相互促进效果
反复利用感觉刺激	一次刺激得不到正确反应时，反复刺激可能提高其反应性
刺激应引出反应	一项刺激应引出一个反应，这是评定刺激是否恰当的唯一办法，它能提供重要的反馈而使治疗师能调整下一步的刺激
正确反应要强化以及矫正刺激	当患者对刺激反应正确时，要鼓励和肯定（正强化）。得不到正确反应的原因多是刺激方式不当或不充分，要修正刺激

（2）治疗课题的选择：①按语言模式和失语程度选择训练课题。失语症这种语言障碍会涉及听、说、读、写 4 个方面不同程度的受损，每一方面的障碍又具体表现为轻度、中度和重度损伤。原则上为轻症者以改善功能为目的，重症者重在激活其残存功能或进行实验性治疗。详见表 5-2-2。②按失语症类型选择训练课题。详见表 5-2-3。③对于重症失语症患者先改善其听理解，中度患者重点在于言语表达和书写训练，轻度患者重点在于书写训练。

表 5-2-2　不同语言模式和失语程度的训练课题选择

言语症状	障碍程度	训练课题
听理解	重度	词、图或词、文字匹配，是、非反应
	中度	听短文做是或非回答，正误判断，执行口头指令
	轻度	在中度的基础上，文章更长，内容更复杂
口语表达	重度	复述（音节、单词、系列语、问候语），称呼（日常用词、动词命名、读单音节词）
	中度	复述（短文）、读短文、称呼、动作描述（情景画、漫画说明）
	轻度	事物的描述，日常谈话
阅读理解	重度	字、图或词、图匹配（日常物品、简单动作）
	中度	情景画、动作、句子、文章配合，执行简单的文字指令，读短文回答问题
	轻度	执行复杂的文字指令，读文章后回答问题
书写	重度	临摹、抄写、自发书写（姓名）、听写（日常生活用品单词）
	中度	听写（单词、短文），动作书写
	轻度	听写长文章，描述性书写，日记
其他课题训练		计算能力，写字、绘画、写信、查字典、写作、游戏、趣味活动等均应按程度安排训练

表 5-2-3 不同类型失语症的训练课题选择

失语症类型	训练课题
Broca 失语	口语表达、文字表达
Wernicke 失语	听理解、复述、会话
传导性失语	复述、听写、看图说话
经皮质感觉性失语	以 Wernicke 失语为基础
经皮质运动性失语	以 Broca 失语为基础
完全性失语	视觉理解、听觉理解、口语表达、实用交流（手势、交流板的应用）
皮质下失语	听理解、口语表达
纯词聋	听理解、复述、听写
纯词哑	口语表达、复述、文字称呼
失读症	文字称呼、听写
失写症	书写训练

3. 程序介绍法

是将刺激的顺序分成若干个阶段，对刺激的方法和反应的强化严格限定。各个步骤出现正反应时给予强化；出现错误反应时再给予刺激；再刺激后再次出现错误反应时，要回到第一步重新开始。如复述"大大圆圆的苹果"，先复述"苹果"，然后逐步进行，苹果→圆圆苹果→大大圆圆的苹果。

4. 脱抑制法

充分调动患者本身可能保留的功能来解除其功能的抑制，如画表情来描述心情。

5. 功能重组法

通过对抑制的通路和其他通路的训练使功能重新组合、开发，以达到语言运用的目的，如对感觉性失语患者可通过手势、图片、写字板等加强日常生活交流。

6. 非自主性言语的自主控制

利用非自主性言语作为康复的基础，建立自发性词语的正确反应，然后将这种反应进一步扩展，并达到自主控制水平，从而改善患者的命名和交流水平。如患者保留语为"毛"，我们进一步扩展为"毛衣"和"穿毛衣"。

7. 认知加工法

认知加工法是基于认知神经心理的正常语言加工模型，它提供了对失语症损害类型进行有条理的、逻辑的思维方法。如在图画命名时涉及事物特征输入，在复述单词时涉及语音输入，而两者都涉及语义系统和语音输出。通过比较 2 个任务的不同表现，可以得到患者在哪些语言环节受损。

8. 强制诱导治疗

这是一种系统的、强迫使用言语进行交流的方式。强制诱导治疗的关键是鼓励患者尽可能地采取言语表达，减少代偿手段，如手势、绘画、书写等。

9. 计算机辅助治疗

计算机治疗能将图像、声音、动画有机结合起来，具有图文并茂、形式多样、不受限于训练场景、治疗师易于对患者进行升降级训练、易激发患者兴趣的特点。

10. 神经调控技术

神经调控技术中经颅直流电刺激（tDCS）、重复经颅磁刺激（rTMS）等作为一种非侵入性脑刺激技术，通过刺激大脑皮层，进而引起相关功能区兴奋性的改变，从而达到促进语言功能的改善。

rTMS治疗通过高频或低频刺激脑功能区，对失语症患者的图片命名、自发言语、听理解、阅读理解和复述等语言功能有改善作用，常用的刺激部位有Broca区、Wernicke区及额叶，刺激多选择高频刺激左侧脑区或低频刺激右侧脑区，刺激时间多选择20min，其中基于循证医学的rTMS指南推荐低频rTMS刺激右侧额下回对非流利性失语患者具有明确的疗效（B级推荐）。

在临床中，tDCS因具有有效、无创、易操作、易携带等优点亦得到了广泛的应用。已有不同临床观察发现tDCS通过刺激额下回、颞上回及左侧额叶等部位改善失语症患者的语言功能，如言语的节奏和韵律、图片命名、自发言语、听理解等，但目前对于刺激方式的选择尚无定论，临床中多用阳极刺激Broca区、Wernicke区、左侧额叶等，阴极刺激多用于刺激右侧颞上回、额下回等部位，但亦有实验证实双侧刺激额下回可提高患者图片命名的准确率；刺激电流多选择1~2mA，刺激时间20min。2020年发表的tDCS应用于神经精神疾病的循证医学指南推荐阳极刺激Broca区、Wernicke区及阴极刺激右颞额叶，或阳极刺激Broca区及阴极刺激右颞额叶治疗脑卒中慢性期言语功能障碍（C级推荐）。

11. 高压氧治疗

脑卒中失语患者给予高压氧治疗有利于受损脑组织的修复，也可在一定程度上激活神经元，有效调节语言中枢的兴奋性，改善患者失语的症状。

（二）改善日常生活交流能力的治疗方法

1. 交流效果促进法（promoting aphasics communication effectiveness，PACE）

PACE法注重的是信息的交流，目的是让患者最大限度地利用其残存功能与他人进行有效的沟通。在训练中遵循交换新的未知信息、自由选择交流手段、平等会话责任、合理的良性反馈等原则。

2. 小组治疗

它是语言治疗的一个重要组成部分,每个患者平等、自由会话,互换角色交流日常生活有关话题。

3. 交流板的应用

交流板适用于某些存在严重言语表达、书写、手势障碍的患者,其方法是治疗师与患者及家属共同设计一套交流板,包括日常生活用语的语卡和图片,并指导患者反复学习使用。

4. 家庭训练指导和语言环境调整

为保证治疗的延续性,对患者及其家属加强失语症康复治疗的健康教育,并确保患者家属在病房或家庭协助患者完成治疗任务并做相应的记录,同时将治疗过程应用于日常生活的交流中,最终达到最大限度恢复患者语言交流能力、促进患者回归家庭和社会的目标。

(三) 针灸治疗

头针具有疏通经络、调节阴阳的作用。舌针可刺激舌根部的末梢神经,从而增强中枢神经系统的兴奋性反射,促进语言功能的恢复。常见腧穴的选择:

1. 舌穴

包括直接针刺舌体、舌底部穴位,间接针刺舌体 3 种方法,目前应用较广泛的是靳氏舌三针和点刺金津、玉液。

2. 头穴

头针治疗各种失语症,一般根据大脑语言功能定位的相应区域来取穴。

3. 体穴

选用传统体穴治疗中风失语,可采用针刺哑门、廉泉、通里、百会、合谷、照海等穴。

4. 综合取穴

体穴取廉泉、哑门、丰隆、列缺;头穴取言语功能区,取左侧为主;舌穴取舌下金津、玉液。

四、失语症治疗策略

失语症的治疗是依据语言障碍的类型、程度、言语症状、社会背景及其主观需要和客观的实际可能性,选择有针对性的治疗方法。

(一) 听理解训练

1. 语音辨识

有语音辨识障碍的患者,可练习从不同声音中分辨出目标音。

2. 音节及单词的辨识

训练顺序先是单元音，然后是双元音、辅音、单词。

3. 词的语义理解

先练习听词指图，见图 5-2-1，逐渐到听语记忆广度扩展，见图 5-2-2，听物辨认，见视频 5-2-1。

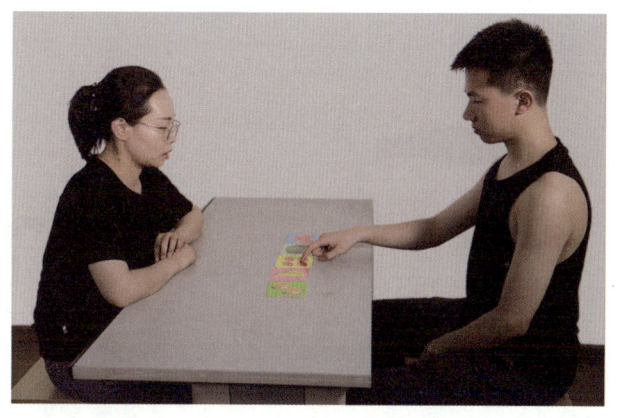

图 5-2-1　图片指示训练

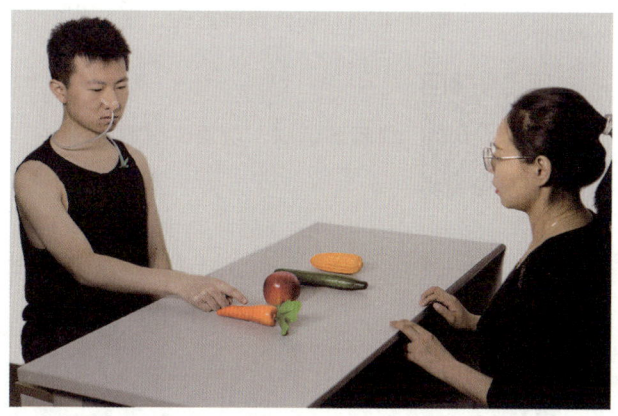

图 5-2-2　实物指示训练

视频 5-2-1　听实物指示训练

4. 句篇听理解

让患者听一句话理解其含义，见图 5-2-3，根据句子的语义进行实物辨认训练，见视频 5-2-2，逐渐到听一篇短文后回答相关问题，见图 5-2-4。

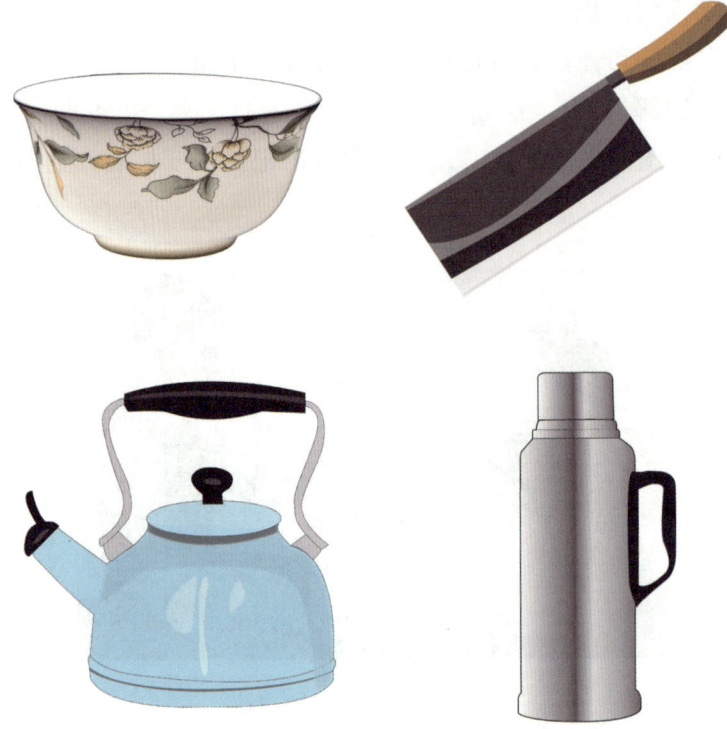

图 5-2-3 句子理解训练

视频 5-2-2 听语义理解训练

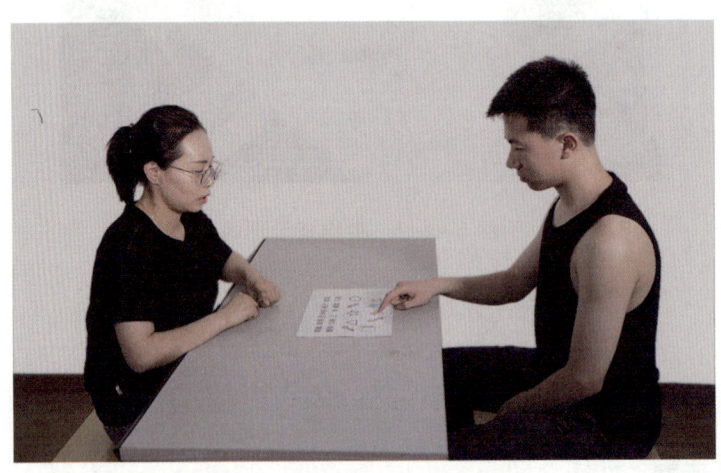

图 5-2-4 篇章理解训练

5. 执行口头指令

从执行一步指令逐渐到二步、三步、多步指令，见图 5-2-5，听理解指令并执行,见视频 5-2-3。

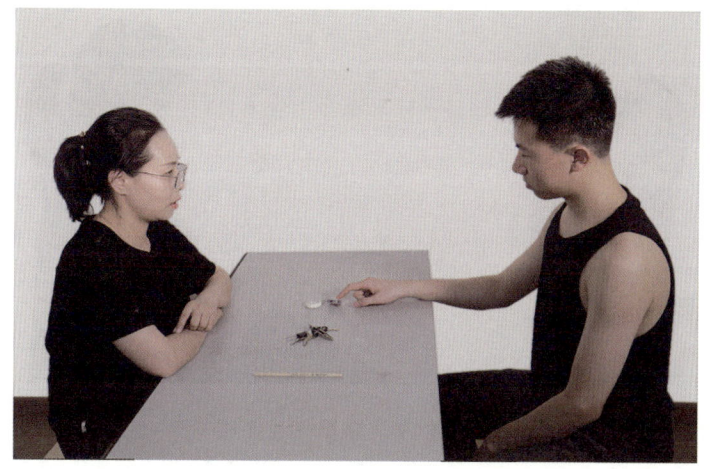

图 5-2-5　执行指令训练

视频 5-2-3　听理解指令训练

(二)阅读理解训练

1. 词-图匹配训练

从所给图片中选出与目标词意义相同的图片,见图 5-2-6。

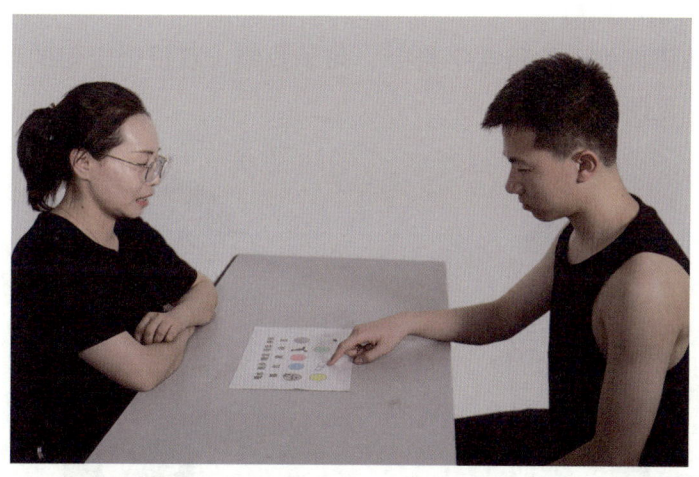

图 5-2-6　词-图匹配训练

2. 分类作业

从不同类物中找出同类物,见图 5-2-7。

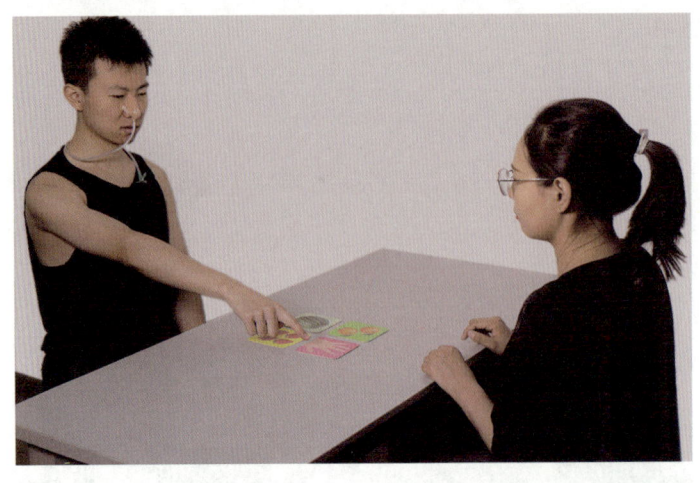

图 5-2-7　分类作业训练

3. 语义联系

可以是同义词、反义词、语义相关词等，见图 5-2-8。

将反义词划上连线

减轻	粗糙
精美	慌乱
宽敞	加重
从容	狭小

图 5-2-8　语义理解训练

4. 句子的辨识和理解

运用词与短语匹配、执行文字指令、句子找错、双重否定句的理解、组句等课题来进行训练，见图 5-2-9。

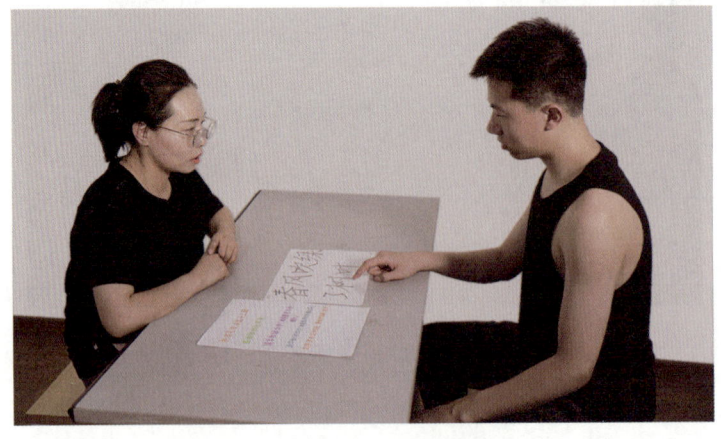

图 5-2-9　句子辨识训练

5. 语段、篇章的理解

让患者逐段分析、总结阅读材料后再用自己的话整理整篇阅读材料，见图 5-2-10。

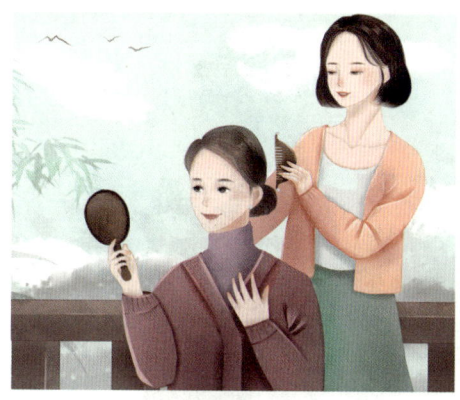
A. 梳头

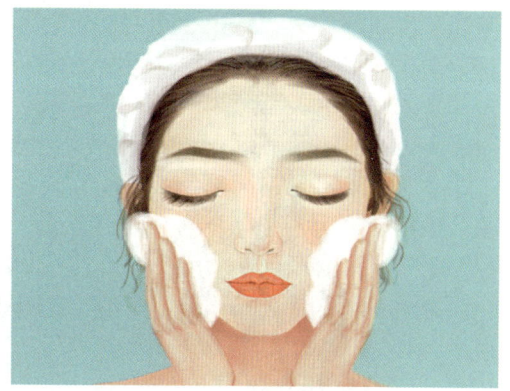
B. 洗脸

图 5-2-10　篇章理解训练

6. 朗读障碍的治疗

应在阅读理解的基础上进行，充分利用图画和汉字结构特点，灵活处理形、音、义的关系，见图 5-2-11，朗读并理解词-图匹配和执行指令，见视频 5-2-4。

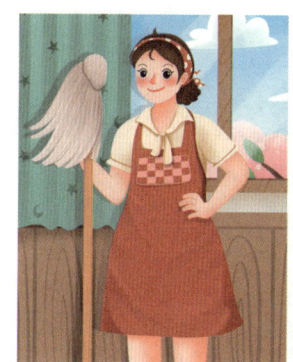
A. 她

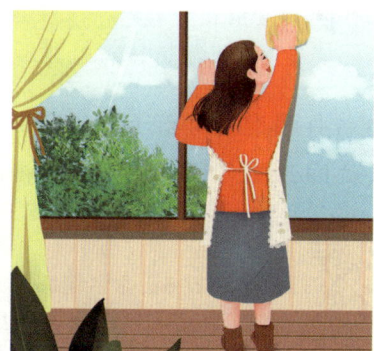
B. 擦

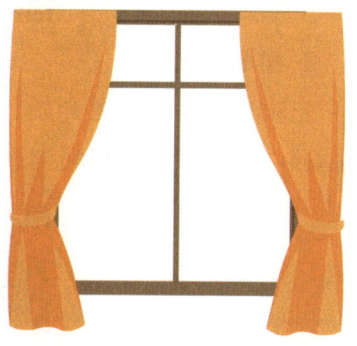
C. 窗户

图 5-2-11　图-字朗读训练

视频 5-2-4　阅读理解训练

（三）言语表达

1. 发音训练

从元音到辅音再到元辅音组合训练。

2. 复述训练

从单音节、单词、词组、短句、长句到绕口令等练习，见图 5-2-12，复述词组训练，见视频 5-2-5。

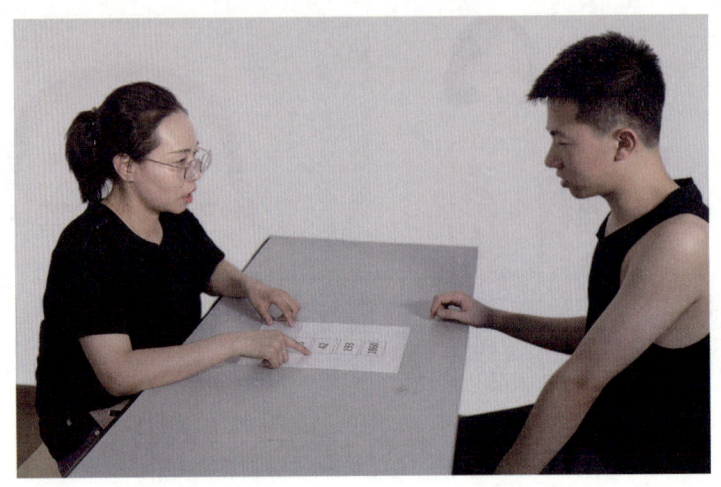

图 5-2-12　复述字、词训练

视频 5-2-5　复述训练

3. 视图命名训练

先从日常用品命名开始，命名有困难时可给予词头音提示、选词提示和语义相关提示。命名训练从高频词到低频词，从名词到动词，见视频 5-2-6。

视频 5-2-6　命名训练

4. 词选择训练

从日常生活中常出现的高频词逐渐到出现频率低的低频词，如从常见的医生穿白大褂、戴口罩，逐渐到不常见的矿工头戴安全帽、护目镜，身穿工作服，脚穿雨鞋。

5. 自发言语表达训练

看动作画、情景画、漫画，让患者自由叙述；与患者交谈自身、家庭及日常生活中的问题，逐渐增加句子的难度，见图 5-2-13。

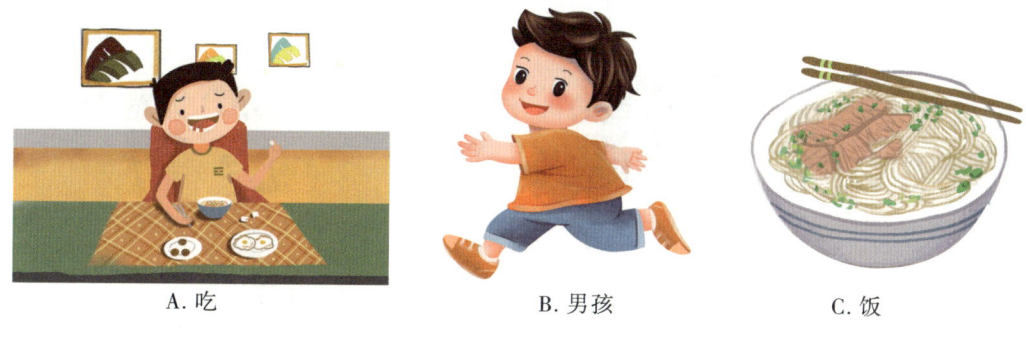

A. 吃　　　　　　B. 男孩　　　　　　C. 饭

图 5-2-13　语句表达训练

（四）书写训练

书写是一个复杂的过程。它不仅涉及语言本身，而且还有视觉、听觉、运动觉、视空间功能等联合运作完成的。书写训练的课题设计可分为：临摹和抄写；提示书写和自发书写，见图 5-2-14。书写训练从抄写开始，逐渐到听写、看图书写、自发书写，见视频 5-2-7。

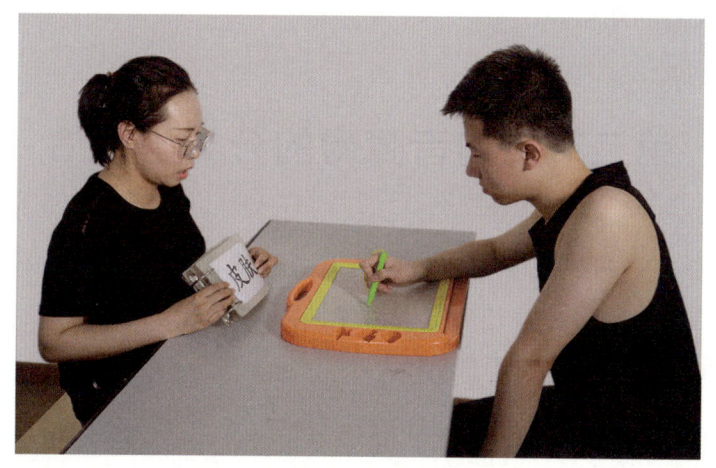

图 5-2-14　抄写训练

　视频 5-2-7　书写训练

（五）非言语代偿方式的交流

由于重度失语症患者的口语及书面语严重损伤，这影响了语言交流活动，使得他们不得不将非言语交流方式作为最重要的代偿手段，非言语交流代偿方式包括：手势语、画图、交流板或交流手册、电脑交流装置，见图 5-2-15。

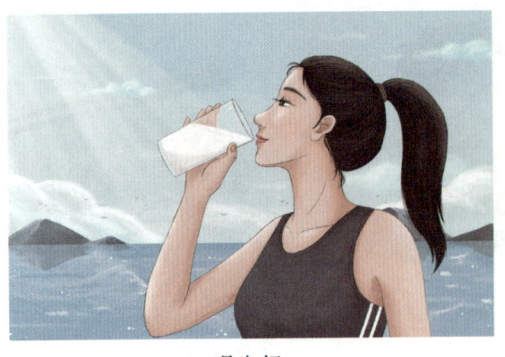
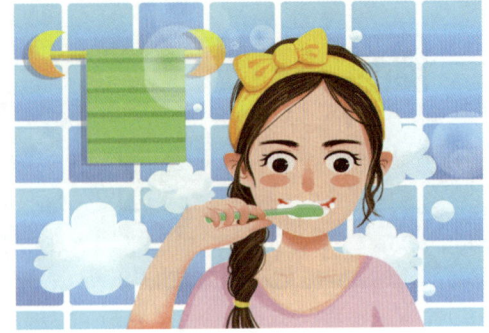

A. 喝牛奶　　　　　　　　　　　　B. 刷牙

图 5-2-15　辅助交流手段

五、失语症预后影响因素

失语症的预后与以下因素有关：发病年龄；原发病、病灶部位和范围；失语症的类型；病情轻重程度；并发症的有无；利手关系；智力；性格；训练时机；训练的积极性和对恢复的期望。

第三节　构音障碍的分类与评估

构音障碍是由于神经病变导致与言语有关肌肉的无力或运动不协调所致的言语障碍。患者通常听理解正常并能正确选择词汇，而表现为发音和言语不清，严重者甚至完全不能讲话或丧失发声能力。

一、构音障碍的分类

根据神经解剖和言语声学特点，构音障碍分为 6 种类型，具体分类见图 5-3-1。

表 5-3-1　构音障碍的类型

名称、损伤部位、病因	运动障碍的性质	言语症状
痉挛型构音障碍（中枢性运动障碍）：脑血管病、假性球麻痹、脑瘫、脑外伤、脑肿瘤、多发性硬化	自主运动出现异常模式，伴有其他异常运动，肌张力增强，反射亢进，无肌萎缩或废用性萎缩，病理反射阳性	说话费力，音拖长，不自然的中断，音量、音调急剧变化，粗糙音、费力音、元音和辅音歪曲，鼻音过重
迟缓型构音障碍（周围性构音障碍）：颅神经麻痹、球麻痹、肌肉本身障碍、进行性肌营养不良、外伤、感染、循环障碍、代谢和变性性疾病	肌肉运动障碍，肌力低下，肌张力减低，腱反射降低，肌萎缩	不适宜的停顿，气息音，辅音错误，鼻音减弱

续表

名称、损伤部位、病因	运动障碍的性质	言语症状
失调型构音障碍（小脑系统障碍）：肿瘤、多发性硬化、酒精中毒、外伤	运动不协调（力、范围、方向、时机），肌张力低下，运动速度减慢，震颤	元音辅音歪曲较轻，主要以韵律失常为主，声音的高低强弱呆板震颤，初始发音困难，声音大，重音和语调异常，发音中断明显
运动过强型构音障碍（锥体外系障碍）：舞蹈病、肌阵挛、手足徐动	异常的不随意运动	构音器官的不随意运动破坏了有目的运动而造成元音和辅音的歪曲，失重音，不适宜的停顿，费力音，发音强弱急剧变化，鼻音过重
运动过弱型构音障碍（锥体外系障碍）：帕金森病	运动范围和速度受限，僵硬	由于运动范围和速度受限，发音为单一音量，单一音调，重音减少，有呼吸音或失声现象
混合型构音障碍（运动系统多重障碍）：威尔森病、多发性硬化、肌萎缩侧索硬化症	多种运动障碍的混合或合并	各种症状的混合

二、构音障碍的评定

构音障碍患者言语损伤程度与神经肌肉受损程度是一致的。言语肌群的运动速度、力量、范围、方向和协调性影响着言语清晰度。构音障碍评估主要包括客观评估和主观评估 2 个方面。常用的主观评定方法有 Frenchay 评定法和中国康复研究中心构音障碍评定法。

（一）Frenchay 构音障碍检查法

分为 8 个部分，包括反射、呼吸、舌、唇、颌、软腭、喉、语言可理解度，以及包括听力、视力、牙齿、语言、情绪、体味等影响因素。按照评定标准每个项目分为 a、b、c、d、e 5 个等级和 1~9 分，a 为无异常，e 为最严重的异常。

（二）中国康复研究中心构音障碍评定法

该评定法主要用于评定有无构音障碍、构音障碍的种类和程度，推断原发疾病及其损伤程度，包括构音器官及构音检查 2 部分。

1. 构音器官检查

检查目的：通过构音器官的形态和粗大运动检查来确定构音器官是否存在器官异常和运动障碍。

检查范围：包括肺（呼吸情况）、喉、面部口部肌肉、硬腭、腭咽机制、下颌、反射等。

用具：压舌板、笔式手电筒、长棉棒、指套、秒表、叩诊锤、鼻内窥镜等。

方法：在安静状态下观察构音器官的状态，然后由检查者发出指令或者做示范运动，让被检查者模仿，注意观察以下内容：

（1）部位：构音器官的哪个部位存在运动障碍。

（2）形态：确认各器官的形态是否异常及有无异常运动。

（3）程度：判定构音障碍的异常程度。

（4）性质：确认异常，判定是中枢性、周围性或失调性。

（5）运动速度：确认速度或节律变化。

（6）运动范围：确认运动范围是否受限，协调运动控制是否低下。

（7）运动的力：确认肌力是否异常。

（8）运动的精确性、圆滑性：可通过协调运动和连续运动判断。

2. 构音检查

此项检查主要用于使用汉语的患者，以普通话语音为标准音，结合构音类似运动，对患者的各个言语水平及其异常的运动障碍进行系统评价。

房间及设施要求：房间内应安静，光线充足、通风良好，有2把无扶手椅和1张训练台。

检查用具：单词检查用图卡50张、记录表、压舌板、卫生纸、消毒纱布、吸管、录音机、鼻内窥镜。

检查范围及方法：

1）会话：可以通过询问患者的姓名、年龄、职业等，观察是否可以说、音量、音调变化是否清晰、气息音、粗糙声、鼻音化、震颤等，并进行录音。

2）单词检查：此项由50个单词组成，检查时首先向患者出示图片，患者根据图片的意思命名，不能自述采取复述引出，检查结果记录。

3）音节复述检查：按照普通话发音方法设计，共140个音节，均为常用和比较常用的音节，目的是在患者复述时，在观察发音点的同时注意患者的异常构音运动，发现患者的构音特点及规律，方法为检查者说一个音节，患者复述。

4）文章水平检查：通过在限定连续的言语活动中，观察患者的音调、音量、韵律、呼吸运用，选用的是一首儿歌，患者有阅读能力者自己朗读，不能读者由复述引出。

5）构音类型运动检查：依据普通话的特点，选用代表性的15个音的构音类似运动如 [f]（f）、[p]（b）、[p']（p）、[m]（m）、[s]（s）、[t]（d）、[t']（t）、[n]（n）、[L]（L）、[k]（g）、[k']（k）、[x]（h）等。方法是检查者示范，患者模仿，观察患者是否可以做出，在结果栏将能与不能项标出，此检查可发现患者构音异常的运动基础，对指导今后训练有重要意义。

6）结果分析：将前面单词、音节、文章、构音运动检查发现的异常分别记录加以分析，确定类型。

（1）错音：指发音时出现错误，如发"布鞋"的 [b]，错发为 [p]。

（2）错音条件：是指在什么条件下发成错音。

（3）错误方式：所发成的异常音或方式。

（4）一贯性：包括发声方法和错法，患者的发音错误为一贯性的，就在发音错误栏内以"+"表示，比如在所检查的词语中把所有的 p 均发错就标记"+"，反之，有时错误，有时又是正确，就标记"-"。

（5）错法：指错时的性质是否恒定，如把所有的 [k] 均发成 [t] 表示恒定，以"+"表示；反之，如有时错发为 [t]，另一些时候又错发为别的音，就用"-"表示。

（6）刺激性：在单词水平出现错误时，如用音节或音素提示能纠正，是为有刺激性，以"+"表示；反之则为无被刺激性，以"-"表示。

（7）构音类似运动：可以完成规定音的构音类似运动，以"+"表示，不能完成以"-"表示。

（8）错误类型：根据临床上发现的构音异常总结出常见错误类型14种，即省略、置换、歪曲、口唇化、齿背化、硬腭化、齿龈化、送气音化、不送气化、边音化、鼻音化、无声音化、摩擦不充分和软腭化等。

第四节　构音障碍的康复治疗

一、治疗原则

（一）准确评估、针对治疗

对患者进行训练前首先要详细评估，根据患者的言语症状，制订有针对性、个体化的训练方案，并在治疗中根据患者反应随时调整治疗方法，确保训练效果。

（二）强化训练、循序渐进

训练时以患者主动训练为主，治疗师要给予患者反复刺激以强化训练，遵循由易到难的原则。

（三）环境良好、态度温和

训练时要求环境安静、温馨舒适。治疗师态度温和，语速缓慢，语调平稳。

（四）积极参与、强化信心

训练期间，治疗师要以积极、耐心的态度，做好家属与患者的宣教和指导工作，让其充满战胜疾病的自信心。

二、治疗方法

（一）放松训练

训练时患者可采取卧位或坐位等放松体位，精力集中于放松的部位，治疗师设计一些运动使患者先体会肌肉紧张，然后再放松肌肉，放松时鼓励患者平稳地深呼吸，见图5-4-1。

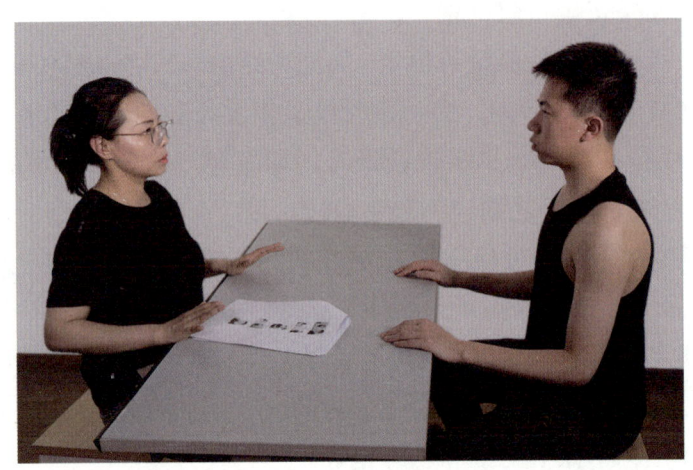

图5-4-1　放松训练

（二）呼吸训练

呼吸气流的量和呼吸气流的控制是正确发声的基础，呼吸是构音的动力，是保证语调、韵律正确的先决条件，呼气时压力的控制及维持是说话的必要条件。

1. 体位

如果患者可以坐稳，应做到躯干直立，双肩水平，头保持正中位。如果病情不允许，可采取平卧位，头偏向一侧或侧卧位。

2. 辅助呼吸训练

如果患者呼气时间短而且较弱，可采取辅助呼吸训练，治疗师将双手放在患者两侧肋弓上方的位置，让患者自然呼吸，在呼气末时施以压力，使患者呼气量增加，以延长呼气时间，见图5-4-2。

3. 口、鼻呼吸分离训练

嘱患者由鼻吸气，然后从口缓慢呼出。如果患者不能自己完成，可在家属或治疗师的帮助下进行，在鼻吸气时帮助患者挤压双唇不漏气，在唇呼气时帮助患者捏紧鼻子，见图5-4-3。

第五章 脑卒中语言、言语障碍评估与治疗

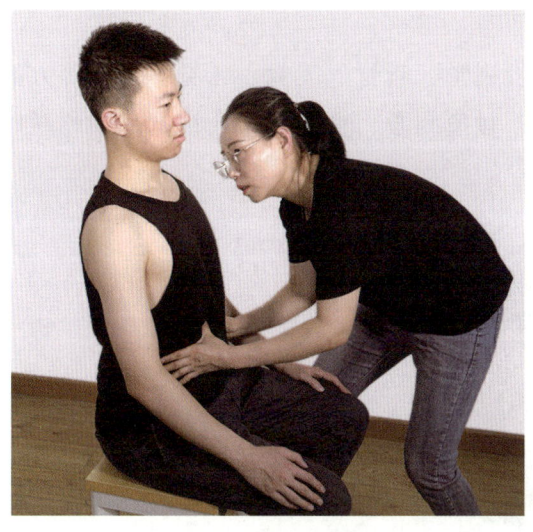

图 5-4-2 辅助呼吸训练

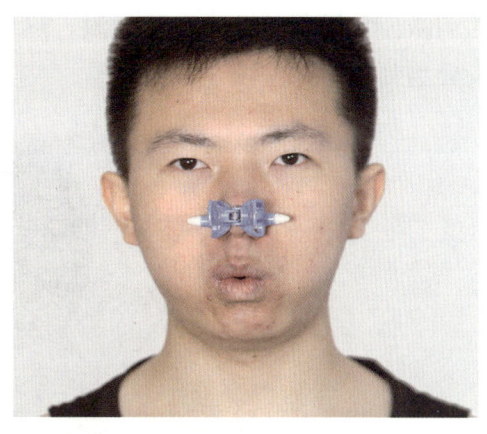

图 5-4-3 口、鼻呼吸分离训练

4.呼气压控制及维持训练

治疗师数 1、2、3 时,患者吸气,然后数 1、2、3 时,患者憋气,治疗师再数 1、2、3 时,患者呼气,以后逐渐增加呼气时间至 10s,也可以在水杯中吹泡泡,吹气球、吹纸张等,见图 5-4-4。

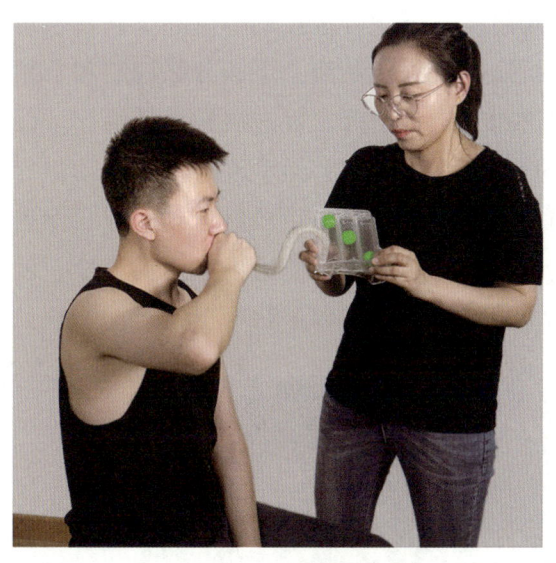

图 5-4-4 呼吸控制训练

(三)口部运动治疗

口部运动治疗在构音障碍中有着非常重要的作用,即通过触觉和本体感觉刺激的技术,以口腔运动技能发育原理为根本,促进口部结构(下颌、唇、舌)感知觉正常化,抑制其异常的运动模式,从而帮助患者建立正确的口部运动模式。

1. 口腔感知觉障碍治疗

一般感知觉刺激技术主要是通过对患者视觉、听觉、嗅觉、味觉、触觉等方面的刺激，常用刺激方式有冷刺激、热刺激、触摸刺激、食物刺激、视觉反馈刺激以及异物刺激等，见图 5-4-5。

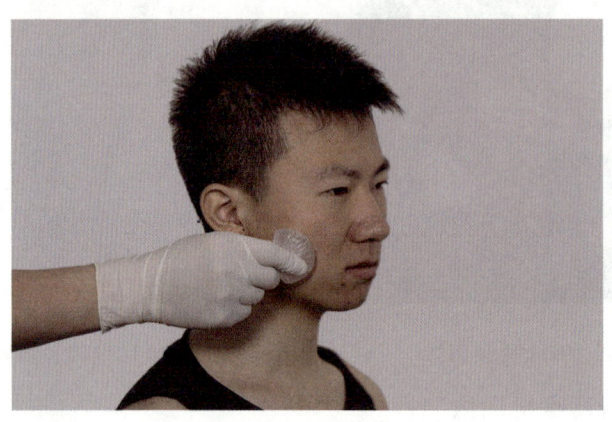

图 5-4-5　面部触觉训练

2. 口腔运动障碍治疗

主要包括下颌运动治疗、唇运动治疗和舌运动治疗。下颌运动治疗主要针对下颌运动受限、下颌运动过度、下颌分级控制障碍和下颌转换运动障碍。因此，常采用的方法包括下颌抵抗法、下颌控制法、下颌分级控制和下颌自主运动治疗。唇部运动治疗方法包括促进圆唇运动治疗、促进展唇运动治疗、促进唇闭合运动治疗、促进唇齿接触运动治疗、促进圆展交替运动治疗。舌运动治疗方法包括促进舌向前运动治疗、促进舌向后运动治疗、促进舌前后运动治疗、促进舌马蹄形上抬运动治疗、促进舌后部上抬运动治疗、促进舌侧边上抬运动治疗、促进舌尖上抬与下降运动治疗、促进舌前部上抬运动治疗、促进舌叶上抬运动治疗，见图 5-4-6。

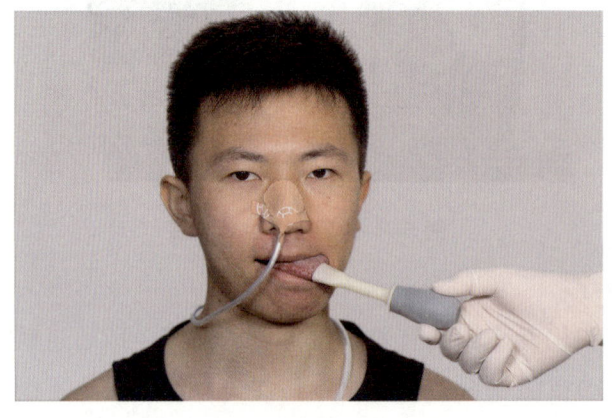

图 5-4-6　舌各方向运动训练

（四）构音运动训练

主要包括下颌构音运动治疗、唇构音运动治疗和舌构音运动治疗 3 个部分，三者又都包括单一运动模式构音运动治疗和转换运动模式构音运动治疗。

1. 下颌的构音运动训练

（1）上位构音运动障碍（如发 i、u 音）：主要通过设计下颌上位运动的单音节词、双音节词和三音节词反复练习，达到建立相应构音运动的目的。

（2）下位构音运动障碍（如发 a 音）：主要通过设计下颌下位运动的单音节词、双音节词和三音节词反复练习，达到建立相应构音运动的目的。

（3）半开位构音运动障碍（如发 e、o 音）：主要通过设计下颌半开位运动的单音节词、双音节词和三音节词反复练习，达到建立相应构音运动的目的。

（4）下颌转换构音运动障碍（如发复韵母音）：主要通过设计下颌转换运动的单音节词、双音节词和三音节词反复练习，达到建立相应构音运动的目的，见图 5-4-7。

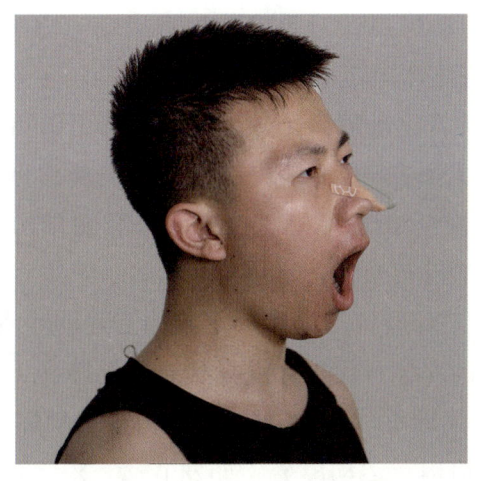

图 5-4-7　下颌构音运动训练

2. 唇的构音运动训练

（1）唇韵母构音运动障碍针对圆唇构音运动障碍（如发 u、o 音障碍）设计圆唇运动、展唇构音运动障碍（c、i）设计展唇运动、圆展转换构音运动障碍（复韵母）设计圆展唇转换运动。

（2）唇声母构音运动障碍针对唇闭合与圆唇构音运动障碍（如发 b、p、m 与圆唇韵母音障碍）设计唇闭合与圆唇构音重读训练、唇闭合与展唇构音运动障碍（如发 b、p、m 与展唇韵母音障碍）设计唇闭合与展唇构音重读训练、唇闭合与展圆构音运动障碍（如发 b、p、m 与展圆韵母音障碍）设计唇闭合与展圆转换构音重读训练、唇齿接触与圆/唇构音运动障碍（如发 f 与圆/展唇韵母音障碍）设计唇齿接触与圆／展构音重读训练，见图 5-4-8。

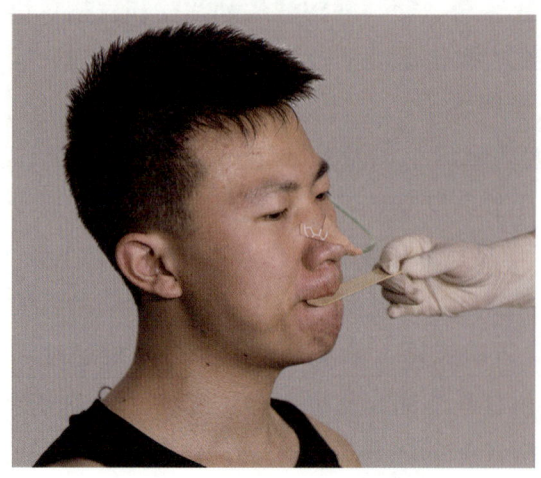

图 5-4-8 唇构音运动训练

3. 舌的运动训练

（1）舌韵母构音运动障碍 针对舌前位构音运动障碍（如发 i 音障碍）设计舌前位构音重读训练、舌后位构音运动障碍（如发 u、o、e 音障碍）设计舌后位构音重读训练、舌前后转换构音运动障碍（复韵母）设计舌前后转换构音重读训练、舌尖鼻韵母构音运动障碍（如发 –n 音障碍）设计舌尖鼻韵母构音重读训练、舌根鼻韵母构音运动障碍（如发 –ng 音障碍）设计舌根鼻韵母构音重读训练、鼻韵母转换构音运动障碍设计鼻韵母转换构音重读治疗。

（2）舌声母构音运动障碍 针对马蹄形上抬构音运动障碍（如发 d、t、n 音障碍）设计马蹄形上抬构音重读训练、舌根部上抬构音运动障碍（如发 g、k、h 音障碍）设计舌根部上抬构音重读训练、舌尖上抬下降构音运动障碍设计舌尖上抬下降构音重读训练、舌前部上抬构音运动障碍（如发 j、q、x 音障碍）设计舌前部上抬构音重读训练、舌前部上抬构音运动障碍（如发 j、q、x 音障碍）设计舌前部上抬构音重读训练、舌两侧缘上抬构音运动障碍（如发 zh、ch、sh、r 音障碍）设计舌两侧缘上抬构音重读训练、舌叶轻微上抬构音运动障碍（如发 z、c、s 音障碍）设计舌叶轻微上抬构音重读训练，见图 5-4-9。

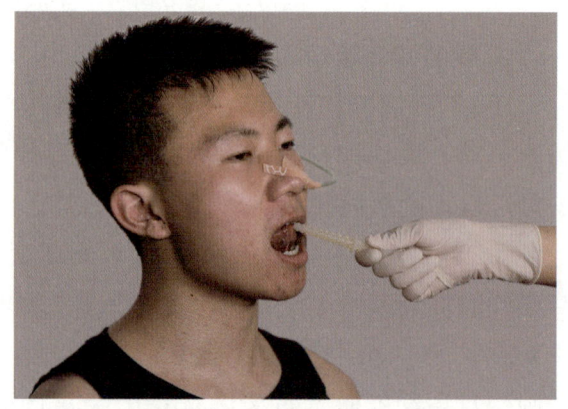

图 5-4-9 舌构音运动训练

（五）发音训练

1）先发元音，然后发辅音，再将元音与辅音相结合，再就是元音＋辅音＋元音组合训练，最后过渡到单词和句子。

2）克服鼻音化，此音是由于软腭运动无力或软腭的运动不协调，以及运动速度和范围减退，将非鼻音发成鼻音，音的清晰度下降对方难以理解。常用的方法有引导气流法、推撑疗法、使用腭托。另外发舌根音"卡"，也可以用来提升软腭肌力促进腭咽闭合。

3）克服费力音，此音是由于声带过分内收所致，听起来喉部充满了力量，声音似从其中挤出来的。常用的方法有打哈欠法、颈部肌肉放松法、咀嚼练习，及训练患者随着"喝"的音发音，由于此音是由声带的外展产生，因此可以用来克服费力音。

4）克服气息音，此音是由于声门闭合不充分引起，要训练在发声时关闭声门，可用上述所说的"推撑法"训练及用一个元音或双元音结合辅音和另外一个元音结合发音。

5）音量控制训练：

（1）呼吸是发音的原动力，自主呼吸控制对音量的控制和调节非常重要。训练时指导患者尽量持续强有力地呼气，尽量地延长呼气时间和最大数数能力。

（2）音量变化训练可采取朗诵古诗、数数等方式，音量从低音逐渐过渡到高音，或者从高音逐渐到低音，或者音量一高一低交替。

（六）纠音训练

1. 语音辨别训练

对于不能分辨语音或分辨语音能力较差的患者，让患者多次听取治疗师发出的正确音，然后对错误音进行辨别，并同时口述正确音。

2. 构音运动训练

适用于构音错误已成固定化、习惯化的患者，目的是促使患者正确发音。训练过程为：引导构音运动→自发正确发音→熟练正确发音→向其他发音泛化，先从词组开始，逐渐到短句、长句、绕口令，见视频 5-4-1。

视频 5-4-1　构音训练

（七）韵律训练

目的是改善说话的速度、节律、重音等，使言语更自然清晰。可用节拍器或轻拍桌子来控制言语的速度，由慢开始逐渐变快，患者随节奏发音纠正节律。

(八)语调训练

语调不仅是声带振动的神经生理变化,而且也是说话者表达情绪和感情的方式。训练患者加强升调、降调和平调的练习,如疑问句、命令句等用升调,对于厌恶、迟疑情绪的语句用曲折调,对于一般陈述句用平调。

(九)交流辅助系统的应用

部分重度构音障碍的患者,由于言语运动功能的严重损害,通过各种手段训练,仍不能讲话或虽能讲但清晰度很低,可选择适当的替代言语交流的方法训练,包括图片板、词板和句子结构板等。

(十)其他治疗方法

1. 声学反馈训练系统在构音障碍中的应用

通过声学采集和分析仪器,对患者的音量、音调、最长发音时间、发音基频等方面进行客观评价,并通过视觉反馈的方式对患者进行反馈,提高患者主动参与治疗的积极性。

2. 针灸治疗

针刺可以刺激舌根处的舌下神经,通过神经回路促进引起语言的神经反射。主穴可选择颈项局部腧穴,包括廉泉、金津、玉液、风池、翳风和完骨等穴,还有舌根、咽喉部及咽壁的点刺。

3. 低频电刺激

通过用低频电刺激咽喉部肌肉调整肌张力,既可以使麻痹肌肉张力增高,也可以使痉挛肌肉得到松弛,并通过神经元细胞恢复的可塑性原理或刺激功能转移机制改善患者的构音功能。

4. 肉毒毒素注射治疗

适用于痉挛性构音障碍(又称喉肌肌张力障碍)的治疗(B级推荐)。建议采用经皮肌电或纤维喉镜导引注射。肉毒毒素治疗可以明显改善语音障碍指数,提高患者的发音功能(减少微扰、基频,改善声谱特征),改善讲话流利程度,延长发音最长时间等。其中,内收型痉挛性构音障碍多采用单侧或双侧甲杓肌注射,外展型痉挛性构音障碍多采用单侧环杓后肌注射,常用初始剂量为 1~3 U/ 侧。常见的不良反应包括一过性声音嘶哑、吞咽及呼吸困难。

第五节　失语症康复治疗案例

一、病情简述

患者男性，×××，71岁，以"右侧肢体无力伴言语不能1个月"之主诉入院。1个月前患者突发右侧肢体无力，右下肢不能站立，右上肢抬举困难，伴不能言语，家人将其送至当地医院住院救治，诊断为"脑梗死"，经住院治疗3周好转，右上肢可抬举至前胸，右下肢可稍抬离床面，经口进食无呛咳，可理解旁人言语，但仍不能说话。既往患高血压病30年[血压最高170/110mmHg(22.66/14.66kPa)]。糖尿病15年。专科查体：运动性失语，右侧鼻唇沟浅，右侧口角低，右侧上、下肢肌力Ⅲ级，左侧肢体肌力Ⅴ级，右侧肢体肌张力稍高，四肢腱反射对称活跃，右侧巴氏征阳性，左侧巴氏征阴性。头颅MRI：左侧额颞顶叶脑梗死（图5-5-1）。疾病诊断：①脑梗死（左侧额颞顶叶 恢复期）；②高血压病3级（极高危）；③2型糖尿病。功能诊断：①右侧偏瘫；②运动性失语；③日常生活大部分依赖。

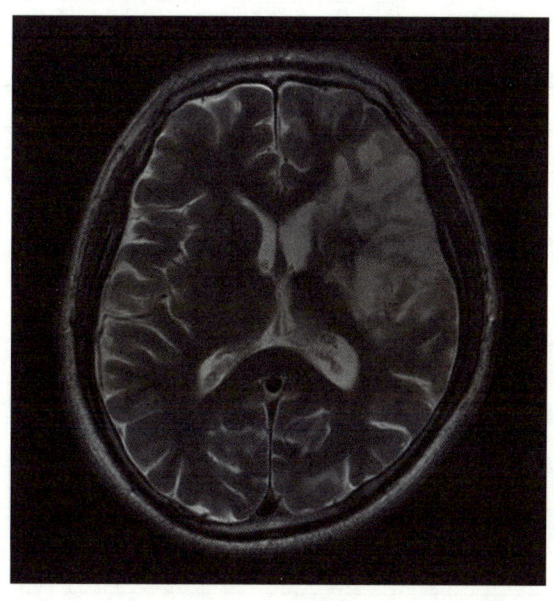

图5-5-1　头颅MRI（左侧额颞顶叶脑梗死）

二、康复评估

根据ICF框架，对患者的身体功能与结构、活动与参与，以及环境因素、个人因素进行评估。（该处仅针对其言语问题进行评估和治疗，其他略）。

（一）身体功能与结构

1. 一般失语症筛查

表 5-5-1　一般失语症筛查结果

口语理解	书面语言理解	手语的理解	口语表达	书面语表达	手语表达
一步指令 100%	单词理解 0%	理解 100%	指物命名 0%	命名 0%	表达 100%
两步指令 100%	句子理解 0%	—	复述 0%	描述 0%	—
三步指令 50%	—	—	—	—	—

2. 汉语失语症检查表（ABC 法）

表 5-5-2　汉语失语症检查结果

	具体		得分 / 满分
口头表达	信息量		1/6
	流利性		9/27
	系列语言		0/21
	复述		0/100
	命名	词命名	0/40
		反应命名	0/10
		颜色命名	0/12
听理解	是/否题		52/60
	听辨认		78/90
	口头指令		24/80
阅读	视读		0/10
	听字辨认		1/10
	字画匹配	朗读	0/20
		理解	6/20
	读指令执行	朗读	0/15
		理解	3/15
	填空		0/30
书写	姓名地址		2/10
	抄写		4/10
	听写		2/34
	系列书写		6/20
	看图书写		0/20
	自发书写		0/5
结构与空间	照图画		3/10
	摆方块		2/9

续表

	具体	得分/满分
运用	面部	7/8
	上肢	8/8
	复杂	9/14
计算	加法	4/6
	减法	2/6
	乘法	2/6
	除法	0/6

诊断：运动性失语症，波士顿失语症严重程度分级：1级。

3. ICF 编码

表 5-5-3　ICF 评估结果

评定类目		损伤程度	问题描述
身体功能与结构	b16700 口语理解	2	
	b16701 书面语理解	2	
	b16708 其他特指语言理解	1	
	b16710 口语表达	4	
	b16711 书面语表达	2	
	b16713 姿势语表达	1	
	b3100 嗓音产生	3	
	b3101 嗓音音质	1	
	b320 构音功能	4	
	b3300 言语流利	4	
	b3301 言语节律	4	
	b3302 语速	4	
	b3303 语调	4	
	s110 脑的结构：程度	3	
	性质	2	额颞顶叶脑梗死
	部位	2	左侧
活动与参与	d115 听	1	理解日常生活用语
	d166 阅读	4	
	d170 书写	3	
	d310 交流-接收-口头讯息	1	
	d315 交流-接收-非言语讯息	1	
	d325 交流-接收-书面讯息	2	
	d330 说	4	
	d350 交谈	4	
环境因素	e310 直系亲属家庭	+4	原配、女儿康复态度积极 1护工和1女儿
	e340 个人护理提供者和个人助手	+3	康复医学科住院
	e355 卫生专业人员	+4	态度积极
	e410 直系亲属的态度	+4	有医保
个人因素	e580 卫生的服务、体制和政策	+4	康复意愿强烈，治疗主动积极，无认知障碍及消极情绪

三、病情分析

脑卒中患者中约 25% 伴有语言障碍，包括失语症、构音障碍、言语使用，其中以运动性失语最常见。运动性失语病灶位于优势半球额下回后部，患者表现为典型的非流利型口语，复述和阅读困难，自发言语的语量明显减少，常常表现为电报式言语，但听理解相对较好，能够理解一般对话。运动性失语的患者，由于语言交流障碍，影响其自理和生存质量，并增加家庭和社会的负担。本例患者目前能听懂他人言语，但不能说话，有时仅能发出"啊"音或叹气音。患者因言语障碍严重影响日常交流与生活，住院拟解决的首要问题是改善言语交流能力。

四、康复治疗目标

（一）近期目标

（1）1 周内，患者掌握构音器官运动的灵活性和协调性，同时学会呼吸控制和发音时呼吸的练习；学会采用辅助方式交流。

（2）2 周内，在治疗室内，在少量提示下，患者可利用高频词汇进行简单交流。

（二）远期目标

1 个月内，患者可以在少量提示下与家人进行简单的话题交流，短句错误量不超过 3 处；患者可以回归社会，在交流对象的少量提示下，运用口语较自如地与身边伙伴进行交流。

五、康复治疗计划

1. 呼吸与发声不协调的治疗

主要采取唱音法，让患者发音时采用腹式呼吸，深吸气后持续发长音 /a-/，再是短音训练，要求患者深吸气后连续发几个短音 /a-a-a-a-/，逐渐增加一口气发短音的个数。

2. 口部运动治疗

针对唇的运动治疗有噘起嘴唇做吹口哨状、两颊内缩、上下唇含住压舌板用力往外拉、上下唇内缩后用力、用唇抵住吸管里的水不掉下；针对舌的运动治疗有舌头伸出伸进、舌头向左右嘴角移动、舌头伸出外面并舌尖舔上下唇、舌头在口内左右移动并推抵两颊内侧、舌头在牙齿外侧转动做清洁牙齿状、舌头卷起由齿龈后扫至软腭再扫回来。

3. 发音训练

在训练开始时，治疗师先做好口型发音示范，然后指导患者通过镜子观察自己发音的口型，来纠正发音错误。首先练习最容易见效的韵母，如 a、o、e，其次练习声母，从双唇音 m、b、p 开始，依次为舌根音 g、k、h，舌面音 j、q、x，舌尖前音 z、c、s，舌尖后音 zh、ch、sh、r，舌尖中音 d、t、n、l，唇齿音 f，逐渐过渡到近似音的分化训练，如自愿和志愿。

4. 改善语言功能的治疗方法

（1）命名训练：出示一定数量的实物或者图片，鼓励患者说出其名称，回答正确给予表扬，回答错误给予提示，从物品名称到物品功能、属性特征等方面，若在提示下仍然回答错误，治疗师给出正确名称。训练顺序从日常生活中的高频词到低频词，先名词后动词。

（2）纠正电报语训练：如让患者朗读词语"苹果"，同时给予苹果的图片；当词语熟练时练习短语，如"红苹果"，也给予苹果的图片；当短语熟练时练习短句子，如"我吃红苹果"，给予吃苹果的图片，这时反复练习，强化语音输出。

（3）利用旋律音调疗法：一边引导患者歌唱熟悉的歌曲一边拍打患者健侧手，如歌唱"东方红"，逐渐将歌词过渡转换成口语表达。

（4）计算机辅助治疗：如为患者播放一段视频，让患者描述看到了什么？什么时间谁在哪里做什么？

（5）rTMS：选取右侧 Broca 镜像区为刺激部位，刺激强度为 90% 运动阈值，频率为 1Hz，600~1200 个脉冲，每天治疗 20min。

5. 改善日常生活交流能力的治疗方法

（1）代偿交流：在最初患者无法进行言语交流时，教会患者代偿交流的方法，可以用姿势语言、交流板等；同时加强其日常生活常用语的自发表达，如说出自己和家人的名字、简单事件叙述。

（2）小组治疗：将语言受损程度相近的患者召集在治疗室内，互相进行自我介绍、唱歌等实用性交流。

（3）家庭训练指导：对患者及其家属加强失语症康复治疗的健康教育，并确保患者家属在病房或家庭协助患者完成治疗任务并做相应的记录。

6. 针灸治疗

舌穴是点刺金津、玉液，体穴是针刺哑门、廉泉、通里、百会、合谷、照海等穴，头穴是针刺运动区、语言区和感觉区。

六、案例思考

此案例是一典型的运动性失语康复治疗病案，定位诊断为大脑中动脉闭塞所致的左侧额颞顶叶脑梗死，病因为优势半球 Broca 区受损，表现为完全性运动性失语，同时伴有右侧肢体瘫痪（右侧上、下肢肌力Ⅲ级）。患者发病前文化程度较高，性格开朗，爱好歌唱；患病后除语言功能障碍外，非语言性认知功能较好，能够较好地参与康复治疗；患者及家属对于言语功能的康复意愿强烈，能够积极主动配合治疗。我们在康复评估中需要全面掌握患者的优/劣势，以优势带动劣势，依据脑卒中康复指南规范为患者提供个性化的康复治疗方案。

在康复治疗中，随时关注患者言语症状的动态变化，发挥患者优势，在早期采取唱音法诱导发音，在此基础上强化口部运动与构音运动的统一，通过选取日常生活经常接触到的物品进行大量的练习来巩固发音，根据患者的反馈情况选择合适的治疗强度和频率，循序渐进增加治疗难度，从字、词、短语逐渐过渡到长句、篇章水平的口语表达练习。在家庭层面，对患者家属进行失语症康复治疗方面的宣教，一方面教会其如何更好地与患者进行高效沟通，另一方面也确保家属能够在治疗外时间做好患者的延续治疗，从而促进患者日常生活交流能力的提高。

第六章　脑卒中吞咽障碍评估与治疗

吞咽障碍是脑卒中后常见的功能障碍，其发生率为 50%~78%。吞咽障碍对患者的生理、心理健康造成严重影响。因此对于有吞咽障碍的脑卒中患者需要及时正确地进行评价，采取适当的、有针对性的康复治疗措施及营养支持。最终使患者能够安全、充分、独立摄取足够的营养及水分。

第一节　吞咽障碍的筛查

吞咽障碍筛查对尽早发现可能有吞咽障碍的患者至关重要。国内外指南均建议所有急性脑卒中患者经口进食、进水前应完成吞咽障碍筛查，应由接受过专业训练的医务人员（言语治疗师、医师或护士）在入院 24 h 内进行筛查，并将此作为 I 级推荐。关于筛查量表方面，美国 2016 年成人脑卒中康复和恢复指南中尚无可推荐使用的检测工具。我国康复指南当中基于专家共识，提出饮水试验可以作为脑卒中患者判断误吸风险的筛选方法之一，但其可能漏诊隐匿性误吸，需要进一步的仪器检查明确诊断。另外进食评估调查工具 -10（eating assessment tool-10，EAT-10）有助于识别误吸的征兆和隐性误吸以及异常吞咽的体征，与饮水试验合用可提高筛查试验的敏感性和特异性。

一、EAT-10

EAT-10 有 10 项吞咽障碍相关的问题，每项评分被分为 4 个等级，0 分表示无障碍，4 分表示严重障碍，总分在 3 分及以上视为吞咽功能异常。详见表 6-1-1。

表 6-1-1　EAT-10 吞咽筛查量表

| 姓名： | 年龄： | 性别： | 记录日期： | 科室： | 病床： | 住院号： |

目的：EAT-10 主要在判断有无吞咽困难时提供帮助，在您与医生沟通时非常重要。

A. 说明：将每一题的数字选项写在后面的方框内，回答您下列问题处于什么程度？

　　　　0 没有　1 轻度　2 中度　3 重度　4 严重

		0	1	2	3	4
1	我的吞咽问题已让我体重减轻					
2	我的吞咽问题影响到我在外就餐					
3	喝液体时费力					
4	吃固体食物费力					
5	吞药片（丸）费力					
6	吞东西时有疼痛					
7	我的吞咽问题影响到我享用食物时的乐趣					
8	我吞东西时有食物卡在喉咙里的感觉					
9	我吃东西时会咳嗽					
10	我吞咽时紧张					

B. 得分：

将各题的分数相加，将结果写在空格中（总分最高 40 分）

C. 结果与建议：如果 EAT-10 的总评分大于等于 3 分，您可能在吞咽的效率和安全方面存在问题，我们建议您带着 EAT-10 的评分结果就诊，做进一步的吞咽检查和（或）治疗

二、饮水试验

饮水试验应首先观察患者的意识水平及姿势控制程度。如果患者可主动配合并能在支持下保持直立位或者坐位，需要在确定患者无严重的呼吸困难，痰量少且可以通过咳嗽排出，吞咽反射存在的情况下才可进行。目前临床上最常用的为洼田饮水试验。详见表 6-1-2。

表 6-1-2　洼田饮水试验

方法	评价标准	诊断标准
先让患者单次喝下 2~3 茶勺水，如无问题，再让患者一次性喝下 30ml 水，观察记录饮水时间、有无呛咳、饮水状况等	Ⅰ级，可 1 次喝完，无呛咳 Ⅱ级，分 2 次以上喝完，无呛咳 Ⅲ级，能 1 次喝完，但有呛咳 Ⅳ级，分 2 次以上喝完，且有呛咳 Ⅴ级，常常呛住，难以全部喝完	小于 5s：正常 大于 5s：可疑 可疑 异常

第二节 吞咽功能的系统评价

对吞咽功能进行系统评价的目的是明确是否存在吞咽障碍及障碍产生的机制并制订相应的治疗计划。吞咽功能的评价分为临床评价及仪器评价。不同医院使用的临床评价内容不同，目前尚无标准的临床床旁评价工具。"中国吞咽障碍评估与治疗专家共识（2017 年版）"中提出将容积 - 黏度吞咽测试（volume-viscosity swallow test，V-VST）应用于临床评估，但首先要确认患者是否有适应证和禁忌证。仪器评估方面，国内外指南均提到吞咽造影检查和软式内镜吞咽评估可用于评估吞咽机制，但其各有优缺点，对于首选的研究工具，文献中尚无共识。近年来国内指南当中提到咽腔测压、动态立体 CT 检查、肌骨超声检查、表面肌电等可作为系统评价的辅助手段，在不同的医疗中心、针对不同的患者群体时，临床医生应该权衡利弊，谨慎选择。

一、V-VST

V-VST 是从稠液体黏度开始测试，容量从 5ml 到 10ml 再到 20ml 逐渐增加（鉴于中国人的饮食习惯，也可以改为从 3ml 到 5ml 再到 10ml）。当患者完成稠液体黏度部分测评并没有明显的误吸症状（咳嗽或氧饱和度下降大于 5%）时，相对不安全的液体黏度部分可以用同样逐渐加量的方式来评估。最后相对安全的布丁黏度部分用同样的规则来评估。如果患者在稠液体黏度某个容积部分存在吞咽安全问题，这部分试验停止，不需要做稀液体黏度部分测试，直接进入较安全的布丁黏度部分。如果患者在稀液体黏度某个容积部分存在吞咽安全问题，这部分试验停止，直接进入布丁黏度部分。在吞咽测试过程中，咳嗽、氧饱和度下降大于 5% 和音质改变被视为存在吞咽安全问题的症状，零碎地吞咽和口咽部有残渣被视为吞咽功效下降的症状。

（一）患者准备

（1）患者必须处于足够的清醒状态以配合测试。

（2）患者必须处于坐起状态，可借助靠垫尽可能坐直。

（3）通过脉搏血氧仪监测患者的血氧饱和度水平。

（4）请患者说出自己的名字或其他短语，以此作为音调和音质的参考。

（5）向患者解释即将进行的测试包括哪些步骤。

（二）材料准备

（1）水（室温，300ml）。

（2）增稠剂（如顺凝宝、舒食素等）。

（3）50ml 注食注射器。

（4）脉搏血氧仪：以无创性方法测量血氧饱和度。

（5）杯子（用来盛装 3 种不同稠度的液体）、纸巾、记录表等。

（三）测试方法（利用增稠剂如顺凝宝、舒食素调试食物）

1. 增稠剂（若选择顺凝宝调试）黏度

2. 增稠剂（若选择舒食素 s 调试）黏度

微稠（1%）：300ml 水 +1 条舒食素 s（3g）。

中稠（2%）：150ml 水 +1 条舒食素 s（3g）。

高稠（3%）：100ml 水 +1 条舒食素 s（3g）。

3. 测试流程

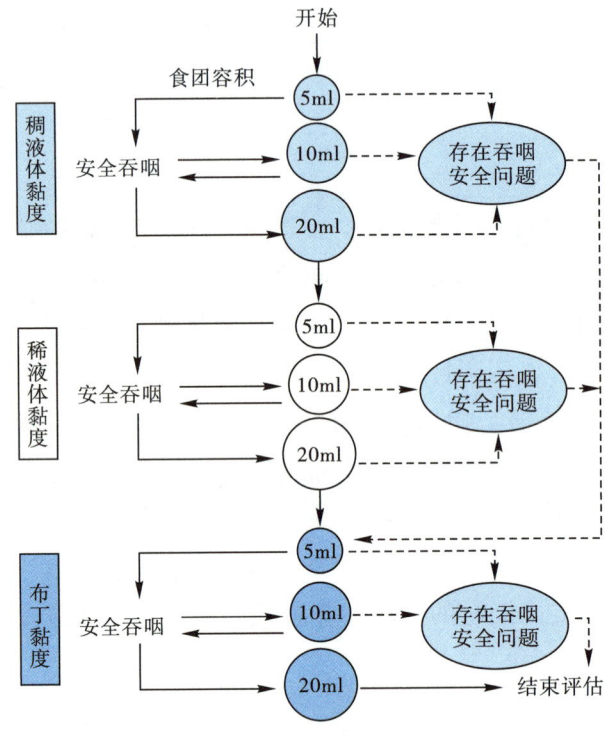

图 6-2-1　V-VST 测试流程

（四）结果记录

详见容积-黏度（V-VST）吞咽测试记录单（表 6-2-1）。

表 6-2-1 容积-黏度（V-VST）吞咽测试记录单

科室：		姓名：				床号：				日期：			
稠度		中稠（2号）				微稠（1号）				高稠（3号）			
容积/ml		3	5	10	20	3	5	10	20	3	5	10	20
安全性指标	咳嗽												
	音质改变												
	血氧饱和度下降												
有效性指标	食物外溢												
	口腔残留												
	分次吞咽												
	吞咽启动延迟												
受试者主观指标	顺滑性												
	吞咽用力												
	适口性												
	喜食度												
检测结果及建议：													

二、吞咽造影检查

吞咽造影检查（video fluoroscopic swallowing study，VFSS）被认为是吞咽障碍检查和诊断的"金标准"。该方法可对整个吞咽过程进行详细的评估和分析，通过观察侧位及正位成像可对吞咽的不同阶段（包括口腔准备期、口腔推送期、咽期、食管期）的情况进行评估，也能对舌、软腭、咽部和喉部的解剖结构和食团的运送过程进行观察，也可借助软件（如吞咽功能影像数字化采集与分析系统）对整个吞咽过程进行时间学和运动学参数分析。该方法适应于有可疑吞咽障碍的患者，但无吞咽动作、不能经口进食以及无法被转运到放射科的患者不适合做此检查。

（一）准备工作

1. 设备

胃肠透视 X 线。

2. 造影剂

硫酸钡混悬液/碘海醇注射液。

3. 知情同意书

主要包括检查目的、检查程序、检查可能存在的风险、检查的应急预案。

4. 食物调配

（1）稀流质（1号食物）：60%w/v 硫酸钡混悬液（286ml 水 +200g 硫酸钡粉）。

（2）浓流质（2号食物）：60%w/v 硫酸钡混悬液 100ml + 增稠剂（顺凝宝 4.5g 或舒食素 1g）。

（3）糊状（3号食物）：60%w/v 硫酸钡混悬液 100ml + 增稠剂（顺凝宝 7g 或舒食素 2.25g）。

（4）固体（4号食物）：饼干夹心 3 号食物。

（二）操作过程

1. 体位摆放

做吞咽造影时，患者的侧位、正位状态见图 6-2-2。

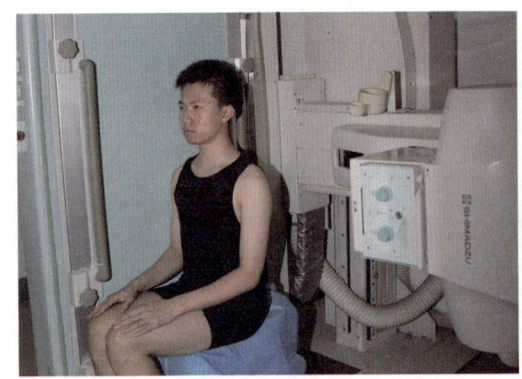

A. 侧位　　　　　　　　　　B. 正位

图 6-2-2　吞咽造影体位

2. 检查流程

先喂食 3 号糊状食物（咀嚼，然后一次全部咽下）→若口腔期咀嚼可（喂食适量 4 号固体食物，一次全部吞下）→喂食 2 号及 1 号液体（分次给 2ml、5ml、10ml、15ml）。

3. 造影范围

口腔期、咽期、食管期吞咽造影范围见图 6-2-3。

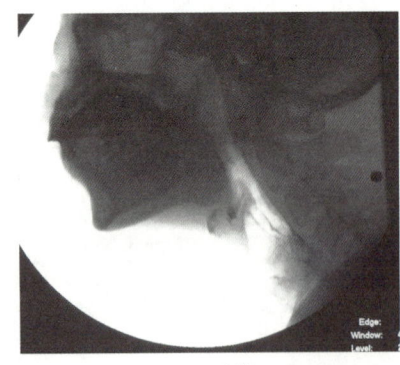 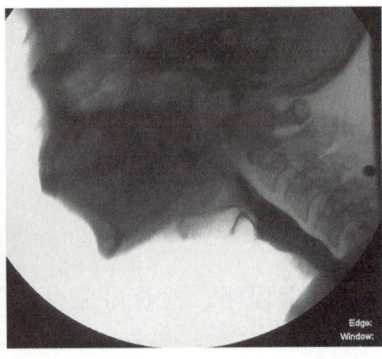 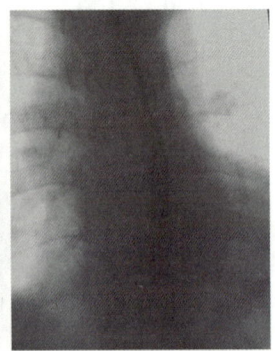

A. 口腔期　　　　　　　B. 咽期　　　　　　　C. 食管期

图 6-2-3　吞咽造影范围

（二）观察内容

分别从侧位及正位进行观察，见图 6-2-4。

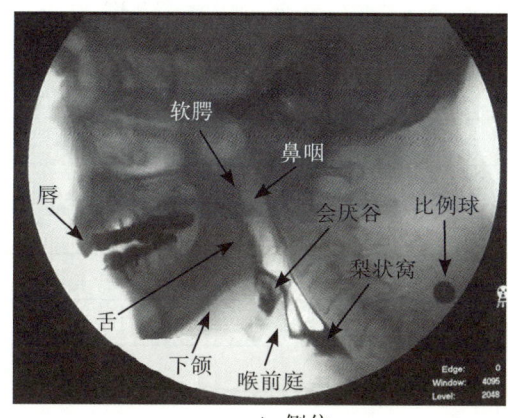

A. 侧位　　　　　　　　　　B. 正位

图 6-2-4　吞咽造影观察内容

1. 口腔期

重点观察口唇的闭合及随意运动、舌的搅拌运动、舌的运送功能、软腭的活动及有无鼻腔反流、口腔内异常滞留及残留。

2. 咽期

重点观察咽反射启动的触发时间、咽缩肌舒缩活动、咽喉上抬程度、会厌及声门关闭、会厌谷及梨状隐窝异常滞留及残留，有无误吸、误吸食物的浓度及误吸量。

3. 食管期

重点观察食管上括约肌是否开放、开放程度、食管的蠕动、食管下括约肌的开放情况。

（四）记录报告

将吞咽造影过程中所见进行描述并做出分析，得出吞咽障碍功能诊断（有无吞咽障碍、部位、程度等）。详见表 6-2-2。

表 6-2-2　吞咽造影（VFSS）记录单

| 科室： | 姓名： | 床号： | 住院号： | 日期： | 记录人： |

分期	观察内容	稀流质	浓流质	糊状食物	固体	代偿方式
口腔期	1. 唇闭锁食物摄入					
	2. 咀嚼					
	3. 食物从口腔内漏出唇外量					
	4. 口腔食物残留量					
	5. 食团向舌根移送					
	6. 食团向咽移送					
	7. 其他					

续表

分期	食物性状	观察内容	喉上抬	会厌	渗漏误吸	残留	代偿方式
咽期	稀流质	2ml					
		5ml					
		10ml					
		15ml					
		连续进食					
	浓流质	2ml					
		5ml					
		10ml					
		15ml					
		连续进食					
	糊状食物	2ml					
		5ml					
		10ml					
		连续进食					
	固体	软食					
		硬食					

分期	观察内容	正常	异常	代偿方式
食管期	1. 食管上括约肌功能		开放不完全/完全不开放	
	2. 食管的蠕动功能			

总结：（主要功能障碍及分期、分级）

三、吞咽喉镜检查

纤维内镜吞咽检查（fibreoptic endoscopic evaluation of swallowing，FEES）是检查吞咽时气道保护性吞咽反射和食团运输功能的一种重要方法，对吞咽障碍的诊断和治疗具有指导意义。它利用软管鼻咽喉镜进入患者口咽部和下咽部，观察会厌、会厌谷、舌根咽壁、喉、梨状隐窝等结构以及这些结构在呼吸、发音、咳嗽、屏气和吞咽食物时的运动；该方法通过吞咽前后咽喉部运动功能及食物滞留情况，来评估吞咽过程中的食团运送，较 VFSS 能更好地反映咽喉部解剖结构及分泌物积聚情况，同时能反映杓会厌襞的感觉功能或功能不全以及口咽对食团的感觉程度；另外因其无 X 射线辐射并方便携带，可在一段时间内多次重复评估各种吞咽策略的效果。

但是 FEES 并不能直接观察食团运送的全过程，不能直接观察环咽肌开放的情况，因此 FEES 对吞咽器官之间的协调性不能做出直观评价；此外当吞咽的量达到最大或食物盖住喉镜镜头时，内窥镜将不能成像。

（一）准备工作

1. 设备

软管纤维喉镜。

2. 显影剂

亚甲蓝／可食绿色素。

3. 知情同意书

主要包括检查目的、检查程序、检查可能存在的风险、检查的应急预案。

4. 食物调配

（1）稀流质（1号食物）：菠菜水或稀释的亚甲蓝注射液。

（2）浓流质（2号食物）：菠菜水或稀释的亚甲蓝注射液 100ml + 舒食素 1g。

（3）糊状（3号食物）：菠菜水或稀释的亚甲蓝注射液 100ml + 舒食素 2.25g。

（4）固体（4号食物）：饼干夹心3号食物。

（二）操作过程

1. 体位摆放

靠坐位或卧位情况下，依据患者情况而定。

2. 操作程序

戴好手套，消毒镜头前 1/3 表面，由一侧鼻孔下鼻甲和中鼻甲之间的通道（中鼻道）远离鼻中隔进入。到达咽鼓管隆突后，小心调节控制镜头方向的操纵杆，使镜子前端接近斜坡面后能及时向下弯曲至口咽部。进入口咽部后，将镜头置于会厌上方，调整好视野，开始检查。

3. 检查流程

观察结构及运动→先喂食3号糊状食物（咀嚼，然后一次全部咽下）→若口腔期咀嚼可（喂食适量4号固体食物，一次全部吞下）→喂食2号及1号液体（分次给 2ml、5ml、10ml、15ml）。

（三）观察部位和内容

1. 观察口咽及喉部结构

镜头置于会厌上、悬雍垂下，观察口咽及喉部结构，局部黏膜颜色和光泽度，会厌的形状大小、倾斜角度，舌根部及会厌谷的滤泡增生情况，两咽侧壁及咽后壁是否有溃疡，喉前庭、声带及假声带是否有异常增生，两侧梨状隐窝（窦）是否对称及分泌物积聚情况，见图 6-2-5。

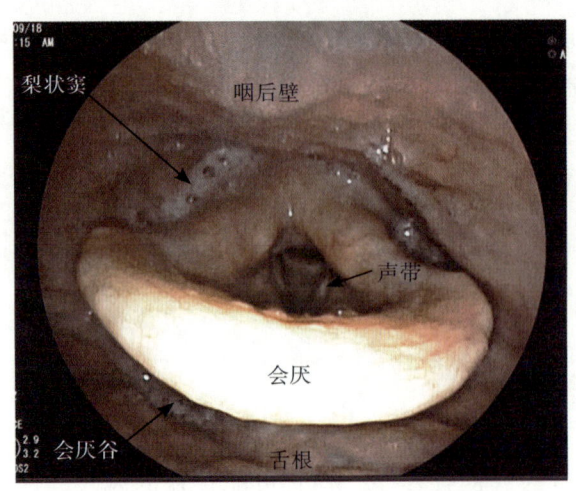

图 6-2-5　吞咽喉镜的观察内容

2. 咽的解剖结构（包括喉的结构）

镜头到达鼻咽部时，发 k 声和咽下唾液，根据软腭和咽后壁的收缩来对鼻腔闭锁功能进行评价。镜头深入口咽和喉咽，置于会厌上、悬雍垂下，观察口咽及喉部结构，包括局部黏膜颜色和光泽度，会厌的形状大小、倾斜角度，舌根部及会厌谷的滤泡增生情况，披裂是否有红肿，两咽侧壁及咽后壁是否有溃疡，喉前庭、声带及假声带是否有异常增生，两侧梨状隐窝（窦）是否对称。

3. 分泌物积聚情况

进入口咽部后，观察会厌谷、梨状隐窝（窦）等处有无分泌物的潴留。根据日本学者才藤荣一的分法，可以把咽喉部分泌物的积聚情况分为 4 个等级（Scale 0~3）：咽喉部无分泌物积聚或有轻度的积聚状态的时候为 0 级；咽喉部积聚有较多的分泌物，但喉前庭内无积聚分泌物的状态为 1 级；喉前庭处存在分泌物积聚但能够咳出的状态为 2 级；喉前庭处存在分泌物但无法咳出定义为 3 级。

4. 咽喉部结构的运动

干吞咽、发【k】音——腭咽闭合；发【yi】音——声门闭合；重复发【yi-yi-yi】音及主动咳嗽——声带和杓状软骨的活动；高调发音【yi】——咽壁活动；紧紧屏住呼吸——声带内收；发音【l】结尾单词——舌根后缩。

5. 进食流质和固体食物

在患者咀嚼食物时，通过观察舌根部的运动情况来评估舌根对食物的推挤作用和舌向后推动食团的对称性和时间。在进食时，特别是流质食物，如果食物提前掉入咽部（食物溢漏），提示舌根部运动受限不能抬高与软腭接触。根据观察食团头部到达何位置时启动吞咽反射，可以评估喉上抬能力。通过计算口腔期的持续时间，以及观察食团进入咽部的大小和黏度，可以评估咀嚼的效率和形成食团的能力。

6. 代偿吞咽方法的疗效

在内镜下嘱患者空吞咽与交互吞咽,对进食吞咽后残留较明显者,嘱反复做几次空吞咽或予饮少量的水(1~2ml),观察食块是否能全部咽下。对咽部两侧的梨状隐窝残留食物较多的患者,让其分别左、右转,做转头吞咽,观察去除残留食物情况。如果一侧咽腔麻痹,头侧转向麻痹侧吞咽,观察食物通过情况。遇到会厌谷残留食物,嘱患者做点头样空吞咽动作,通过残留食物去除的情况来评价疗效。

7. 反流情况

对可能存在反流的患者,可将内镜固定在检查部位更长时间以观察数次吞咽后的反流情况,此种现象常常提示食管上括约肌功能不全,或者存在Zenker憩室或严重食管缺乏动力。

(四)记录报告

将吞咽喉镜过程中所见进行描述并做出分析,得出吞咽障碍功能诊断(有无吞咽障碍、发生的部位和程度等)。详见表6-2-3。

表6-2-3 吞咽喉镜(FEES)记录单

科室:	姓名:	床号:	住院号:	日期:	记录人:
镜子位置	要求动作	观察结构		观察内容	备注
鼻咽部	k音/干吞咽	咽鼓管隆突		腭闭合(良 可 差)	
会厌上方	静态	舌根、会厌、声带、咽后壁		黏膜、形态、角度、结构	
	yi音	声门		闭合(良 可 差)	
	高调yi音	咽壁		活动(良 可 差)	
	l音	舌根		后缩(良 可 差)	
会厌上方	稀流质	舌根		运动(良 可 差)	
		会厌谷		渗漏 滞留 残留	
		梨状窦		渗漏 滞留 残留	
		喉前庭		渗漏 滞留 残留 误吸	
	浓流质	舌根		运动(良 可 差)	
		会厌谷		渗漏 滞留 残留	
		梨状窦		渗漏 滞留 残留	
		喉前庭		渗漏 滞留 残留 误吸	
	糊状食物	舌根		运动(良 可 差)	
		会厌谷		渗漏 滞留 残留	
		梨状窦		渗漏 滞留 残留	
		喉前庭		渗漏 滞留 残留 误吸	

续表

镜子位置	要求动作	观察结构	观察内容	备注
会厌上方	固体食物	舌根	运动（良 可 差）	
		会厌谷	渗漏 滞留 残留	
		梨状窦	渗漏 滞留 残留	
		喉前庭	渗漏 滞留 残留 误吸	
会厌上方	空/交互吞咽	会厌谷、梨状窦（观察吞咽障碍程度变化）	不变 减轻 症状消失	
	向左转头		不变 减轻 症状消失	
	向右转头		不变 减轻 症状消失	
	向左侧头		不变 减轻 症状消失	
	向右侧头		不变 减轻 症状消失	
才藤荣一分级	咽喉部无分泌物积聚或有轻度		0级	
	咽喉部有较多分泌物，但喉前庭无		1级	
	喉前庭有分泌物但能咳出		2级	
	喉前庭有分泌物不能咳出		3级	

总结：（主要功能障碍及分期、分级）

第三节 吞咽障碍的治疗

吞咽障碍治疗的最终目的是使患者能够安全、充分、独立摄取足够的营养及水分，避免误吸、营养不良、脱水等不良后果，尽可能恢复正常进食。吞咽障碍的治疗涉及代偿性及治疗性方法。

一、代偿性方法

代偿性方法包括保持口腔卫生、进食姿势的改变、食物性状的调整等。目前国内外指南在代偿性治疗方面均给出了较高的推荐等级。对于脑卒中急性期营养管理，国外指南推荐对不能安全吞咽的脑卒中患者，应在7d内进行肠内喂养，鼻饲管喂养可做短期营养支持使用（2~3周），慢性病患者可以选择经皮胃造瘘术。我国指南及专家共识依据国情，推荐留置鼻胃管超过4周的患者给予胃造瘘术。但由于医疗及文化方面因素的影响，上述时间节点可能不能完全按照指南推荐意见，医务人员应根据具体情况制订个体化方案。

（一）摄食姿势和体位

摄食姿势和体位的选择既能有利于患者安全进食，又能产生保护性反射和代偿吞咽动作，由于吞咽障碍的部位、性质不同，因此进食的体位因人、因病情而异。

1. **最初体位**

适用于不能维持坐位的患者。患者取躯干 30°仰卧位，颈部前屈，偏瘫侧肩背部垫高，喂食者位于患者健侧喂食。若患者功能有所改善，确认能安全吞咽，可适当抬高高度。

2. **空吞咽与交互吞咽**

适用于咽肌无力，残留物分布于咽部的患者。空吞咽即每次吞咽一口食物后，反复做几次空吞咽，使咽部的食团全部咽下，再进食下一口，可防止食物过多聚集在咽部，超过梨状窝的承载能力而发生误吸。交互吞咽即每次进食吞咽后饮用极少量的水（1~2ml），既有利于刺激诱发吞咽反射，又能除去咽部残留物。

3. **转头吞咽**

适用于一侧舌肌和咽肌麻痹（同侧口腔和咽部有残留）的患者。转头吞咽即采取将头转向一侧的方法进行吞咽。当将头转向患侧时，患侧梨状窝受到挤压，而健侧的喉部空间相对增大，利于食物经过健侧进入食管，充分利用健侧的咽肌对食团的推动力；同时，将头转向患侧还可促进患侧受损的声带也受到压力，向中线移动，增加声带关闭机会，从而减少误吸。见图 6-3-1。

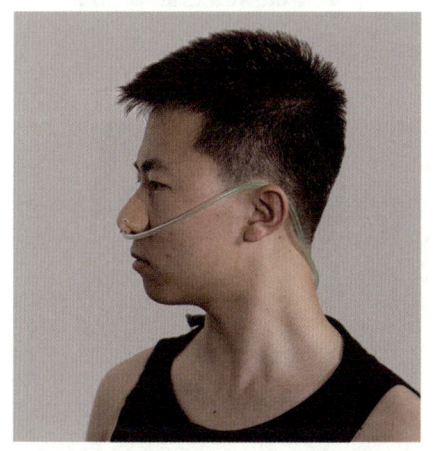 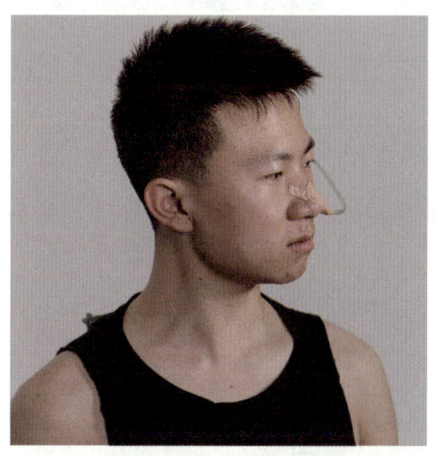

图 6-3-1　转头吞咽

4. **侧头吞咽**

适用于单侧舌部或单侧咽部功能障碍患者。主要是将头部向健侧倾斜进行吞咽，有利于食团在重力的作用下进入口腔和咽部的健侧，利用健侧的吞咽肌群完成吞咽。见图 6-3-2。

5. **低头吞咽**

适用于吞咽启动延迟、舌根部后缩不足、呼吸道入口闭合不足的患者。采用颈前屈,将下颌贴近前胸部的姿势吞咽,低头吞咽能扩大会厌谷的空间,使食物先尽量多地聚集在会厌谷内,这样避免食物提前进入下咽部引起误吸;低头还能收窄喉的入口,并让会厌向后移位,处于保护气道的位置。见图6-3-3。

6. 仰头吞咽

适用于口或舌功能缺损的患者,食团较容易进入口腔。当颈部后伸仰头时会厌谷变得狭小,残留食物可被挤出,紧接着尽量前屈(即点头),同时做用力吞咽动作,可帮助舌运动能力不足以及会厌清除咽部残留物。见图6-3-4。

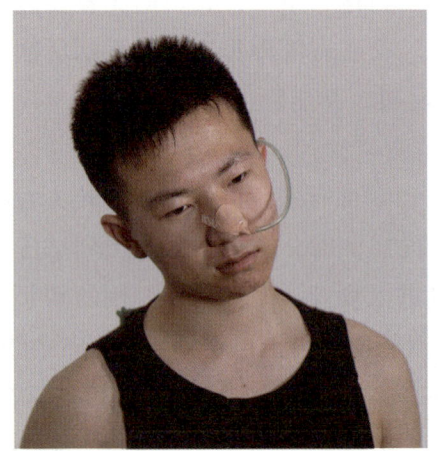 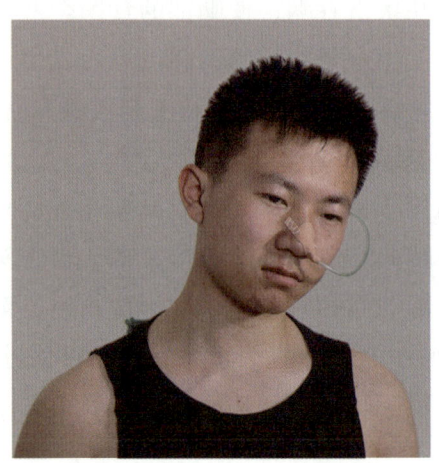

图6-3-2　侧头吞咽

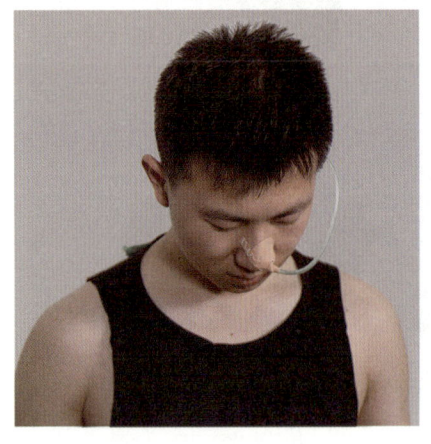 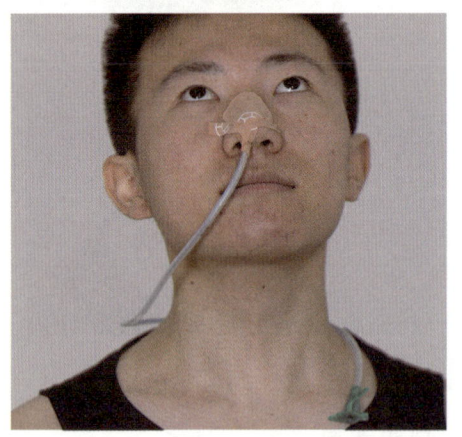

图6-3-3　低头吞咽　　　　　图6-3-4　仰头吞咽

7. 一口量

一口进食过多或过少都会引起问题。过多的食团会引起咽部残留,还会增加误吸的风险。相反,一口量过少,对于存在感觉、运动障碍的患者吞咽反射无法发生。一般先以少量试之(稀液体1~4ml),根据不同恢复阶段适当调整一口量。

(二)食物性状及进食用具

作为适宜吞咽障碍患者的食物，首要条件是易于口腔内移送和吞咽，不易误咽。通常情况下，为保障吞咽障碍患者安全进食流质，将流质添加增稠剂。进食用具方面需兼顾安全、有效的原则。

1. 食物性状

①柔软，密度及性状均一；②有适当黏度，不易松散；③通过口腔和咽部时容易变形；④不易粘在黏膜上；⑤还要兼顾食物的色、香、味及温度等。

2. 餐具选择

①匙面小、难以粘上食物的汤匙；②饮水杯子不宜颈部伸展过多，可用杯口不接触鼻子的杯具；③选择有边缘倾斜的盘子，盘子底下放上防滑垫。

二、治疗性方法

治疗性方法主要是通过间接（无食）及直接（有食）训练来改善吞咽过程，包括吞咽各期相关结构的温度触觉刺激、吞咽手法等方法。以上方法在临床当中应用广泛，适应证广且疗效肯定，但因为缺少大型随机对照研究的数据，目前尚没有明确的指南推荐等级。近年来，电刺激、肌电反馈、神经调控技术、球囊扩张技术、针灸在吞咽障碍领域应用广泛。国外指南针对上述治疗方法仅有针灸治疗给出中等级别推荐，其他方法目前受益不明，尚无推荐意见。在我国新近专家共识及临床应用当中，低频电刺激已作为治疗吞咽障碍的重要手段而得到广泛应用；肌电生物反馈技术对于依从性较好的吞咽障碍患者有较多的循证支持；神经调控技术中rTMS、tDCS等，通过改变脑的兴奋性诱导脑可塑性的变化，从而改善吞咽障碍。研究发现rTMS作用涉及不同的频率（10Hz、5Hz、3Hz、1Hz）、强度、位置（损伤侧下颌舌骨肌运动代表区、健侧运动皮质代表区），对吞咽功能康复均有效。导管球囊扩张术是脑卒中所致环咽肌痉挛（失弛缓症）首选治疗方法之一，包括一次性导管球囊扩张术和分级多次导管球囊扩张术。窦祖林等利用普通导尿管中的球囊治疗环咽肌痉挛（失弛缓症），通过注水使放置在环咽肌下的导尿管球囊充盈，然后自下而上拉出，控制注水量的变化可改变球囊直径，达到逐渐扩张环咽肌的目的。大量临床实践表明其疗效肯定。尽管医生、护士、言语治疗师均可操作导管球囊扩张术，但要获得较好的疗效，严格掌握适应证很有必要，作为一种适宜治疗技术，应避免泛用、误用及滥用。最近有研究肉毒毒素注射治疗环咽肌痉挛（失弛缓症）的报道，但因注射定位需要较高精准度且风险较大，限制了其应用推广。另外对于经康复治疗无效或代偿无效的严重吞咽障碍及误吸，可以采取外科手术治疗，如会厌重塑、环咽肌切开术、代偿性喉-舌骨-颌固定术等，各项术后治疗均有严格的适应证和禁忌证，临床及指南中尚无明确的推荐等级。

（一）间接训练

间接训练的尽早开展对失用性功能低下等并发症的预防很有效。一般来说，间接训练对直接训练有促进作用，故间接训练应先于直接训练，并在直接训练开始后仍可继续间接训练。间接训练的目的是从预防失用性功能低下，改善摄食吞咽相关器官的运动及协调能力开始，为经口腔摄取食物做必要的功能性准备。间接训练在训练过程中不使用食物，大大降低误吸、窒息等危险的发生率，可用于严重的摄食吞咽障碍患者。

1. 口腔感觉训练技术

（1）感觉促进综合训练技术：在患者开始吞咽之前，给予其各种感觉刺激，使其能够触发吞咽，称感觉促进法。对于吞咽失用、食物感觉失认、口腔期吞咽启动延迟、口腔感觉降低或咽期吞咽延迟的患者，通常采用在进食/吞咽前增加口腔感觉训练，其方法包括把食物送入口中时，增加汤匙下压舌部的力量；给予感觉较强的食物，如冰冷的食团，或有强烈味道的食物，如榴梿；给予需要咀嚼的食团，增加口腔感知觉，对于口腔期控制较差，咽期启动延迟或咽肌无力者食团体积不应超过3ml；鼓励患者自己动手进食。

（2）冰刺激训练：吞咽反射延迟或消失是吞咽障碍患者常见的症状，冰刺激可有效地提高软腭和咽部的敏感度，使吞咽反射容易产生。方法：用冰棒轻触患者软腭、腭弓、咽后壁及舌后部，慢慢移动冰棒前端，左右交替；并让患者做一次空吞咽动作，促进吞咽反射启动；训练时冰棒应大范围、长时间地接触需刺激的部位。见图6-3-5。

（3）味觉刺激：舌的味觉是一种特殊的化学性感受器，通常舌尖对甜味敏感，舌体对咸味和痛觉敏感，舌两侧缘对酸味敏感，舌后根部对苦味敏感。给患者不同味蕾区不同味觉刺激，增加了外周感觉的输入，从而诱发吞咽皮层兴奋性，改善吞咽功能。

（4）嗅觉刺激：又称"芳香疗法"，嗅觉刺激可以改善感觉和反射活动。嗅觉刺激不会产生副作用，也不需要遵从口头指令，只是经鼻吸入有气味的气体，治疗方法简便易行，常用黑胡椒和薄荷刺激治疗。

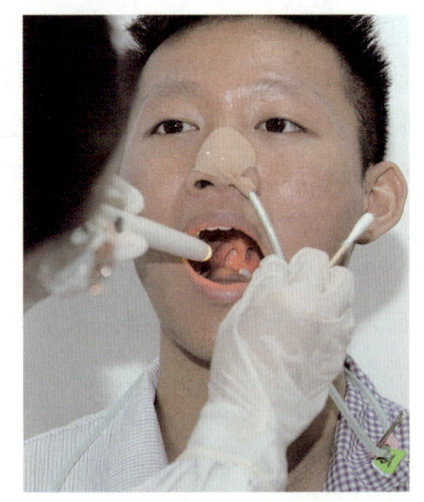

图6-3-5 冰刺激训练

（5）气脉冲感觉刺激训练：使用具有一定压力的气泵发生器，或手动挤压气囊，对口腔舌咽神经支配的扁桃体周围区域给予气脉冲刺激的治疗方法称为气脉冲刺激治疗。通过气动吞咽可改善吞咽功能。对于咽反射消失或吞咽延迟的患者,传统采用按摩、温度刺激等方法,但对于口水过多的患者慎用,此时优选气脉冲,对舌腭弓、舌根部、咽后壁等部位进行气体脉冲感觉刺激重新建立咽反射,加速吞咽启动。

(6) K点刺激:K点是由日本语言治疗师小岛千枝子教授发现,并以她的英文名字第一个字母K命名。K点位于磨牙后三角的高度,在舌腭弓和翼突下颌帆的凹陷处(图6-3-6)。通过刺激此部位可以诱发患者的张口和吞咽启动。对于严重张口困难和(或)吞咽启动延迟的患者,可用小岛勺或棉签直接刺激K点,治疗师也可以戴上手套,用示指从牙齿和颊黏膜进入K点处直接刺激。

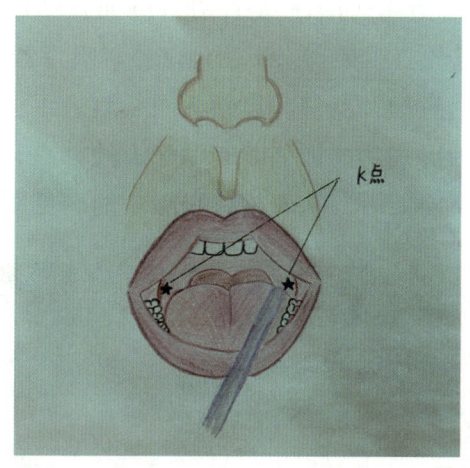

图6-3-6 K点位置

(7) 深层咽肌神经刺激疗法:是由美国语言治疗师Karlene H. Stefanakos发明的。该方法是由治疗师戴上手套,用湿的纱布包住患者前1/3的舌面,使用稳定的压力将舌牵拉出来,同时用冰冻柠檬棒刺激咽喉的反射功能,重点刺激舌根部、软腭、咽后壁等部位,达到强化口腔肌肉与咽喉反射,从而改善吞咽功能。

(8) 改良振动棒深感觉训练:改良振动棒可以为口腔提供感觉刺激,将振动棒的头部放于舌根部、软腭、咽后壁、颊等部位,开启电源振动,可滑动振动棒的头部到需要刺激的部位,直到被刺激的部位产生动作和感觉。

2. 呼吸训练

正常吞咽时,呼吸暂停,而吞咽障碍患者在吞咽时有时会吸气,引起误吸。呼吸训练的目的是:提高呼吸控制能力;学会随意咳嗽,及时排出误吸入气道的食物;强化声门闭锁。

(1) 缩唇呼吸:用鼻腔吸气,缩拢唇呼气,呼气控制越长越好。此方法可调节呼吸节奏、延长呼气时间,使呼气平稳。

（2）腹式呼吸：患者卧位屈膝，治疗师将手放在患者的上腹部，让患者用鼻吸气，以唇呼气，并在呼气结束时在上腹部稍加压力，让患者以此状态吸气。单独练习时，可在患者上腹部放 1kg 的沙袋，体会吸气时腹部膨胀、呼气时腹部凹陷的感觉。卧位腹式呼吸熟练掌握后，可转为坐位练习，最后将腹式呼吸转换为咳嗽动作。

（3）强化声门闭锁：患者坐在椅子上，双手支撑椅面做推压运动和屏气，此时胸廓固定、声门紧闭。然后突然松手，声门打开、呼气发声。

3. 口腔运动治疗技术

（1）口腔器官运动体操：加强唇、上下颌、舌及软腭运动控制，强化肌群的力量及协调，从而改善吞咽的生理功能。

（2）口部运动训练器辅助训练：是针对口颜面吞咽器官的不同运动特点而设计的运动辅助器具，常见的有咀嚼器、下颌训练器、吸舌器、改良振动棒、压舌板、发声笛、负压吸引器等，对构音器官（包括下颌、唇、舌、软腭等）进行各个方向的主动、辅助、被动 3 种形式功能训练，有助于下颌分离，提高两侧咬肌肌力，改善舌的灵活性和口腔的控制能力，从而改善吞咽功能。见图 6-3-7。

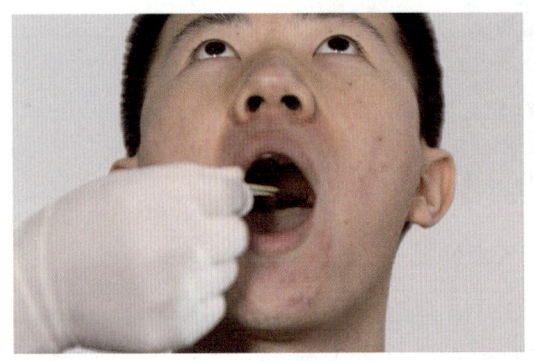
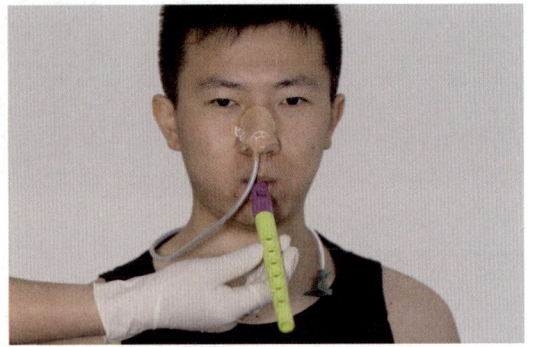
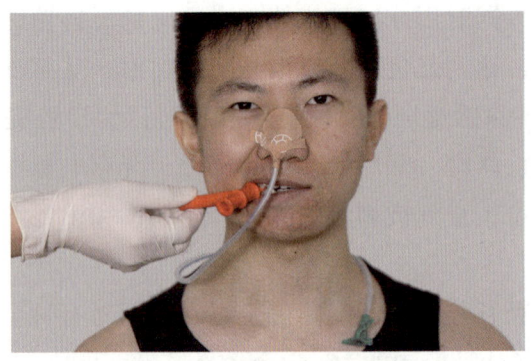

图 6-3-7　口腔运动训练

（3）Shaker 训练法：即头抬升训练，也称等长 / 等张吞咽训练。目的是增强上食管括约肌（upper esophageal sphincter, USE）开放相关肌肉的力量，通过强化口舌及舌根的运动范围，有助于 USE 的开放；减少下咽腔食团内压力，使食团通过 USE 入口时阻力减小，改善吞咽后食物残留和误吸。具体做法是让患者仰卧于床上，尽量抬高头部使眼睛看见自己的脚趾，但肩不能离开床面，反复数次。见图 6-3-8。

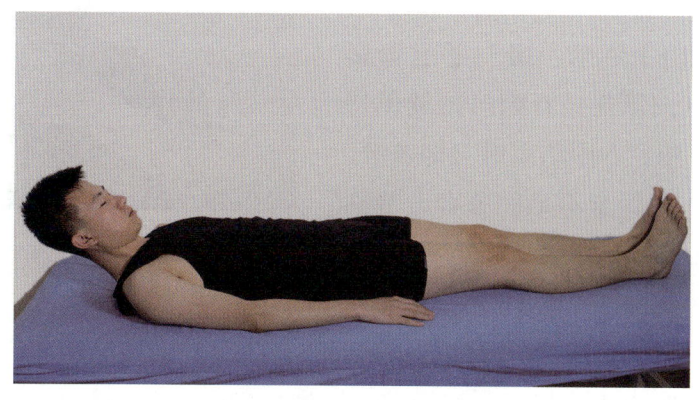

图 6-3-8　Shaker 训练

（4）Masako 训练法：Masako 训练法又称舌制动吞咽法，适用于咽后壁向前运动减弱和咽腔压力不足的患者，其不足之处在于呼吸道闭合时间缩短，吞咽后食物残留增加，咽期吞咽启动更加延迟，故此方法不能用于直接进食食物过程中。具体做法是吞咽时将舌尖稍后的小部分舌体固定于牙齿之间或者治疗师用手拉出一小部分舌体，然后让患者做吞咽动作，使患者咽壁向前收缩。见图 6-3-9。

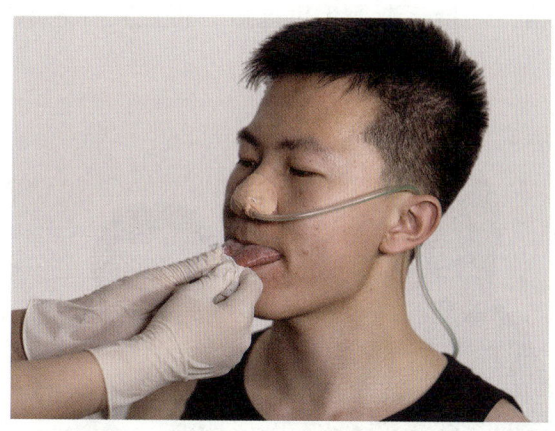

图 6-3-9　Masako 训练

4. 气道保护手法

气道保护手法是一组旨在增加患者口、舌、咽等结构本身运动范围，增强运动力度，增加患者对感觉和运动协调性的自主控制，避免误吸、保护气道的徒手操作训练方法。主要包括：

（1）声门上吞咽：又称屏气吞咽，从鼻腔深吸一口气，然后屏住呼吸；空吞咽（2~3次为极限，可在口腔卫生的情况下用少量水进行辅助训练）；吞咽后立即咳嗽。见图6-3-10。

（2）超声门上吞咽：吸气并且紧紧屏气，用力将气向下压；吞咽时持续保持屏气，并且向下压，吞咽结束时立即咳嗽。适用于呼吸道入口闭合不足的患者，特别是做过喉声门上切除的患者。

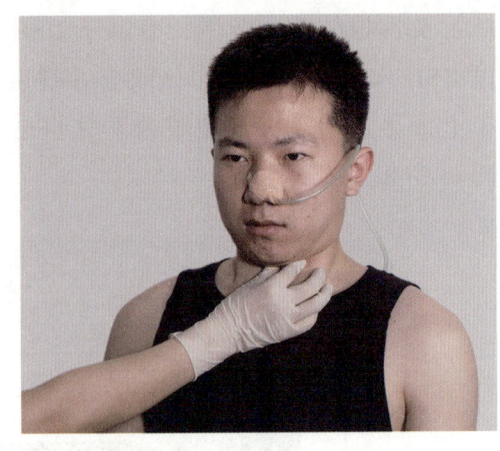

图6-3-10　声门上吞咽

（3）用力吞咽：吞咽时用所有的咽喉肌肉一起用力挤压，使食团全部咽下，也可采用空吞咽即反复几次空吞唾液的方法，将口中食物咽下去，也可每次进食吞咽后饮少量水，1~2ml，继续再吞咽，这样既有利于诱发吞咽反射，又能达到清除咽部残留物的目的，称为"交互吞咽"。

（4）门德尔松手法：对于喉部可以上抬但幅度不够的患者，让其空吞咽并保持喉上抬位置；或吞咽时让患者以舌尖顶住硬腭、屏住呼吸，以此位置保持数秒；同时让患者示指置于甲状软骨上方、中指置于环状软骨上，感受喉部上抬。对于喉部上抬无力的患者，治疗师可按摩其颈部、上推其喉部，来促进吞咽；即使喉部上抬无力，只要开始抬高，治疗师可用置于环状软骨下方的手指推住喉部并固定；首先让患者感受喉部上抬，上抬逐渐变为可能后，再让其有意识地保持上抬位置。见图6-3-11。

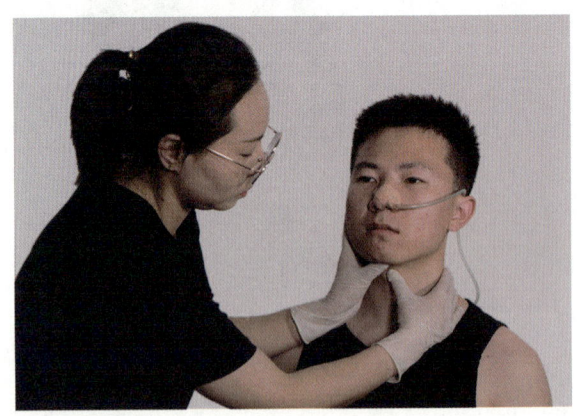

图6-3-11　门德尔松手法

5. 肌电触发生物反馈

在进行一系列食团吞咽和气道保护的同时，可把表面肌电图（surface

electromyography，sEMG）电极置于颈前舌骨与甲状软骨上缘之间，电脑肌电生物反馈训练仪能无创探测到吞咽时喉上抬的幅度，实时显示在电脑屏幕上，当肌电信号水平超过预设定的阈值时，通过肌电触发刺激器提供一次有功能活动的肌肉收缩，并通过语音提示及时给予患者鼓励。通过患者视觉模仿及再学习正常的吞咽模式，以强化舌骨上下肌群的收缩活动，此方法可以明显提高吞咽训练的疗效。

6. 电磁刺激治疗

吞咽障碍的电刺激治疗由外周干预与中枢干预联合应用，如作用于外周干预的低频及中频电刺激，作用于中枢干预的经颅直流电刺激、重复经颅磁刺激，治疗参数依据设备的不同而有所差异。

7. 说话瓣膜的应用

说话瓣膜能够改善吞咽功能和交流能力，特别对于气管切开长期不能拔出气管套管患者，可作为首选方法。其方法是在气管套管口安放一个单向通气阀，当吸气时开放，吸气末自动关闭，没有气体再从瓣膜排出，这恢复了声门下生理性呼气末正压，可以减少误吸，增加经口进食的机会和经口进食的量。

8. 针灸治疗

中医理论认为脑卒中的病理机制为气血亏虚，心肝肾三脏阴阳失调，加之忧思恼怒，起居失宜，以致脏腑功能失常，气机逆乱，气血上逆，夹痰夹火，流窜经络，蒙蔽清窍。①针刺取穴：天突，廉泉，丰隆；②耳穴贴压取穴：神门、交感、皮质下、食管、贲门。

9. 吞咽障碍的心理治疗

吞咽障碍患者日常生活能力减退，参与社会能力差，常出现不同程度的心理障碍，如悲观、抑郁、畏惧、烦躁，甚至自杀倾向，因此，应帮助患者克服心理障碍，树立乐观和积极向上的心态，使其积极配合医生治疗，战胜疾病。

10. 导管球囊扩张术

球囊扩张术操作人员一般由医生或治疗师与护士2人合作完成。扩张前准备12~14号乳胶球囊导尿管、水、10ml注射器等，插入前先注水入导尿管内，使球囊充盈，检查球囊是否完好无损，然后抽出水后备用。见图6-3-12。

（1）由1名护士按插鼻饲管操作常规将备用的14号导尿管经鼻孔插入食道中，确定进入食道并完全穿过环咽肌后（长度约30cm），将导尿管交给操作者原位保持。

（2）护士将抽满10ml水（冰水或温水）的注射器与导尿管相连接，向导尿管内注水6~9ml，使球囊扩张（直径22.2~27.1mm），顶住针栓防止水逆流回针筒。

（3）操作者将导尿管缓慢向外拉出，直到有卡住感觉或拉不动时，用记号笔在鼻孔处做出标记（长度18~23cm），以使再次扩张时作为参考点。

(4)操作者嘱护士抽出适量水(根据环咽肌紧张程度,球囊拉出时能通过为适度)后,嘱患者空吞咽同时轻轻地向外提拉导尿管,如此反复进行,一旦有滑过感觉,或持续保持1~2min后拉出阻力锐减时,嘱护士迅速抽出球囊中的水。

(5)操作者再将导尿管从咽腔插入食道中,重复操作10遍,自下而上地缓慢移动球囊,通过狭窄的食道入口,充分牵拉环咽肌,降低肌张力。

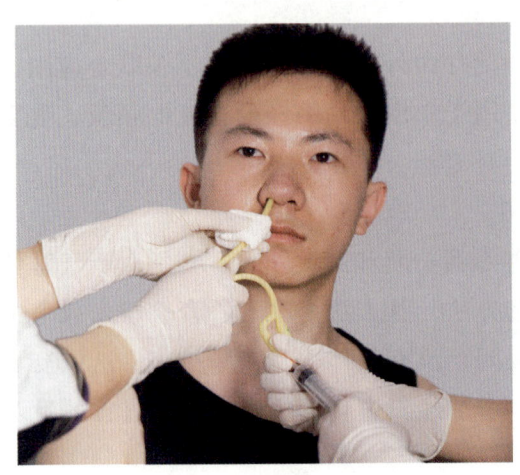

图 6-3-12 导管球囊扩张术

一般情况下,每天1次,需时约0.5h。扩张前要做内镜检查确认舌、软腭及喉无进行性器质性病变,方可操作。插管时及上下提拉、移动尿管容易引起鼻黏膜疼痛、打喷嚏等不适,影响插管进程,因此插管前可用棉签蘸1%丁卡因插入鼻孔行局部黏膜麻醉以降低鼻黏膜的敏感性。扩张后,可给予地塞米松+α-糜蛋白酶+庆大霉素雾化吸入,防止黏膜水肿,减少黏液分泌。

11. 手术治疗

当吞咽障碍伴有梗阻、严重误吸、声带闭合不全或不能闭合时应考虑手术治疗。常用方法有环咽肌切开术、气管食管分离术、声门恢复术等。

(二)直接训练

直接训练以安全管理和口腔卫生为基础,随着间接训练带来的功能改善,以阶梯式推进,是一种综合性训练,包括进食体位及姿势调整、食物选择和调配、一口量及食团入口位置,进食速度和进食环境,并注意进食前后清洁口腔、排痰。

(1)开展直接训练的判断依据:意识清醒;格拉斯哥评分大于12分;全身状态稳定;能产生吞咽反射;少量误咽能通过随意咳嗽将异物咳出。

(2)在间接训练的基础上,阶段性地增加摄食训练的难易度,包括提高食物形态的难度;增加摄取食物的量;增加进食的频率;从进食帮助转变为自我进食;减少进食的代偿性方法(摄入方法、姿势、一口量)。

第四节 脑卒中吞咽障碍病案

一、病情简述

患者,男性,61岁,因"头晕伴吞咽困难、饮水呛咳1周"入院。入院1周前突然出现头晕,伴站立步态不稳,吞咽困难、饮水呛咳,口腔分泌物多,流涎,自觉右侧颜面部及头顶麻木不适,急入医院,诊断为"脑干梗死",给予鼻饲饮食及药物治疗,经治疗步态不稳症状较前稍有改善,为恢复吞咽功能由神经内科转入康复科。既往高血压病8年[最高血压180/100mmHg(24/13.33kPa)],2型糖尿病3年,高脂血症5年。入院时专科查体:查体合作,应答切题,发音嘶哑有鼻音,双眼可见水平眼震,右侧颜面部痛温觉减退,右侧口角稍低,右侧软腭抬举差,咽部分泌物多,咽反射消失,伸舌稍右偏,右侧舌肌力差。四肢肌力V级,肌张力正常,四肢腱反射(++),双侧Babinski's征及其等位征未引出。Romberg征睁眼闭眼均不稳,双侧指鼻、跟膝胫试验准,步态不稳。头颅MRI+DWI+MRA:延髓新发腔隙性脑梗死;动脉硬化并颅内动脉多发狭窄。颈部血管彩超:双侧颈总动脉粥样硬化伴斑块形成(混合斑,软斑)。入院疾病诊断:①脑干梗死(延髓右侧,急性期);②脑动脉狭窄(多发);③颈动脉硬化伴斑块形成;④高血压病3级(极高危);⑤2型糖尿病;⑥高脂血症。入院功能诊断:①吞咽障碍;②构音障碍;③感觉障碍;④平衡障碍。

二、康复功能评估

依据ICF框架,对患者的身体功能与结构、活动与参与,以及环境因素、个人因素进行评估(重点针对其吞咽功能进行相关评估,其他方面此处略)。患者ICF评估结果见表6-4-1。

表6-4-1 患者ICF评估结果(34个条目)

评定类目		损伤程度(0~10分法)	问题描述
身体功能	b110 意识功能	0	
	b117 智力功能	0	
	b1301 动机	0	
	b1302 食欲	0	
	b140 注意力功能	2	
	b156 知觉功能	0	

续表

评定类目		损伤程度（0~10分法）	问题描述
身体功能	b1644 洞察力	0	
	b250 味觉功能	0	
	b255 嗅觉功能	0	
	b510 摄入功能	3	
	b5100 吸入	3	
	b5101 咬	3	
	b5102 咀嚼	3	
	b5103 口中食物的控制	5	
	b5104 流涎	2	
	b5105 吞咽	8	
	b51050 口腔的吞咽	7	
	b51051 咽的吞咽	8	
身体结构	s110 脑的结构	3	右侧延髓梗死
	s320 口腔的结构（牙齿、牙龈）	0	
活动与参与	d550 吃	P10C10	
	d560 喝	P10C10	
	d630 准备膳食	P7C9	
	d850 有报酬的就业	不适用	
	d9100 非正式社团	P10C8	
	d9102 仪式	P10C8	
	d920 娱乐和休闲	P10C8	
环境因素	e1100 食品	−1	营养餐
	e115 个人日常用的用品和技术	−1	鼻饲
	e310 直系亲属家庭	+3	原配和2子女
	e340 个人护理提供者和个人助理	+4	1护工和2子女
	e410 直系亲属家庭成员的个人态度	+4	态度积极
	e450 卫生专业人员的个人态度	+4	态度积极
	e580 卫生的服务体制和政策	+4	康复医学科住院、有医保
个人因素			康复意愿强烈，治疗主动积极，无认知障碍及消极情绪

(一)身体功能与结构

意识水平:清醒。

一般状况:患者端坐位,营养中等,精神可。

口颜面检查:①面部:右侧面部麻木、痛觉减退,右侧嘴角稍低,唇缩拢协调性较差,闭唇鼓腮稍有漏气;②舌运动:伸舌偏右,左右摆舌协调性较差,舔上下唇不能;③软腭:右侧上抬不能;④下颌运动:开口良好,咀嚼正常;⑤口腔分泌物多。

呼吸功能:腹式呼吸,静止状态正常,言语状态偶有气短,最长呼气时间8s。

喉功能:最长发音时间6s,音质嘶哑,音调基本正常,自主咳嗽、自主清嗓力量减弱。

咽反射:消失。

直接摄食评估:①评估体位:坐位;②一口量:3ml;③吞咽启动时间:延长;④吞咽动作:喉头上抬不能;⑤选择食物及吞咽情况:喂水3ml出现呛咳,吞咽后音质改变,口腔有残留,咽部有残留感,咳出的痰中有进食的水。

洼田饮水试验:5级。

FEES检查:①鼻咽部黏膜光滑,舌根淋巴滤泡增生,双侧声带边缘平整,活动对称,闭合良好;②才藤荣一分级1级;③腭咽闭合可,咽后壁活动差,舌根后缩力不足;④咀嚼3ml糊状食物过程中舌根推送食物不对称,有早期渗漏至会厌谷和梨状窦,吞咽反射延迟,会厌谷、梨状窦残留。

VFSS检查:进食糊状食物3ml,口颜面肌肉运动不协调,舌肌肌肉力量、运动控制差,有早期渗漏至会厌谷和梨状窦,吞咽反射延迟,咽后壁前移不足、喉头上抬不足、会厌翻转不完全,双侧会厌谷、梨状窦均有残留,环咽肌开放不完全;进食糊状食物5ml时溢出至喉前庭,经清嗓、咳嗽后大部分自口腔排出,极少量误吸入气道,停止检查,给予机械辅助排痰、返回病房。

其他问题:身体平衡性协调性差,易头晕,视物重影,行走不能。

精神情绪:焦虑、抑郁自评量表提示无焦虑、抑郁症状。

(二)活动与参与

(1)目前患者已退休,有工资,不需工作。

(2)因吞咽困难、鼻饲饮食,不能经口进食自己喜欢的食物,不能外出参加聚餐,甚至不能与家人共同进餐。

(3)因声音嘶哑、口腔分泌物多,不能流利有效与旁人交流。

（三）环境因素

（1）家庭成员 4 人，家庭经济条件良好，家人积极支持患者治疗。

（2）患者能在专业康复医疗机构进行治疗。

（3）患者系退休职工，享有国家基本医疗保险。

（四）个人因素

（1）患者既往爱好广泛，性格开朗，能正确对待疾病。

（2）患者本人有退休工资及理财存款作为经济收入。

（3）患者个人有康复训练的强烈愿望，迫切希望能经口进食，并愿意积极配合治疗。

三、病情分析

吞咽障碍是脑卒中后常见的功能障碍之一，其发生率为 50%~78%，可发生吸入性肺炎、营养不良等并发症。吞咽障碍的发生发展与脑卒中部位密切相关。脑卒中病灶损害正常吞咽所涉及的肌肉、神经、腺体等功能时，即可造成不同程度的吞咽障碍。本例患者突发起病，临床表现头晕、站立步态不稳伴吞咽困难、饮水呛咳；查体声音嘶哑，双眼可见水平眼震（前庭神经核受累），右侧颜面部痛温觉减退（右侧三叉神经脊束核损害），右侧口角稍低，右侧软腭抬举差、咽反射消失（右侧疑核及舌咽、迷走神经损害），伸舌稍右偏（右侧舌下神经受累），Romberg 征阳性（可能存在绳状体及脊髓小脑束、部分小脑半球损害）；结合头颅 MRI+DWI 示"延髓右侧新发腔梗"，考虑为不全右侧延髓背外侧综合征。

患者康复功能评估 ST 方面的问题主要为口腔期肌肉及舌控制、运动协调差；咽期敏感性差、反射延迟，舌喉复合体向上、向前移动不足导致不能有效保护气道并开放环咽肌，咽缩肌力量不足不能有效形成食团压力并清扫咽部食物；吞咽过程整体序列失常；同时存在呼吸控制较差、构音障碍。治疗上应从整体考虑，分步骤解决各期问题。口腔期以肌肉力量、舌控制训练为主；咽期强调气道保护及吞咽序列重塑；同时考虑该病例为脑卒中所致神经性吞咽障碍，应注意神经调控技术的应用。

四、康复目标

（一）短期目标

（1）2 周内闭唇鼓腮，左右噘嘴的运动控制及协调性提高 1 个级别，舌肌各方向运动灵活性及协调性提高 2 级，促进软腭上抬及咽反射提高 2 级。

（2）言语表达语速改善，清晰性有所改善。

（3）利用糊状食物进行摄食训练。

（二）长期目标

（1）2个月内可经口进食普通食物（如米饭，面条，包子等），洼田饮水试验2级。

（2）2个月内言语表达清晰，日常交流不受限。

五、康复治疗计划及实施

（一）口颜面功能训练

口腔器官运动体操：利用咀嚼器、下颌训练器、吸舌器、改良振动棒、压舌板、发声笛、负压吸引器等，对下颌、唇、舌、软腭等进行各个方向的主动、辅助、被动3种形式功能训练。

（二）咽部训练

1. 冰刺激训练

用冰棒轻触患者软腭、腭弓、咽后壁及舌后部，慢慢移动冰棒前端，左右交替；并让患者做一次空吞咽动作，促进吞咽反射启动。

2. 气脉冲感觉刺激训练

手动挤压气囊，对口腔舌咽神经支配的扁桃体周围区域给予气脉冲刺激，对舌腭弓、舌根部、咽后壁等部位进行气体脉冲感觉刺激重新建立咽反射，加速吞咽启动。

3. Shaker训练法

让患者仰卧在床上，尽量抬高头部使眼睛看见自己的脚趾，但肩不能离开床面，反复数次，可以强化口舌及舌根的运动范围，有助于USE的开放。

4. Masako训练法

吞咽时，将舌尖稍后的小部分舌体固定于牙齿之间或者治疗师用手拉出一小部分舌体，然后让患者做吞咽动作，使患者咽壁向前收缩。

（三）呼吸训练及气道保护训练

1. 缩唇呼吸

用鼻腔吸气，缩拢唇呼气，呼气控制越长越好。此方法可调节呼吸节奏，延长呼气时间，使呼气平稳。

2. 强化声门闭锁

患者坐在椅子上，双手支撑椅面做推压运动和屏气，此时胸廓固定、声门紧闭。然后突然松手，声门打开、呼气发声。

3. 声门上吞咽

从鼻腔深吸一口气，然后屏住呼吸；空吞咽（2~3次为极限，可在口腔卫生的情况下用少量水进行辅助训练）；吞咽后立即咳嗽。

4. 超声门上吞咽

吸气并且紧紧屏气，用力将气向下压；吞咽时持续保持屏气，并且向下压，吞咽结束时立即咳嗽。

5. 门德尔松手法

让患者空吞咽并保持喉上抬位置；或让患者以舌尖顶住硬腭、屏住呼吸，以此位置保持数秒。

（四）整体协调性训练

球囊扩张治疗：由主管医生与治疗师或护士2人合作完成，每次球囊注水4~5ml（球囊大小与吞咽功能无直接相关），强调球囊在环咽肌处尽量停留较多的时间，尽量多鼓励患者做吞咽动作，以期建立吞咽过程神经肌肉的正常序列；每次治疗球囊上下移动重复10遍，每天1~2次。

（五）物理因子治疗

1. 肌电触发生物反馈

表面肌电生物反馈（sEMG）电极置于颈前舌骨与甲状软骨上缘之间，在进行一系列食团吞咽和气道保护过程中通过语音提示及时给予患者鼓励，通过患者视觉模仿及再学习正常的吞咽模式，以强化舌骨上下肌群的收缩活动。

2. 电磁刺激治疗

低频电刺激作用于下颌舌骨肌等位置，旨在提高舌喉复合体的运动（具体操作依据仪器功能调整）。

3. 针灸治疗

针刺取穴：天突，廉泉，丰隆；耳穴贴压取穴：神门、交感、皮质下、食管、贲门。

（六）rTMS

线圈部位为病灶侧下颌舌骨肌的皮层代表区（头骨顶点前2~4cm，旁开4~6cm；治疗前需在所给参考范围内寻找"hotspot"，即最准确的代表区位置），刺激强度120%MT，刺激频率为5Hz，每周5次，连续2周。

（七）其他治疗

平衡、感觉及步行方面的康复治疗详见相关章节。

六、案例思考

此病案是典型的脑卒中吞咽障碍治疗病案，患者一般情况较好，除吞咽、平衡功能障碍外，其余功能都正常，能够较好地参与到康复治疗中。治疗需要按照脑卒中康复指南规范开展。

在康复治疗前需要进行全面规范的吞咽评估,将吞咽各个时期的主要问题进行汇总,尽量以图片、视频、量表的形式进行展示;依据吞咽评估的结果制订针对性的治疗方案。在进行康复评估和治疗的过程中,充分告知患者目前吞咽功能障碍的病因、拟采取的治疗方法以及每种治疗方法的作用、注意事项,充分利用患者的主动配合性,获得家属的支持和信任,确保患者及家属在治疗之外的时间保证患者吞咽的安全有效,利用好家属床边时间,向患者家属宣教正确辅助方法和技巧。同时需要注意在吞咽功能障碍恢复过程中,要随时进行相应评估并调整、更换治疗方案,特别是当患者可以进行摄食直接训练时,一定要强调在治疗师的监护下进行,整个治疗中遵循安全第一、先易后难、循序渐进的治疗原则。

第七章 脑卒中的心肺康复

心肺疾病是脑卒中患者常见并发症之一。脑卒中患者早期卧床可导致严重的心血管功能调节失常，还可能引发坠积性肺炎，影响通气和换气功能。早期进行康复训练可有效避免卧床的不利影响，减少心血管及肺部并发症的发生。心肺康复治疗综合采用主动积极的身体、心理、行为和社会活动的训练与再训练，帮助患者缓解症状，改善心肺功能，提高生活质量，同时还通过积极干预危险因素，阻止或延缓疾病的发展过程，减轻残疾和减少疾病复发的危险。另外，心肺康复也是其他所有康复的基础。对于患者来说，不管是肢体残疾还是内科疾病，较好的心肺功能可以为进一步康复治疗与训练创造基本的身体条件，对疾病恢复和预防复发有积极的作用。

第一节 心肺功能的评定

一、呼吸功能评估

呼吸困难既包括主观感受又包括客观表现，其定义为：患者主观上有不同程度的、不同性质的空气不足、呼吸不畅、呼吸费力及窒息等不适体验，伴或不伴呼吸费力的客观表现，如张口呼吸、鼻翼翕动、端坐呼吸、发绀、辅助呼吸肌参与呼吸运动等，也可有呼吸频率、深度与节律的改变。另外，患者的精神状况、生活环境、文化水平、心理因素、疾病性质等都对其呼吸困难的描述具有一定的影响。

（一）Borg 量表

Borg 量表主要是评定患者在运动时呼吸努力程度的等级。此量表一般配合简易运动试验应用，比如患者进行 6min 步行试验开始前，让患者阅读量表并让患者说出呼吸困难的级别，运动后重新评价呼吸困难的级别（表 7-1-1）。

表 7-1-1　Borg 量表

评分	呼吸困难情况
0	一点也不觉得呼吸困难
0.5	极轻微的呼吸困难，几乎难以察觉
1	非常轻微的呼吸困难
2	轻度的呼吸困难
3	中度的呼吸困难
4	略严重的呼吸困难
5、6	严重的呼吸困难
7、8、9	非常严重的呼吸困难
10	极度的呼吸困难，达到极限

（二）视觉类比呼吸困难评分法（VAS）

一条 100mm 长的水平线或垂直线，有关呼吸困难严重性的描述被排列在线上的不同位置，从 0 到 10，0 分为无呼吸困难；1~3 分为轻度呼吸困难，不影响工作和生活；4~6 分为中度呼吸困难，影响工作，不影响生活；7~10 分为重度呼吸困难，影响工作和生活。见图 7-1-1。

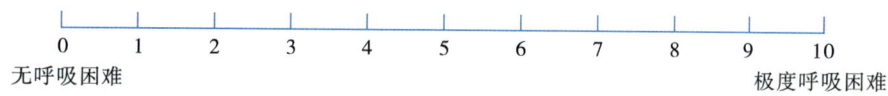

图 7-1-1　VAS 呼吸困难评分

二、心肺功能评定

心肺功能的评定有若干种，既包括传统的详细询问病史、系统的体格检查、简单明了的分级标准，更有借助于仪器、设备的测定和检查。将从不同角度、不同侧面得到的资料相互补充并综合，对心肺功能进行全面评定。临床常用方法包括对体力活动的主观感觉分级（表 7-1-2）、超声心动图、心脏负荷试验及肺功能检查等。

（一）Borg 自觉劳累分级表

表 7-1-2　Borg 自觉劳累分级表

Borg 计分	自我理解的用力程度
6	
7	非常非常轻
8	
9	很轻
10	

续表

Borg 计分	自我理解的用力程度
11	
12	轻
13	
14	有点用力
15	
16	用力
17	
18	很用力
19	
20	非常非常用力

（二）心脏负荷试验

心脏负荷试验中最常用的方法为心肺运动试验。通过观察受试者运动时的各种反应（呼吸、血压、心率、心电图、气体代谢、临床症状与体征等），来判断其心、肺、骨骼肌等的储备功能（实际负荷能力）和机体对运动的实际耐受能力。心肺运动试验是最有意义的无创检查技术，不同于一般的只是单纯观察心电图 ST-T 的变化或心率变化的运动试验，也不同于静态肺功能检查，心肺运动试验可以更精确、全面而连续地评价患者的运动心肺功能。但因其设备较为昂贵，目前尚未被临床广泛使用。选择何种设备取决于测试的目的和脑卒中患者的状态，使用功率自行车可以减少对脑卒中患者平衡障碍的影响，同时坐位装置对脑卒中后平衡和步态障碍的患者更加有用，而上肢功率自行车对脑卒中步行困难者会有帮助。

（三）6min 步行试验

对于步行能力受损不严重的脑卒中患者，我们可进行简易运动试验来评估其心功能状况，采用定量步行（定时间或定距离）的方式，试验过程中可以没有心电监护的条件。与其他步行试验相比，6min 步行试验（6 minute walking test，6MWT）易于管理，耐受性更好，能较好地复制患者日常生理状态并反映其心功能，是一种简便、易行、安全有效的方法，可用于评定患者心脏储备功能，评价药物治疗和康复治疗的疗效。该试验测定患者 6min 内在平坦、硬地上快速步行的距离，<150m 为重度心功能不全；150~425m 为中度心功能不全；426~550m 为轻度心功能不全。

6MWT 步骤：①试验前患者在起点旁坐在椅子上休息至少 10min，核查有无禁忌证，测量脉搏和血压（有条件时测血氧饱和度），填写记录表，向患者介绍试验过程。②让患者站起，用 Borg 分级评价患者运动前呼吸困难和全身疲劳情况。③计时器设定到 6min。④请患者站在起步线上，一旦开始行走，立即启动计时器。患者在区间内根据自己的体能往返行走。行走中不要说话，不能跑跳，折返处不能犹豫，医务人员不能伴随患者行走。允许患者必要时放慢速度，停下休息，监测人员每分钟报时1次。⑤6min时试验结束，提前15s告知患者："试验即将结束，听到停止后请原地站住。"结束时标记好停止的地点。如提前终止，则要患者立即休息并记录提前终止的地点、时间和原因。⑥记下计数器记录的圈数。统计患者总步行距离，四舍五入精确到米。监测并记录患者血压、心率，有条件者测血氧饱和度，认真填写记录表。

第二节 心肺功能的康复治疗

对于早期脑卒中患者，我们需要关注的心肺问题及康复治疗原则包括：增加半卧位和坐位时间；早期活动注重双侧肢体活动，争取主动活动；注意吞咽障碍评估和治疗，避免误吸致吸入性肺炎；高度重视营养支持；咳嗽和呼吸训练防治肺部感染；有氧训练改善运动耐力。

一、有氧训练

有氧训练，即中等强度的大肌群持续一定时间的动力性、周期性运动，以提高机体氧化代谢能力的训练方法。

（一）禁忌证

（1）各种疾病急性发作期或进展期。

（2）心血管功能不稳定（未控制的心衰）。

（3）严重的左心功能障碍。

（4）血流动力学不稳定的严重心律失常。

（5）不稳定型心绞痛。

（6）主观不合作或不能理解运动，存在认知功能障碍。

（二）制订运动处方

应根据个人的不同目标实行个体化方案，同时根据个体对训练的反应及适应情况及时调整运动处方。

1. 运动方式

运动功能无障碍的患者可选择四肢肌力及耐力训练、站立、行走、慢跑、有氧体操、太极、游泳、骑自行车、跳舞等耐力项目。对于偏瘫的脑卒中患者，可选择功率自行车、减重跑步机及下肢机器人等训练项目。每周至少做2次重量级肌力训练，以维持肌肉的质量与骨骼密度。

2. 运动强度指标

单位时间运动量，运动训练的目标强度即靶强度，靶强度为50%~70%VO_2max或低于8Mets，或靶心率即70%~85%最大心率（最大心率=220-年龄）。还可以根据患者运动时的主观感受确定运动强度，特别适用于家庭和社区康复训练。

3. 运动时间

运动时间一般需 30min 左右，其中达到靶心率的时间不少于 10~15min。运动时间与运动强度成反比，在特定运动总量的前提下，运动强度越大，所需时间越短。在没有医学监护的条件下，一般减小运动强度和延长时间，可以提高训练的安全性。

4. 运动频度

一般建议隔天 1 次或每天 1 次，间隔时间不超过 3~4d，每周 3~5 次。

（三）操作实施

包括准备活动、训练运动和整理运动。

1. 准备活动

指训练运动之前进行的活动，逐渐增加运动强度以提高肌肉、肌腱和心肺组织对即将进行的较大强度运动的适应和准备，防止因突然的运动应激导致肌肉损伤和心血管意外。强度为训练运动的 1/2 左右，时间 5~10min。可采用医疗体操、关节活动、肌肉牵张、呼吸练习或小强度的有氧训练等形式。

2. 训练运动

指达到靶强度的训练。一般为 10~30min，是耐力训练的核心部分。有持续训练、间断训练和循环训练等不同方案。

3. 整理运动

指靶强度运动训练后进行较低强度的训练，以使机体逐步从剧烈运动应激"冷却"到正常状态。运动后不立即停止运动，做一些轻松的整理放松活动，可以保持良好静脉回流，维持一定心输出量，防止直立性低血压或诱发心血管意外。采用体操、散步或自我按摩等方式，持续时间 5~10min。

二、呼吸训练

呼吸训练是指保证呼吸道通畅、提高呼吸肌功能、促进排痰和痰液引流、改善肺和支气管组织血液代谢、加强气体交换效率的训练方法。

（一）腹式呼吸训练

强调膈肌呼吸为主的方法以改善异常呼吸模式。患者取卧位或坐位，呼吸时腹部放松，经鼻缓慢深吸气，意念将气体吸住腹部，呼气时缩唇将气体缓慢吹出，同时收缩腹肌以增加腹内压，促进膈肌上抬，把气体尽量呼出。呼气与吸气的时间比例大致为 1:1，强调适当深呼吸，以减慢呼吸频率，提高通气效率。每次练习腹式呼吸次数不宜过多，练习 3~4 次，休息片刻再练，逐步做到习惯在活动中进行腹式呼吸。

（二）呼吸肌训练

改善呼吸肌力量和耐力，缓解呼吸困难症状。用抗阻呼吸器训练，开始练习为 3~5min，每天 3~5 次，以后增加至 20~30min，以增加腹肌训练和胸廓活动度训练为主。

（三）抗阻呼气训练

用于合并有慢支肺气肿及阻塞性肺疾病的患者，减轻或防止病变部位支气管在呼气时过早塌陷，从而改善呼气过程，减少肺内残气量，降低呼吸速率，增加潮气量，增强运动耐力。患者处于舒适放松姿势，呼气时必须被动放松，避免腹肌收缩，指导患者缓慢深吸气，然后让患者轻松地做吹笛姿势呼气。

（四）咳嗽训练

有效的咳嗽可以排除呼吸道阻塞物，并保持肺部清洁，其过程包括：深吸气，短暂闭气，关闭声门，增加胸腔内压，声门开放。手法协助咳嗽适用于腹肌无力者，在患者尽可能深吸气后给予手法帮助，向内、向上压迫腹部，可协助产生较大的腹内压力，进行强有力的咳嗽。

（五）气道廓清技术

1. 主动循环呼吸技术

可有效清除支气管分泌物，是一种灵活方案，一周期分为3部分：呼吸控制，介于两次主动部分之间的休息间歇；胸廓扩张运动，着重于吸气的深呼吸运动；用力呼气技术，由1~2次用力呼气组成，随后进行呼吸控制再重新开始。

2. 自主引流

目的是最大限度地增加气道内气流，以改善通气功能并清除黏液。此技术分3个阶段：松动、聚集和排除。要求缓慢呼吸，并保持声门口腔开放，呼吸过程中可屏气2~4s，呼气力量要平稳，以使呼气流量达到可能的最高速度而不造成启动压缩，如叹气一般，气流速度增高时，剪切力增加，黏液排出时，其过程可被听到或感知到。

3. 胸部扣拍

将手微屈凹陷，用腕部有节奏的屈伸运动来完成。

4. 胸部摇动、振动、压迫肋骨弹跳技术

在呼气过程中，持续压迫胸壁，并在呼气末加压，然后迅速松开双手，吸气动作被触发。

5. 高频胸壁振荡或称高频胸壁压迫

高频胸壁振荡属于振荡性气道廓清装置的一种，主要由2部分组成，一个可调节强度和频率的空气脉冲主机，以及一个用于穿在患者身上且可充气的背心，两者通过管子连接。脉冲主机将少量气体用5~20Hz频率快速交替注入背心或撤回，产生高频率低振幅运动，均匀地作用于整个胸壁，并传到肺部各级支气管，使痰液得到松解，促进肺部周边细末支气管的痰液向大气道运动，最终移至口腔排出。

（六）体位引流

利用重力促进各个肺段内积聚的分泌物排出，根据病变部位采取不同姿势做体位引流。如病变在两肺上叶，则采取坐位或其他适当姿势；如病变在左肺上叶舌段和左肺下叶，则采取头低足高右侧卧位；如病变在右肺中叶和右肺下叶，则取头低足高左侧卧位，以利引流（图7-2-1）。若引流5~10min仍未咳出分泌物，则进

行下一个体位姿势,总时间不超过30~45mim,一般上午、下午各1次。

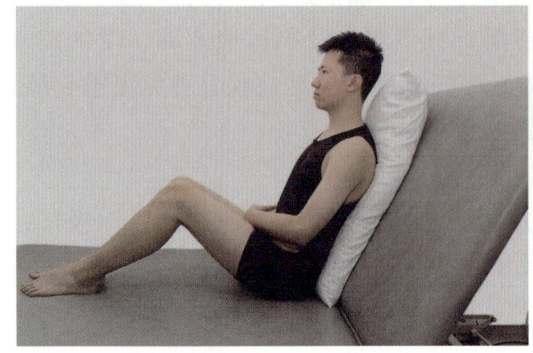

A. 右肺上叶病变引流体位

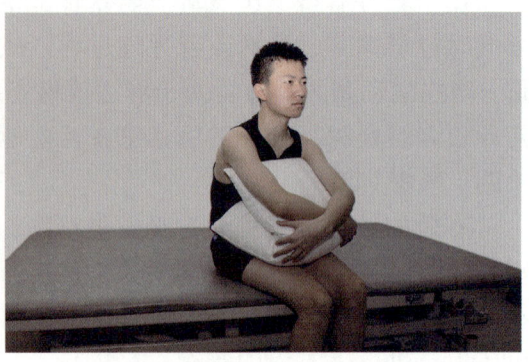

B. 左肺上叶尖后段病变引流体位

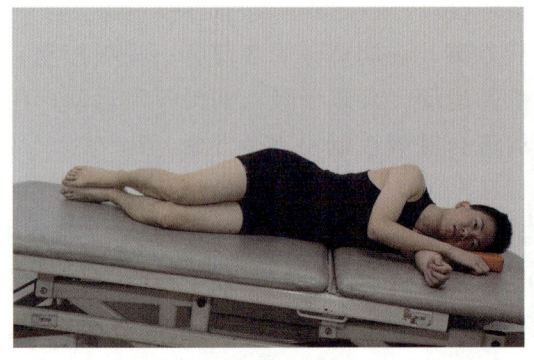

C. 右肺中叶病变引流体位

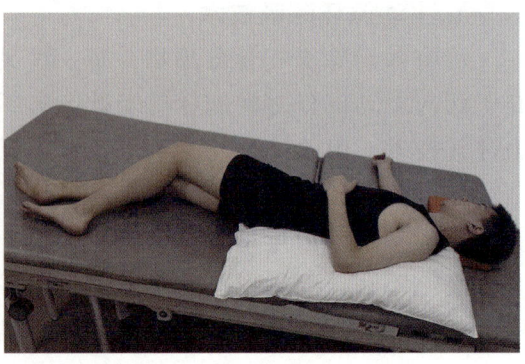

D. 左肺上叶舌段病变引流体位

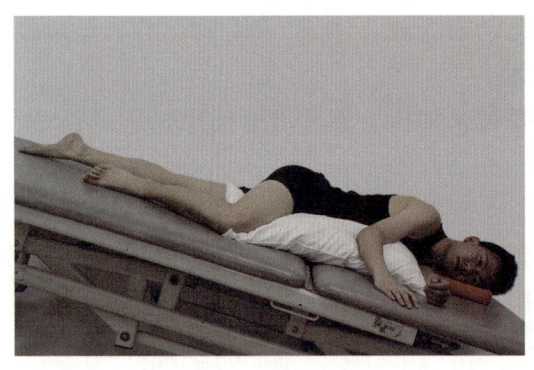

E. 右肺下叶病变引流体位

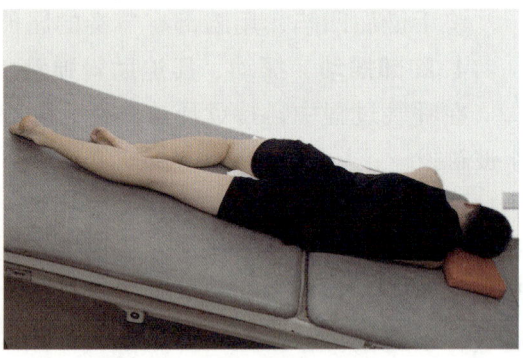

F. 左肺下叶病变引流体位

图 7-2-1　不同病变位置引流体位

第八章　日常生活活动能力和生活质量

第一节　日常生活活动能力

日常生活活动能力（activity of daily living，ADL）是一个人为了满足日常生活需要每天反复进行的最基本、最具有共性的活动，包括进食、梳妆、洗漱、如厕、穿衣等基础日常生活活动（basic ADL，BADL），以及使用电话、购物、做饭、处理家务、使用工具等工具性日常生活活动（instrumental ADL，IADL）。

一、日常生活活动能力评定

日常生活活动能力（ADL）评定是通过观察患者进行 ADL 活动过程，评定患者 ADL 功能水平。评定对了解患者的自理能力、制订和修订训练计划、评定训练效果、安排回归家庭和社会后的训练都十分重要。常用的评定方法包括提问法、观察法和量表检查法。

（一）提问法

通过提问的方式收集资料进行评价，包括口头提问和问卷提问，提问尽量让患者本人回答问题，但若患者无法配合或存在认知及言语障碍时，可请患者家属或陪护回答。

（二）观察法

检查者通过直接观察患者 ADL 实际完成情况进行评价，评价结果时应将环境因素的影响考虑在内，以得到更准确和真实的结果。

（三）量表检查法

采用经过标准化设计且具有统一内容、统一评价标准的检查表评价，量表一般经过效度、信度及灵敏度的检验，可对不同患者、不同干预措施和不同医疗机构之间进行比较。目前常用的 ADL 量表评定方法有用于评定 BADL 的 Barthel 指数分级法（表 8-1-1）、改良 Barthel 指数分级法（表 8-1-2）、PULSES ADL 功能评定量表（表 8-1-3）、功能独立评定量表（FIM，表 8-1-4）等，用于评定 IADL 的功能活动问卷（FAQ，表 8-1-5）、快速残疾评定量表 -2、Frenchay 活动指数、工具性日常生活活动量表等。量表检查法是临床及科研工作中最常用的 ADL 评价方法。

表 8-1-1　Barthel 指数

项目	评分标准	评分
1. 修饰	5- 自理（洗脸、梳头、刷牙、剃须）	
	0- 需要帮助	
2. 洗澡	5- 自理（无指导能进出浴池并自理洗澡）	
	0- 依赖	
3. 进食	10- 全面自理（能进食各种食物，但不包括取饭、做饭）	
	5- 需部分帮助（切面包、抹黄油、夹菜、盛饭）	
	0- 较大或完全依赖	
4. 如厕	10- 自理（去和离开厕所、使用厕纸、穿脱裤子）	
	5- 需部分帮助	
	0- 依赖	
5. 上下楼梯	10- 独立上下楼梯	
	5- 需部分帮助	
	0- 不能	
6. 穿衣	10- 自理（自己系、开纽扣，开、关拉链和穿鞋）	
	5- 需部分帮助	
	0- 依赖	
7. 大便控制	10- 完全控制	
	5- 偶有失禁（每周 <1 次）	
	0- 失禁或昏迷	
8. 小便控制	10- 完全控制	
	5- 偶有失禁（每 24h<1 次）	
	0- 失禁或昏迷或需由他人导尿	
9. 步行	15- 独立步行（可使用助行器，在家或附近）	
	10- 需 1 人帮助步行（言语或身体帮助）	
	5- 在轮椅上能独立行动	
	0- 不能步行	
10. 转移	15- 独立	
	10- 需少量帮助（言语或身体帮助）	
	5- 需大量帮助（1~2 人，身体帮助），能坐	
	0- 完全依赖他人，无坐位平衡	
总分		

说明：总分 100 分。100 分表示日常生活活动能力良好，不需要依赖他人；>60 分表示有轻度功能障碍，但日常生活基本自理；41~60 分表示有中度功能障碍，日常生活需要一定的帮助；21~40 分表示有重度功能障碍，日常生活需要依赖他人；≤20 分表示极严重功能障碍，日常生活完全依赖他人。

表 8-1-2 改良 Barthel 指数

项目	评分标准	评分
1. 修饰	5- 能自行洗脸和双手、刷牙、梳头，男性能使用任何剃须刀，包括插入刀片、使用电插头，女性能涂上化妆品 4- 完成所有个人项目，但在操作之前或之后需要协助准备；或过程中需旁人监督 3- 能参与大部分活动，但在某些步骤中需要协助 1- 每一个步骤都需要协助 0- 依赖	
2. 洗澡	5- 没有他人在旁能自行洗澡，可以用浴池、盆池或淋浴 4- 在调节水温或转移时需要监督 3- 能参与大部分活动，但在某些过程中需要协助才能完成 1- 每一个步骤都需要协助 0- 依赖	
3. 进食	10- 独立，包括佩戴辅助工具进行相关预备活动 8- 能独立，但在准备或收拾时需要协助；或进食过程中需有人从旁监督或提醒 5- 能操作食具，如汤勺或筷子，但在某些过程中需要别人提供协助 2- 某种程度上能操作食具，如汤勺或筷子，但在整个过程中需要别人提供协助 0- 依赖	
4. 如厕	10- 独立，包括转移、整理衣物及用便纸，如在晚间借助便具，并能自行清理 8- 需监督，在夜间使用便椅或尿壶，需协助清理 5- 整理衣物、转移或洗手时需协助 2- 整个过程需协助 0- 依赖	
5. 上下楼梯	10- 独立上下一段楼梯，可使用扶手或助行器 8- 整体不需协助，但准备或收拾以及因安全理由上需监督 5- 患者上下楼梯时需监督及协助，拿助行器 2- 整个过程需协助 0- 不能上下楼梯	
6. 穿衣	10- 独立，包括穿、脱腰封或支具 8- 需要轻度协助，如系、开纽扣，开、关拉链及系鞋带 5- 协助穿上或脱掉衣服 2- 患者有小量参与，但整体需要协助 0- 依赖	

续表

项目	评分标准	评分
7. 大便控制	10- 完全控制排便，有需要时能自行使用栓剂或灌肠 8- 能在监督下使用栓剂或灌肠，偶尔失禁 5- 患者能配合合适位置，需协助进行通便或清洁，常有失控现象 2- 需协助摆放合适位置排便及进行通便，并经常出现失禁 0- 失禁	
8. 小便控制	10- 能控制，可以借助外置或内置便具，能自理 8- 大致能保持全日干爽，偶尔失禁，或需轻度协助使用外置或内置便具 5- 日间可保持干爽，夜间出现失禁，需协助使用便具 2- 失禁，但能协助使用外置或内置便具 0- 失禁，或依赖他人进行导尿	
9. 步行（或操作轮椅）	15- 独立步行50m，可使用助行器 12- 自行步行<50m，或在帮助、监督下完成步行 8- 需协助抓住并操作助行器 5- 能以轮椅行走50m，独立停留在桌、床、马桶等地方 4- 能用轮椅在合理时间内行走在常使用地域，在转狭窄角落时需要协助，但在准备和收拾时需要协助，或操作过程需人监督 3- 某种程度上参与，但整个活动过程中需他人不断协助（步行或操作轮椅） 1- 能在短程推动轮椅，但整个过程需人协助 0- 依赖（步行或操作轮椅） 注意：有步行能力者按照步行能力得分0、3、8、12、15分；完全不能步行且接受轮椅操作训练者，按照操作轮椅能力得分0、1、3、4、5分	
10. 床椅转移	15- 独立，包括锁轮椅、移开脚踏板 12- 在监督下转移，或需要协助准备和收拾 8- 能参与大部分活动，在某些过程中需他人协助 3- 能参与，但需大量协助 0- 不能参与，需2人或机器协助转移	
总分		

说明：总分100分。100分表示日常生活活动能力良好，不需要依赖他人；≥60分表示日常基本生活自理；41~59分表示日常生活需要一定的帮助；21~40分表示日常生活需要依赖他人；≤20分表示日常生活完全依赖他人。

表 8-1-3　PULSES ADL 功能评定量表

评定项目	评分标准		评分
P 躯体情况： 包括内科疾病，如心血管、呼吸、消化、泌尿、内分泌、神经系统疾患	1 分 2 分 3 分 4 分	内科情况稳定，只需每隔 3 个月复查 1 次 内科情况尚稳定，每隔 2~20 星期复查 1 次 内科情况不大稳定，最低限度每星期复查 1 次 内科情况不稳定，每日要严密进行医疗监护	
U 上肢功能及日常生活自理情况： 进食、穿衣、穿戴假肢及矫形器、梳洗等	1 分 2 分 3 分 4 分	生活自理，上肢无残损 生活自理，但上肢有一定残损 生活不能自理，需别人辅助或指导，上肢有残损或无残损 生活完全不能自理，上肢有明显残损	
L 下肢功能及行动： 步行、上楼梯、使用轮椅、身体在床椅间转移、如厕情况	1 分 2 分 3 分 4 分	独自步行移动，下肢无残损 基本上能独自行动，下肢有一定残损，需使用步行辅助器、矫形器或假肢，或利用轮椅能在无台阶的地方充分行动 在辅助或指导下才能行动，下肢有残损或无残损，利用轮椅能做部分活动 完全不能独自行动，下肢有严重残损	
S 感官与语言交流功能：	1 分 2 分 3 分 4 分	能独自语言交流，视力无残损 基本上能进行语言交流，视力基本无碍，但感官及语言交流功能有一定缺陷，例如轻度构音障碍、轻度失语，要戴眼镜或助听器，或经常要用药物治疗 在别人帮助或指导下能进行语言交流，视力严重障碍 聋、盲、哑，不能进行语言交流，无有用视力	
E 排泄功能： 大小便自理和控制能力	1 分 2 分 3 分 4 分	大小便完全自控 基本上能控制膀胱括约肌及肛门括约肌。虽然有尿急或急于解便，但尚能控制，因此可以参加社交活动或工作；虽然需插导尿管，但能自理 在别人帮助下能处理好大小便排泄问题，偶有尿床或溢粪 大小便失禁，常有尿床或溢粪	
S 整体情况：智能与情绪情况	1 分 2 分 3 分 4 分	能完成日常任务，并能尽家庭及社会职责 基本上适应，但需在环境上、工作性质和要求上稍做调整和改变 适应程度差，需在别人指导、帮助和鼓励下才能稍适应家庭和社会环境，进行极小量力所能及的家务或工作 完全不适应家庭和社会环境，需长期住院治疗或休养	
总分			

说明：总分最小 6 分为功能良好，＞12 分表示独立自理生活能力严重受限，＞16 分表示有严重残疾，24 分为功能最差。

表 8-1-4 功能独立评定量表（FIM）

评定类目	评定项目	评分
自我护理	A 进餐	
	B 梳洗	
	C 洗澡	
	D 穿上衣	
	E 穿裤子	
大小便控制	F 上厕所	
	G 小便	
	H 大便	
体位转移	I 床/椅/轮椅	
	J 进出厕所	
	K 盆浴/淋浴	
行走	L 步行/轮椅	
	M 上下楼梯	
交流	N 视/听理解	
	O 表达	
社会交往	P 社会关系	
	Q 解决问题	
	R 记忆力	
总分		

说明：FIM 的最高分为 126 分（运动功能评分 91 分，认知功能评分 35 分），最低分 18 分。126 分表示完全独立；108~125 分表示基本独立；90~107 分表示有条件的独立或极轻度依赖；72~89 分表示轻度依赖；54~71 分表示中度依赖；36~53 分表示重度依赖；19~35 分表示极重度依赖；18 分表示完全依赖。

FIM 评分标准：

1）独立：活动中不需他人帮助。

（1）完全独立（7分）——构成活动的所有作业均能规范、完全地完成，不需修改和辅助设备或用品，并在合理的时间内完成。

（2）有条件的独立（6分）——具有下列一项或几项：活动中需要辅助设备；活动需要比正常长的时间；或有安全方面的考虑。

2）依赖：为了进行活动，患者需要另一个人予以监护或身体的接触性帮助，或者不进行活动。

（1）有条件的依赖——患者付出 50% 或更多的努力，其所需的辅助水平如下：①监护和准备（5分）——患者所需的帮助只限于备用、提示或劝告，帮助者和患者之间没有身体的接触或帮助者仅需要帮助准备必需用品；或帮助戴上矫形器。②少量身体接触的帮助（4分）——患者所需的帮助只限于轻轻接触，自己能付出

75%或以上的努力。③中度身体接触的帮助（3分）——患者需要中度的帮助，自己能付出50%~75%的努力。

（2）完全依赖——患者需要一半以上的帮助或完全依赖他人，否则活动就不能进行。①大量身体接触的帮助（2分）——患者付出的努力小于50%，但大于25%。②完全依赖（1分）——患者付出的努力小于25%。

表8-1-5　功能活动问卷（FAQ）

评定项目	评分
每月平衡收支的能力，算账能力	
工作能力	
能否到商店买衣服、杂货或家庭用品	
能否做简单的事，如泡茶	
能否准备饭菜	
能否了解近期发生的事情（时事）	
能否参加讨论和了解电视、书和杂志内容	
能否记住约会的时间、家庭节日和吃药	
总分	

说明：评分越高说明障碍程度越重，总分<5分为正常，≥5分为异常。评分标准：每项得分0~3分，0分：正常或从未做，但能做到；1分：困难，但能单独完成或从未做；2分：需帮助；3分：完全依赖他人。

康复治疗始于评定、终于评定，ADL评定亦然。ADL再评定是将前阶段患者的ADL训练情况做出小结，以提出新的、更高一级的目标与相应的治疗计划，再评定的内容、方法、用具、环境应同前次的评定基本相同，评定人员最好也是同一人或同组人员，以保证资料的可靠性和可比性。

二、日常生活活动能力训练

（一）训练目的

（1）帮助患者维持原有的ADL活动水平。

（2）重新学习和掌握日常生活活动的技能。

（3）找出新的、实用的操作方法，以解决实际问题。

（4）省时、省力地进行某项功能活动。

（5）在辅助性装置和用具的帮助下，达到最大限度的生活自理。

（二）训练原则

1. 因人而异

患者脑卒中部位、病程、严重程度等均不同，功能障碍情况、个人及家庭情况亦千差万别，通过ADL评定分析，制订符合个人实际情况的康复目标和康复方案、

ADL 训练项目,以达到预期的康复目标。

2. 鼓励患者参与

ADL 活动训练必须由患者自身完成,因此,治疗的成功与否很大程度上取决于患者是否主动参与,治疗时适时鼓励、提出奖励机制等激励因素,对调动患者训练积极性、主观能动性有促进作用。

3. 结合真实的 ADL 活动

训练应在"真实的生活情景"中进行,尽可能与患者作息时间、日常生活情境相吻合,以利于其接受,并将训练成果应用于出院后的日常生活中。

4. 调动潜能

在病程的不同阶段,要充分调动患者尚未出现的功能潜能,只有在必须使用时再使用辅助器具。

5. 训练渐进性

脑卒中患者有疾病易复发的特点,根据患者的病情及实际能力,进行循序渐进的训练,根据患者状态调整强度、时间、间歇次数、训练功能等,一般强度由小到大、时间由短到长、间歇次数由多到少。

6. 强调重复实践

ADL 的训练过程是不断重复的过程,单次或数次训练就能达到目的是不切实际的,应在治疗前与患者及家属进行沟通,告知 ADL 训练的目的和重复性,训练过程中需不断实践,才能逐步提高 ADL 能力。

7. 与其他治疗相辅相成

在其他康复训练中,可适时适度融入 ADL 训练内容,以促进体能和运动的协调,保证日常生活活动训练的同时提高活动的技巧。

8. 争取患者家属的配合

训练前和训练时得到患者家属的支持和理解,更重要的是能吸收患者家属参与训练,首先解决患者及家属最迫切的需要,鼓励患者做家庭活动中力所能及的活动,在患者活动中家属能给予恰当和及时的帮助,并鼓励其进行病房或家庭 ADL 训练,以利于患者早日回归家庭和社会。

(三)训练方法

1. 运动与转移

(1)床上运动:包括如下内容:①翻身训练:卧床患者均需定时翻身,康复过程中尽量让患者主动翻身。以偏瘫患者为例,先将健侧下肢插到患侧下肢下面,屈膝、两手指交叉握紧、双上肢伸直、倒向患侧,同时头转向患侧、健侧下肢膝部向患侧倾倒,转体成患侧卧位。转向健侧时,双下肢伸直、其他动作向健侧转动即可。②卧坐转移:卧坐转移需要良好的躯干平衡能力及臂力,一般脑卒中患者早期需要在治疗师的帮助下完成。在无辅助设备下，应先翻身至健侧卧位，然后将下肢移动至床沿，并逐渐用健侧上肢支撑身体坐起，训练时需密切关注，防止坠床。③上下床运动：包括床边坐位与站立、床与椅子、床与轮椅间的往返转移等。以偏瘫患者从床上至椅子为例，将椅子置于患者患侧，患者取床边坐位，双足踏地并分开，健手握住床栏，身体前倾，重心移向健侧腿站立，以健侧腿为轴心转体，坐于椅子上。

（2）室内运动：室内运动主要为患者在室内的转移，包括转移的方式、范围、辅助用具、环境等，如步行、上下台阶、轮椅使用等。

（3）室外运动：训练目的是让患者了解室外环境、训练自我保护意识和方法，如观察路面，识别路标及安全标识，以及安全跌倒与爬起的技术等。

2. 个人日常生活活动能力

1）饮食训练：

（1）进食活动：用健手持筷、患手拿起碗送至嘴边，头向前倾，健手夹食物或推食物，将食物送入口中；含唇，完成咀嚼及吞咽动作；若用勺子，无须端碗，可直接将勺中食物送入口中。

（2）饮水活动：杯中倒入温度适宜的水，患者单手或双手伸向水杯，端起后送至嘴边，微微提高水杯，将少许水倒入口中，含唇，完成吞咽动作。进食进水训练不宜过快，每口量不宜过多，避免误吸。

2）更衣训练：穿脱衣物需要很多技能才能完成，如平衡功能、协调能力、肌力、关节活动度、感知能力等。训练时给予充足的时间和指导，大多数患者可以独立进行。原则是先练脱后练穿，先穿上衣后穿裤子，衣物尽量简单易穿脱，学会用拉衣钩、纽扣器、穿袜器等辅助用具。

（1）脱上衣：患者坐位，拉开拉链或解开纽扣，健手先脱患侧衣服至肩部，再脱健侧衣服至肩部，患侧手或健侧手将健侧衣服从袖口脱出，继而健手将患侧手从袖口脱出。

（2）穿上衣：坐位，理清上衣前后上下位置，用健手将患侧上肢套进衣袖并拉至肩峰，将上衣另一只袖口从身后拉向健侧，健手穿入袖口，拉至肩峰，整理好后拉上拉链或扣扣子。

（3）脱裤子：站立位，松开腰带，裤子自然下落，坐位抽出健侧下肢，抽出或用健足将患侧裤子拨出；用健肢将裤子从地上挑起，整理好待用。

（4）穿裤子：坐位，理清裤子前后上下，健手提患侧下肢放在健侧下肢上，套上裤管后将患侧下肢放至床面，套上健侧下肢裤管，将裤子拉起并系紧腰带。

3）如厕训练：如厕前提要有躯干平衡能力，能做到坐位与站立平衡，握持扶手、身体转移。如厕训练包括坐式和蹲式，坐式相对简单易达到，但训练方式相同，偏瘫患者多选择坐式。患者站立位两脚分开，一手抓住扶手，一手解开腰带、脱下裤子，身体前倾，可借助扶手缓慢坐下，便后处理清洁后一手拉住裤子、一手拉扶手，身体前倾，伸髋伸膝，站立后系上腰带。

4）个人卫生：个人卫生是人们每天必须处理的问题，大部分患者并不愿意在这方面假手于人。经过反复训练后，洗脸、梳头、剪指甲等简单的活动均能掌握，真正困难且存在安全隐患的是洗澡问题。洗澡可以选择坐位或站位淋浴，也可以选择浴缸，且洗澡时必须由家属陪同，避免跌倒。

3.家务活动

家务活动丰富多样，包括洗衣、做饭、购物、清洁卫生、管理经济、照料孩子等。训练前需要先和家属做好沟通，了解家庭环境和成员，以便得到家属的一致理解和配合，并能考虑优先解决患者和家庭的首要问题。

4.社会活动

重返社会标志着患者功能活动恢复到最理想的水平，对患者的躯体、心理、社交、经济等均大有裨益，但对少部分有严重病伤残者而言并不符合实际，所以在康复后期，应着手为其改善社交能力。包括：

（1）帮其积极参与家庭生活，尽可能体现出家庭角色的相应行为和能力。

（2）与其讨论和学习心得知识和技能，重新学习一门职业，进行专业培训。

（3）指导其充分利用闲暇时间，丰富生活，拓展新兴趣爱好。

（4）应用所学交流技巧与他人交往，接触更多层次的人群。

（5）必须知道社交中必需的功能活动，如坐车、购物、外出就餐等。

5.注意事项

（1）治疗前准备：对患者及家属充分讲解训练目的及意义，示范时动作明确、缓慢、重复。

（2）治疗进程：依据病理变化和神经生长发育特点为指导基础，从单侧到双侧、从粗大到精细、从简单到复杂、从分解到组合。

（3）治疗环境：治疗中提供患者感兴趣且与日常生活环境契合的条件和环境，让患者能在情境中自然流畅地进行训练。

（4）治疗时间和记录：功能训练是反复练习的过程，需要持续实践、逐步提升，训练时间可以根据患者实际情况分次进行，或根据患者日常作息时间安排，每次训练30~45min。治疗过程中准备一份系统记录表格，对训练项目、方法及患者表现进行详细记录，以掌握治疗的动态变化过程，及时调整治疗方案。

第二节 生活质量

生活质量（quality of life，QOL），也称生命质量、生存质量、生活素质等，是对人们生活好坏程度的衡量，不仅与人们保持基本的物质生活水平及身心健康有关，还取决于人们是否能够获得快乐、幸福、舒适、安全的主观感受。目前主要有3个流派的观点：客观论，将生活质量定义为满足人们生活需要的全部社会条件与自然条件的综合水平，如生活环境的净化、社会文化、教育、卫生、生活服务状况、社会治安等；主观论，认为生活质量就是人们的主观幸福感和对生活的满意程度，是对个体生活各方面的评价和总结，包括躯体的、精神的、物质的幸福感以及对人际关系、工作能力、主动参与各项休闲活动的能力的满意程度；主客观综合论，包括社会提供给人们生活所需条件的充分程度和人们对于生活需求的满意程度，是对社会发展、人类发展过程的一种标识。

生活质量的评定涉及患者总体结局，全面反映了疾病及其导致的躯体、心理和社会功能等方面在康复干预等作用下产生的影响，且更着重于体现患者自身的主观感受，所以是康复评定的主要内容，有助于了解影响患者生活质量的主要因素，同时也利于评价和比较康复干预措施的疗效。

一、评定内容

（一）躯体功能的评定

包括饮食、睡眠、行走、大小便控制、自我料理、家务操持、休闲。

（二）精神心理功能的评定

包括焦虑、抑郁、自尊、记忆力、孤独感、推理能力和应变能力。

（三）社会功能的评定

包括家庭关系、社会关系、与他人交往情况、就业情况、经济状况、社会支持、社会角色等。

（四）疾病特征与治疗

包括疾病症状、治疗方案、治疗副作用等。

二、评定方法

生活质量的评定存在个体差异性，所以在制订评估方案时需考虑患者的个人情况而定，方法也不尽相同。

（一）访谈法

通过访谈员和受访人面对面的交谈来了解受访人的心理、行为、健康状况、生活水平等，综合评价其生活质量。访谈法具有灵活、易实施、资料收集可靠、适用人群广的优点；但同时也有成本高、费用大、时间长、主观性强、结果分析困难、隐秘性差的缺点。

（二）观察法

研究者在一定时间内、有计划地在特定的条件下，通过感官或借助科学仪器，对特定个体的心理活动或行为、疾病症状及相关反应等进行观察，从而搜集资料判断其生活质量。观察法适用于精神障碍、认知障碍、植物人状态或危重患者的评定。

（三）主观报告法

受试者根据自己的身体情况和对生活质量的理解，报告一个整体生活质量的状态水平，可以用分数或等级数表示。虽然其数据单一易处理，但结果可靠性差，不能作为独立的评估方法应用。

（四）症状定式检查法

限于疾病症状和治疗的毒副作用时的生活质量评定。该方法把各种可能的症状或毒副作用列表出来，由评定者或患者选择，比如鹿特丹症状定式检查（Rotterdam symptom checklist，RSCL）。

（五）标准化的量表评价法

目前应用最广、客观性较强且可比性好、程式标准化、易于操作的评价方法，通过有较好信度、效度和灵敏度的标准化测定量表，来对受试者的生活质量进行多个维度的综合评定，是临床、科研中最常用的方法。

三、常用评定量表

脑卒中患者常遗留有不同程度的肢体、言语、意识等功能障碍，严重影响患者的生活质量。而如何评估脑卒中发生后患者的生活质量，测量工具就变得尤为重要。测量工具应具有较高的信度和效度，并能够准确描述出患者对自身健康状况的主、客观感受。因此，选择一种好的测量工具来研究脑卒中患者的生活质量，可使治疗和护理工作更具针对性和有效性。常用量表简介如下。

（一）简明健康测量量表（SF-36）

简明健康测量量表（SF-36）是目前世界上公认的具有较高信度和效度的普适性生活质量评价量表，该量表是由美国医学结局研究组（medical outcomes study，MOS）开发的一个普适性测定量表，含有36个条目，包含躯体功能、躯体角色、身体疼痛、总体健康、活力、社会功能、情绪角色和心理卫生8个维度，量表得分范围 0~100 分，分数越高表示生活质量越好。它的优势在于应用范围广泛，可用于各种人群的 QOL 评价，从而对不同人群、不同临床试验进行 QOL 及干预效果的比较。因此，该量表曾被美国卫生保健政策与研究机构（Agency for Health Care Policy and Research）推荐应用于脑卒中后的临床康复实践指导。目前在我国医药卫生工作中，该量表的使用也较广泛。但 SF-36 的几个分量表在一定程度上忽略了疾病本身特性可能对生活质量的影响，从而丧失了一些敏感性，存在得分显著的两极化，称为"地板效应（floor effects）"与"天花板效应（ceiling effects）"，即被试群体的分数整体过高或过低而无法比较不同疾病生活质量的差别所在，以至于不能准确地评价他们的生活质量水平。

（二）疾病影响程度量表（SIP）

疾病影响程度量表（SIP）包含 136 个条目，12 个因子，具有很好的信度和效度。该量表的躯体功能影响包括：躯体运动、灵活性、行走移动；社会心理影响包括：情感行为、社会关系、警觉行为、交流内容；其他包括：睡眠与休息、工作、家务管理、娱乐与消遣、饮食。与其他生活质量量表不同的是，SIP 关注功能变化对患者具体行为的影响，而非抽象的主观感受。其功能变化肯定是由健康原因引起的答"是"，否则答"否"。最终得分转化为最大可能功能损失分的百分比。适用于脑卒中患者测量 SIP 的量表称为 SA（stroke adapted）-SIP30，SA-SIP30 的性能优于 SIP-136，为 SIP 的简化版。SA-SIP30 的是将 SIP 改良后的专用于脑卒中的生活质量测量量表。内容包括身体照顾与活动、社会交往、活动性、交流、情感行为、家居照顾、行为动作的灵敏度和步行 8 个方面。SA-SIP30 测量重点是行为与身体能力，是最适用于患者监护人的生活质量测量工具。

（三）脑卒中影响量表（SIS）

脑卒中影响量表（stroke impact scale，SIS）为脑卒中专用量表，是目前最常用的脑卒中患者生活质量评定量表之一。它与 SA-SIP30 最大的区别在于，SIS 不是对原始量表的一个简单压缩，而是针对脑卒中的特点进行了专门的改良，其条目设计与脑卒中高度相关，因此更适于评定此类患者的生活质量并发现其显著变化。SIS 包含手功能、力气、ADL/IADL、移动能力、交流、情绪、记忆与思维和参与 8 个领域，共 64 个条目。在计算得分时，前 4 个方面可合并为 1 个维度，计为躯体功能得分，其余 4 个维度分别计分。另附 1 个 0~100 计分的脑卒中恢复程度分类目测表（VAS），患者自己认为恢复了多少，自行在相应的位置标记出来。SIS 评定结果具有良好的信度、效度，并且能够较好地反映出患者的恢复情况。值得注意的是，SIS 已建立网络数据库，患者可进入数据库获取自己的报告摘要，这是 SIS 优于另 2 种脑卒中专用量表的显著特点。

(四)脑卒中特定生存质量量表（SS-QOL）

脑卒中特定生存质量量表（stroke-specific quality of life scale，SS-QOL）为最新开发的脑卒中生活质量测量工具，49个条目均为对脑卒中患者访谈后设计形成，经过多名临床医学、康复医学及神经病学领域专家反复的审核与修订，并在不同脑卒中人群进行1~3个月的多次反复测量，共分为12个因子。SS-QOL为自评表，采用等距等级条目形式，5级评分制，得分越高健康状况越好。

第九章 脑卒中常见并发症处理

第一节 脑卒中后抑郁

卒中后抑郁（post-stroke depression，PSD）是指发生于卒中后，表现为一系列抑郁症状和相应躯体症状的综合征，是卒中后常见且可治疗的并发症之一。流行病学资料显示，PSD 在卒中后 5 年内的综合发生率为 31%，在卒中后急性期、中期和恢复期的发生率分别为 33%、33% 和 34%。如 PSD 未及时发现和治疗，将影响卒中后患者神经功能的恢复和回归社会的能力，早期的评估、识别和发现至关重要。

一、发生机制

卒中后抑郁的发生机制尚不清楚，目前研究的可能机制和学说主要包括：遗传机制、生物学机制、社会心理学说。高龄和女性是卒中及其预后的重要危险因素。当前多数研究从老年人独居、神经退行性病变引发的语言障碍、年龄相关并发症解释老年脑对 PSD 的影响。女性罹患 PSD 的概率为男性的 2 倍。男性 PSD 与社交功能和日常生活功能受损相关，女性与既往诊断为心理障碍和认知功能损害相关。

二、卒中后抑郁的临床表现和特点

PSD 的临床表现多种多样，主要表现为抑郁症状，既具有抑郁症临床表现，又有不同于抑郁症的临床特点。抑郁症状一般分为核心症状和非核心症状。

（一）核心症状

（1）大部分时间内总是感到不开心、闷闷不乐，甚至痛苦。

（2）兴趣及愉快感减退或丧失，对平时所爱好的、有兴趣的活动或事情不能像以往一样愿意去做并从中获得愉悦。

（3）易疲劳或精力减退，每天大部分时间都感到生活枯燥无意义，感到度日如年；经常想到活在世上没有什么意义，甚至生不如死；严重者有自杀的倾向。

（二）非核心症状

（1）躯体症状，如体重减轻、入睡困难、眠浅多梦、易惊醒和早醒、不明原因疼痛、食欲减退或亢进，严重时不思饮食、性欲减退等。

（2）可伴紧张不安、焦虑和运动性激越，甚至暴躁、攻击等。

（3）其他症状，如犹豫不决、自我评价降低、自责、自罪、无价值感、自杀和自伤、注意力下降。

（三）不同于抑郁症的临床特点。

PSD还具有如下不同于抑郁症的临床特点：

（1）患者一般并不主动叙述甚至掩饰自己情绪的不良体验，而多以失眠、疼痛、消化道症状、流泪、遗忘等躯体症状为主诉，掩盖了情绪症状。

（2）性格改变，变得自私、固执，有些表现为依从性差，不配合治疗和康复训练等，导致卒中症状加重或经久不愈。

（3）由于PSD患者常伴随一定的认知功能损害，可表现为执行功能减退、记忆力下降、注意力不集中等，常与卒中后认知障碍、血管性痴呆症状伴随。

（4）PSD患者的抑郁症状多为轻中度抑郁，常伴发焦虑或者躯体化症状。

此外，由于不少PSD患者存在症状不典型或交流障碍，故诊疗过程中的"察言观色"尤为重要。医师应仔细观察患者的言谈举止和面部表情，以觉察患者内心的情感活动。如发现患者愁眉苦脸、叹息，流露出悲观、自责和绝望等表情时，即使患者口头上未明确有情绪低落、兴趣减退等明显的抑郁症状，也应高度警惕其为PSD患者。如果发现患者有可能的抑郁症状，则需要更多的时间和耐心与患者交谈并对照使用抑郁症状评估量表，以免漏诊或误诊，必要时转诊精神科进行专科诊断和治疗。

三、卒中后抑郁的筛查、评估和临床诊断

PSD是卒中后常见症状，临床表现形式多样，不被关注，导致众多潜在的PSD患者未得到及时有效的识别及治疗。应对所有卒中患者进行多时间点筛查PSD，除询问卒中的病史外，着重询问患者的心境、愉快感、自卑和自责、轻生观念、迟滞、激越、注意、记忆、睡眠、食欲、体重、乏力等内容。如果患者有明显风险的抑郁症状存在，则需要更多的时间对患者的抑郁程度进行严格评估，有必要则对照诊断标准进一步明确诊断。但重度PSD患者建议请精神科医师会诊或者转诊。

（一）PSD的筛查

PSD可以发生在卒中急性期及康复期的任何阶段，常见于卒中后1年内，所

有卒中后患者均应该考虑发生 PSD 的可能性。在筛查过程中，还应对 PSD 的风险因素进行评估，包括卒中后生存状态、功能依赖、认知损害、既往抑郁史、日常生活自理能力等，若有 2 个及以上的风险因素则容易发生 PSD。由于评估 PSD 的最佳时间尚未确定，故 PSD 筛查建议在卒中后的多个不同阶段进行。特别是在病情反复（如急性加重或经久不愈）或治疗地点变更（如从急性治疗地点到康复治疗地点或在回归社会前）的时候，重复筛查是十分必要的。由于目前国内卒中人群数量非常庞大，故对卒中患者推荐使用一些简便易行的问卷以筛选可能的抑郁患者，如采用"90s 四问题提问法"（表 9-1-1）或者患者健康问卷 -9 项（patient health questionnaire，PHQ-9）量表（表 9-1-2）。若"90s 四问题提问法"的回答均为阳性，或 PHQ-9 量表的前 2 项（做什么事都没兴趣，没意思；感到心情低落，抑郁，没希望）回答为阳性，则需要使用抑郁症状评估量表进一步评估抑郁严重程度。在实际临床工作中，临床医护人员也根据患者的具体情况和医生的经验，针对性地采用"90s 四问题提问法"进行询问。

表 9-1-1　90s 四问题提问法

问题	阳性
过去几周（或几个月）是否感到无精打采、伤感，或对生活的乐趣减少了？	是
除了不开心之外，是否比平时更悲观或想哭？	是
经常有早醒吗（事实上并不需要那么早醒来）？	是（每月超过 1 次以上为阳性）
近来是否经常想到活着没意思？	经常或"是"

注：90s 四问题提问法使用说明：如果回答均为阳性，则需要进一步的量表评估。

（二）PSD 量表评估

对于经以上筛查后阳性的卒中患者，需进一步进行抑郁量表的评估，以判断抑郁症状的严重程度，指导临床诊断和治疗。抑郁症状评估量表较多，分他评和自评，选择较多，国内专家推荐可以选择下面 3 个常用症状评估量表。

（1）患者健康问卷 -9 项：PHQ-9 是一种抑郁症状自评量表，用于抑郁症状的快速筛查和症状评估。量表共包含 9 项，对应 DSM-Ⅳ中抑郁症的 9 项诊断标准。每项可选 4 种程度，每种程度分别对应得分 0~3 分，总分 0~27 分。评分 5~9 分提示轻度抑郁，评分 10~14 分提示中度抑郁，评分 15~19 分提示中重度抑郁，评分 20~27 分提示重度抑郁。该量表的优点是简单易行，适用于各种临床环境，且具有较好的信度和效度。

表 9-1-2　9 条目患者健康问卷（PHQ—9）

在过去的 2 周内，以下情况烦扰您有多频繁？		完全没有	好几天	超过1周	几乎每天
1	做事时提不起劲或没有兴趣	0	1	2	3
2	感到心情低落，沮丧或绝望	0	1	2	3
3	入睡困难，睡不安稳或睡眠过多	0	1	2	3
4	感觉疲倦或没有活力	0	1	2	3
5	食欲不振或吃太多	0	1	2	3
6	觉得自己很糟，觉得自己很失败，让自己或家人失望	0	1	2	3
7	对事物专注有困难，例如阅读报纸或看电视时	0	1	2	3
8	动作或说话速度缓慢到别人已经察觉？或正好相反，烦躁或坐立不安、动来动去的情况更胜于平常	0	1	2	3
9	有不如死掉或用某种方式伤害自己的念头	0	1	2	3

（2）医院焦虑抑郁量表：医院焦虑抑郁量表（hospital anxiety depression scale，HADS-D）主要应用于综合医院患者中焦虑和抑郁情绪的筛查。本量表共 14 项，其中 7 项评定抑郁（共 21 分），7 项评定焦虑（共 21 分）。抑郁评分 0~7 分：无症状；抑郁评分 8~10 分：抑郁症状可疑；抑郁评分 11~21 分：肯定存在抑郁症状。

（3）汉密尔顿抑郁量表：汉密尔顿抑郁量表（Hamilton depression scale，HAMD）是由 Hamilton 于 1960 年编制，是临床上评定抑郁状态时应用得最为普遍的量表。本量表有 17 项、21 项和 24 项 3 种版本。这项量表由经过培训的 2 名评定者对患者进行 HAMD 联合检查，一般采用交谈与观察的方式，检查结束后，2 名评定者分别独立评分；在治疗前后进行评分，可以评价病情的严重程度及治疗效果。

（三）PSD 诊断

针对 PSD，目前尚无统一的特异性诊断标准。所以在临床实践过程中，推荐症状学的诊断和抑郁评估量表的得分相结合的诊断模式。抑郁评估量表采用评分的分级标准，几乎所有量表均可分为轻度、中度、重度，用于描述抑郁的严重程度。另外，我们参考国内外的 PSD 结构化诊断标准，结合神经科、精神科相关领域专家的临床经验，总结了 PSD 的诊断标准，供神经科医师作为临床参考。

推荐 PSD 诊断标准：同时满足以下条件的患者，我们诊断为 PSD：

1）至少出现以下 3 项症状（同时必须符合第 1 项或第 2 项症状中的 1 项），且持续 1 周以上。

（1）经常发生的情绪低落（自我表达或者被观察到）。

（2）对日常活动丧失兴趣，无愉快感。

（3）精力明显减退，无原因的持续疲乏感。

（4）精神运动性迟滞或激越。

（5）自我评价过低，或自责，或有内疚感，可达妄想程度。

（6）缺乏决断力，联想困难，或自觉思考能力显著下降。

（7）反复出现想死的念头，或有自杀企图或行为。

（8）失眠，或早醒，或睡眠过多。

（9）食欲不振，或体重明显减轻。

2）症状引起有临床意义的痛苦，或导致社交、职业或者其他重要功能方面的损害。

3）既往有卒中病史，且多数发生在卒中后1年内。

4）排除某种物质（如服药、吸毒、酗酒）或其他躯体疾病引起的精神障碍（例如适应障碍伴抑郁心境，其应激源是一种严重的躯体疾病）。

5）排除其他重大生活事件引起精神障碍（例如离丧）。

备注：如果A项中，患者出现了5个以上的症状，且持续时间超过2周，我们可考虑为重度PSD。

四、卒中后抑郁的治疗

PSD与卒中患者的社会功能影响是交互和复杂的，PSD影响患者卒中后功能预后以及社交功能，增加卒中患者的自杀观念以及短期和长期的致死率。所以需尽可能做到早发现，早治疗。针对PSD积极的干预和治疗对患者康复意义重大。

（一）PSD治疗总则

PSD既与卒中后脑损害及伴随的认知损害、功能残疾、生活质量下降等有关，又与既往情感障碍病史、人格特征、应对方式、社会支持等社会心理因素有关，因此应综合运用心理治疗、药物治疗和康复训练等多种治疗手段，以期达到最佳的治疗效果。PSD患者如出现以下情况之一，建议请精神科医师会诊或转诊精神科治疗：①重度PSD；②伴有自杀风险［自杀想法和（或）自杀行为］；③治疗效果不明显如复发性抑郁、难治性抑郁或抑郁症状迁延难治等；④伴有精神病性症状。

（二）PSD心理治疗

所有卒中患者都应获得个体化的心理支持、健康教育等。研究表明，缺乏社会支持可能预示着PSD的持续时间延长。PSD症状较轻且不伴认知与交流障碍者可考虑单一心理治疗，症状较重严重影响卒中康复、日常生活及社会功能者、心理治疗疗效不佳者，可考虑药物治疗和（或）联合心理治疗。认知行为治疗（cognitive-behavioral therapy，CBT）、动机性访谈和问题解决疗法（problem-solving psychotherapy，PST）可用于用药依从性差、药物应答不良或不宜药物治疗的PSD

患者，心理治疗当属首选。此外，其他辅助治疗手段如音乐、放松训练、冥想、锻炼等也可尝试用于 PSD 患者。

认知行为治疗是治疗的主流，约占 50%。这与该疗法的易操作性和易推广性有关。但是认知治疗需要患者有基本的认知能力及言语交流能力，而很大一部分 PSD 患者的认知能力（如记忆力、注意力、问题解决能力、语言能力）是受损的，所以要通过各种方法改善患者的认知功能，才能更好地推广这一疗法。

治疗过程包括：①建立信任感，以负性情绪为线索，在治疗师的协助下探索患者的自动想法、失调性假设；②通过辩论改变失调认知，建立功能性认知；③通过行为训练，如家庭作业等来巩固有建设性的认知，维持良性情绪。具体技术包括苏格拉底对话、检验信念利弊、角色扮演、意象控制等。

（三）药物治疗

1. 药物治疗原则

药物治疗以缓解症状、提高生活质量和预防复发为目标。在个体化基础上，综合考虑风险因素（如癫痫、跌倒和谵妄）及药物的不良反应选择抗抑郁药物。治疗过程中，应监控和评估药物治疗的依从性、疗效、不良反应、症状的变化等。治疗剂量应个体化，初始剂量为最小推荐初始剂量的 1/4~1/2，缓慢增减；药物治疗要足量足疗程，在抑郁症状缓解后至少应维持治疗 4~6 个月以上，以预防复发。药物正规治疗后 4~6 周抑郁症状无明显改善，考虑请精神科医师会诊。

2. PSD 药物治疗

（1）选择性 5- 羟色胺再吸收抑制剂（selective serotonin reuptake inhibitor，SSRI）：为目前一线抗抑郁药，临床代表性的药物包括舍曲林、艾司西酞普兰、西酞普兰、氟西汀、氟伏沙明、帕罗西汀。临床研究证据表明 SSRI 类药物对 PSD 有效，但由于针对 PSD 人群的大样本随机对照试验开展较少，故仍无法形成指导临床的有力证据。基于经典抑郁最新的循证医学证据显示，舍曲林和艾司西酞普兰的疗效和安全性均优于其他 SSRI 药物，且舍曲林在老年卒中患者中的配伍禁忌较少，故推荐为首选的 SSRI 类抗抑郁药。PSD 推荐舍曲林常规剂量：50~150mg/d；艾司西酞普兰常规剂量：10~20mg；西酞普兰常规剂量：10~40mg；氟西汀常规剂量：20~40mg/d；帕罗西汀常规剂量：20~40mg/d；氟伏沙明常规剂量 100~200mg。初始剂量建议为最小常规剂量的 1/4~1/2，缓慢加量。

SSRIs 的常见不良反应包括恶心、呕吐、便秘或腹泻较常见，但多数可耐受，且治疗数周后逐渐减轻或消失；少数患者会出现口干、食欲减退或食欲增加、失眠或嗜睡、出汗、头晕、性欲减退等。禁忌证：所有的 SSRIs 过敏，或正在服用单胺氧化酶抑制剂（monoamine oxidasel in inhibitors，MAOIs）。有癫痫症的患者和活动性颅内出血患者慎用。

（2）5-羟色胺去甲肾上腺素再摄取抑制剂（serotonin-norepinephrine reuptake inhibitor，SNRI）：SNRI类药物具有5-HT和去甲肾上腺素（norepinephrine，NE）双重再摄取抑制作用，代表药物有文拉法辛和度洛西汀。文拉法辛常规剂量：75~225mg/d；度洛西汀常规剂量：60~120mg/d。度洛西汀的治疗作用和副反应均较文拉法辛柔和，更适用于老年患者。

不良反应：血压增高是SNRI类药物的常见不良反应，使用时需监测血压变化，如患者高血压控制不良，则不能使用此类药物。其他需关注的不良反应有心率增加甚至心律失常、Q-T延长等。一般不良反应：消化道症状、口干、性欲减退、便秘、恶心、失眠、头晕、焦虑、多汗等。禁忌证：过敏，有癫痫症的患者慎用，或服用MAOIs。

（3）NE及特异性5-HT能抗抑郁剂（noradrenergic and specific serotonergic antidepressant，NaSSA）：NaSSA类药物通过增强NE、5-HT递质并特异阻滞5-HT2、5-HT3受体，拮抗中枢NE能神经元突触前膜α2受体及相关异质受体发挥作用，代表药物为米氮平，常规剂量15~45mg/d。推荐初始剂量为7.5mg/d，缓慢加量。常见不良反应：口干、镇静、食欲减退或食欲增加。

（4）三环类抗抑郁剂（tricyclic antidepressants，TCAs）：药物疗效与SSRIs相似，但其不良反应影响了三环类药物的临床应用，目前已渐趋于淘汰。

（5）其他可用于PSD的药物：曲唑酮常规剂量50~100mg/d，不良反应较三环类少，常见有嗜睡、头昏、头痛、视物模糊、口干、便秘、低血压等。黛力新是氟哌噻吨和美利曲辛复方制剂，常用于抑郁合并焦虑的治疗，常用剂量1~2片/d（每片含氟哌噻吨0.5mg和美利曲辛10mg），常见不良反应为睡眠障碍、头晕、震颤和胃肠道不适。

（6）中药制剂及植物提取类药物：其可能的抗抑郁机制为抑制中枢多巴胺、5-羟色胺和去甲肾上腺素等神经递质的再摄取。

（四）神经调控技术

神经调控技术如重复经颅磁刺激（rTMS）和经颅直流电刺激（tDCS）均可作为卒中后抑郁治疗方法。

2008年，美国食品与药品管理局批准了rTMS作为难治性抑郁障碍的治疗技术；2010年，rIMS被纳入美国精神病协会编制的《抑郁障碍治疗实用指南（第3版）》。rTMS通过调节谷氨酸、γ-氨基丁酸、多巴胺、5-羟色胺等神经递质水平、多种神经营养因子的含量、脑组织中葡萄糖利用率及大脑皮层兴奋性等，对抑郁症、难治性抑郁及卒中后抑郁均有确切的疗效。研究证实rTMS有中度抗抑郁效果，在改善抑郁症状和自杀行为方面均有效。2017年美国精神病协会的专家共识推荐，rTMS高频刺激（10~20Hz）左侧前额叶背外侧3000次可用于抑郁症的治疗。而后大量的临床观察证明，rTMS高频刺激左侧前额叶或低频刺激右侧前额叶可改善卒中后抑郁患者的临床症状及相关抑郁评估量表的评分，且高频刺激在治疗绝望、阻滞等方面具有明显优势。2020年一项关于难治性抑郁的专家共识不仅将rTMS纳入治疗方案中，也提出tDCS结合其他药物或心理治疗可增强对难治性抑郁的疗效。而国内外学者通过临床观察证实，对卒中后抑郁患者进行tDCS治疗（阳极刺激左侧前额叶背外侧，1~2mA，每天20~30min），患者的HAMD、HAMA量表评分均有显著减低。

（五）卒中后抑郁伴发其他精神疾病的治疗

伴有睡眠障碍的PSD患者，可适当增加镇静安眠药（如苯二氮䓬类或佐匹克隆等非苯二氮䓬类镇静安眠药）治疗；伴有严重精神病性症状的患者，可联用非典型抗精神病药物（如奥氮平、阿立哌唑、喹硫平等）；伴有躯体化症状的患者，可酌情考虑对症治疗。但临床医师应注意药物与药物间的相互作用。

卒中后抑郁临床实践的参考流程见图9-1-1。

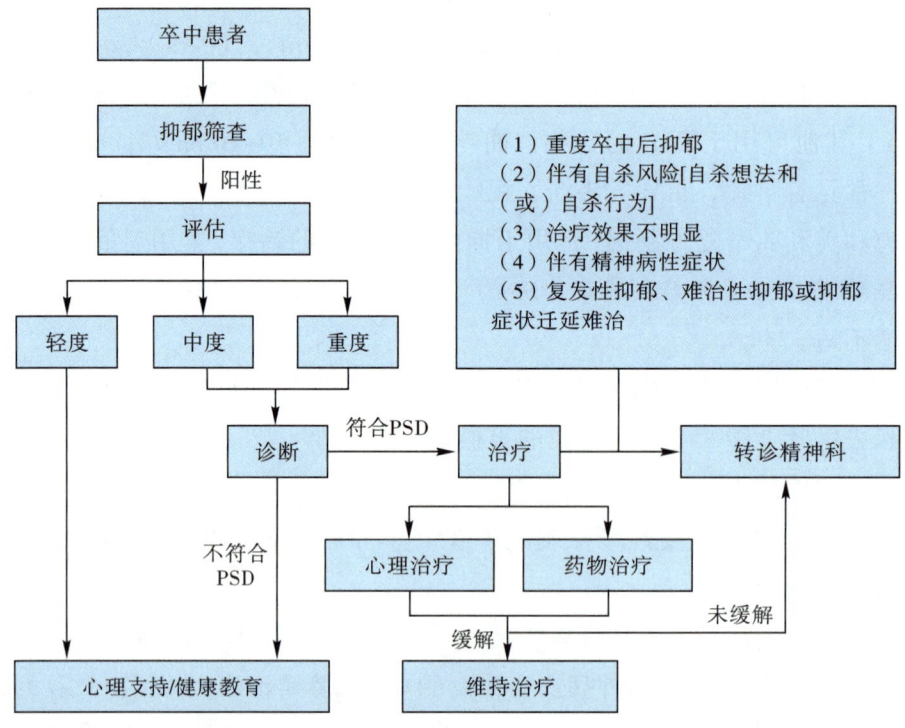

图9-9-1　卒中后抑郁临床实践的参考流程

第二节 深静脉血栓和肺栓塞

深静脉血栓（deep vein thrombosis，DVT）和与之相关的并发症肺动脉栓塞（pulmonary embolism，PE），是脑卒中后数周内非常严重的危险状况。DVT是血液在深静脉内不正常凝结引起的静脉回流障碍性疾病，常发生于下肢。血栓脱落可引起PE，DVT与PE统称为静脉血栓栓塞症（venous thromboembolism，VTE），是同种疾病在不同阶段的表现形式。DVT的主要不良后果是PE和血栓后综合征（post thrombotic syndrome，PTS）。DVT不但影响瘫痪肢体的功能康复，也增加了脑卒中患者的致残率和致死率。偏瘫后早期预防，及时诊断和治疗DVT对于改善脑卒中患者的生活质量有重要的意义。

一、深静脉血栓的病因和危险因素

（一）深静脉血栓的病因及病理机制

1. 深静脉血栓的病因

深静脉血栓（DVT）的主要原因是静脉壁损伤、血流缓慢和血液高凝状态。近年来，通过大量临床与实验观察，不仅使各因素有了具体内容，而且可用检测方法予以证实。但在上述3种因素中，任何一个单一因素往往都不足以致病，必须是各种因素的组合，尤其是血流缓慢和高凝状态，才可能引起血栓形成。

2. 深静脉血栓的病理机制

静脉血栓形成的病理变化，主要是由于血液高凝状态和血流滞缓而发生血栓，血栓与管壁一般仅有轻度粘连，容易脱落，可引起肺栓塞。激发炎症反应后，血栓与血管壁粘连也可较紧密。按照血栓的组成，静脉血栓有3种类型：

红血栓：最为常见，组成比较均匀，血小板和白细胞散在性分布在红细胞和纤维素的胶状块内。

白血栓：基本由纤维素、白细胞和成层的血小板组成，只有极少量红细胞。

混合血栓：由白血栓组成头部，板层状的红血栓和白血栓构成体部，红血栓或板层状的血栓构成尾部。

静脉血栓形成引起静脉回流障碍，其程度取决于受累血管的大小和部位，以及血栓的范围和性质。阻塞远端静脉压升高，毛细血管瘀血，内皮细胞缺氧，使毛细血管渗透性增加，阻塞远端肢体出现肿胀。深静脉压升高及静脉回流障碍，使交通支静脉扩张开放，阻塞远端血流经交通支而入浅静脉，出现浅静脉扩张。血栓可沿静脉血流方向向近心端蔓延，小腿血栓可继续伸延到下腔静脉，甚至对侧。当血栓完全阻塞静脉主干后，血栓还可逆行向远端伸延。血栓可脱落，随血流经右心，栓塞于肺动脉，而并发肺栓塞。另一方面血栓可以机化、再管化和再内膜化，使静脉管腔能恢复一定程度的通畅。因管腔受纤维组织收缩作用影响，以及瓣膜本身的破坏，可致静脉瓣膜功能不全。

（二）深静脉血栓的危险因素

脑卒中患者是 DVT 的高危人群，这与脑卒中患者自身独特的病理生理特点有关，主要原因如下：

（1）脑卒中患者往往伴有高血压、糖尿病、高脂血症等基础疾病，部分患者合并感染，这都是血栓形成的危险因素。

（2）脑卒中早期给予利尿剂、限制液体输入，常导致血容量不足，导致血液呈高凝状态。

（3）脑卒中后引起的肢体瘫痪，早期肌张力减低，主动活动减少，下肢血液失去肌肉泵的挤压作用，血流缓慢淤滞，易形成血栓。

（4）偏瘫后患者长期卧床，肢体如果长时间固定一个体位，血管易受压而影响血液回流。

（5）严重的脑卒中患者急性期机体处于应激状态，儿茶酚胺分泌增加，血管收缩，肢体远端的微循环不良，促进血栓形成。另外，早期的应激反应释放大量的细胞因子、炎症介质入血，引起系列的炎症反应，也促进了血栓的形成。

（6）脑卒中患者急性期凝血系统、抗凝及纤溶系统也发生改变，如血浆纤维蛋白原水平增高，血黏度及凝固性增加，也是脑卒中后 DVT 的重要危险因素。

（7）另外，部分医院选择患侧肢体进行静脉穿刺和（或）股静脉置管，导致静脉的损伤，也成为 DVT 的危险因素。

二、深静脉血栓的临床表现

（一）临床分期

根据发病时间，DVT 分为急性期、亚急性期和慢性期。急性期是指发病 14d 以内；亚急性期是指发病 15~30d；发病 30d 以后进入慢性期；早期 DVT 包括急性期和亚急性期。

（二）临床分型

临床上根据病变部位可分为 3 型：

1. 周围型

包括小腿肌肉静脉丛血栓形成及小腿深静脉血栓形成两型。起病隐匿，小腿疼痛，Homans 征阳性（阳性表现：患肢伸直，足被动背屈时，引起小腿后侧肌群疼痛）。

2. 中央型（髂-股静脉血栓形成）

发病急骤，先有腹股沟区胀痛，随后下肢迅速出现广泛性粗肿、胀痛，股三角区压痛，Homans 征阴性。

3. 混合型（全下肢深静脉血栓形成）

患肢皮肤呈暗红色，广泛粗肿、胀疼，股三角区压痛，Homans 征阳性。

（三）临床表现

急性下肢 DVT 主要表现为患肢的突然肿胀、疼痛等，体检患肢呈凹陷性水肿、软组织张力增高、皮肤温度增高，在小腿后侧和（或）大腿内侧、股三角区及患侧髂窝有压痛。发病 1~2 周后，患肢可出现浅静脉显露或扩张。血栓位于小腿肌肉静脉丛时，Homans 征和 Neuhof 征呈阳性（阳性表现：压迫小腿后侧肌群，引起局部疼痛）。

严重的下肢 DVT，患者可出现股青肿，是下肢 DVT 中最严重的情况，由于髂股静脉及其属支血栓阻塞，静脉回流严重受阻，组织张力极高，导致下肢动脉受压和痉挛，肢体缺血。临床表现为下肢极度肿胀、剧痛、皮肤发亮呈青紫色、皮温低伴有水疱，足背动脉搏动消失，全身反应强烈，体温升高。如不及时处理，可发生休克和静脉坏疽。

静脉血栓一旦脱落，可随血流漂移、堵塞肺动脉主干或分支，根据肺循环障碍的不同程度引起相应 PE 的临床表现，表现为突发的呼吸困难、胸痛伴焦虑，有顽固的低氧血症，重者可以突然死亡。

慢性期可发展为 PTS，一般是指急性下肢 DVT 6 个月后，出现慢性下肢静脉功能不全的临床表现，包括患肢的沉重、胀痛、静脉曲张、皮肤瘙痒、色素沉着、湿疹等，严重者出现下肢的高度肿胀、脂性硬皮病、经久不愈的溃疡。在诊断为下肢 DVT 的最初 2 年内，即使经过规范的抗凝治疗，仍有 20%~55% 的患者发展为 PTS，其中 5%~10% 的患者发展为严重的 PTS，从而严重影响患者的生活质量。

三、深静脉血栓的诊断

脑卒中患者均需进行 DVT 危险筛查。对于卒中后出现下肢肿胀、疼痛、小腿后方和（或）大腿内侧有压痛时，提示下肢 DVT 的可能性大。对于下肢 DVT 的诊断，无论临床表现典型与否，均需进一步的实验室检查和影像学检查，明确诊断，以免漏诊和误诊。

（一）辅助检查

1. 血浆 D- 二聚体测定

D- 二聚体是纤维蛋白复合物溶解时产生的降解产物。下肢 DVT 时，血液中 D- 二聚体的浓度升高，但临床的其他一些情况如手术后、孕妇、危重及恶性肿瘤时，D- 二聚体也会升高，因此，D- 二聚体检查的敏感性较高、特异性差。可用于急性 VTE 的筛查、特殊情况下 DVT 的诊断、疗效评估和 VTE 复发的危险程度评估。

2. 彩色多普勒超声检查

敏感性、准确性均较高，临床应用广泛，是DVT诊断的首选方法，适用于筛查和监测。该检查对股腘静脉血栓诊断的准确率高（>90%），对周围型小腿静脉丛血栓和中央型髂静脉血栓诊断的准确率较低。在超声检查前，按照DVT诊断的临床特征评分，可将患有DVT的临床可能性分为高、中、低度（表9-2-1）。如连续2次超声检查均为阴性，对于低度可能的患者可以排除诊断，而对于高、中度可能的患者，建议做血管造影等影像学检查。

3. CT静脉成像（CTV）

主要用于下肢主干静脉或下腔静脉血栓的诊断，准确性高，联合应用CTV及CT肺动脉造影检查，可增加VTE的确诊率。

4. 核磁静脉成像（MRV）

能准确显示髂、股、腘静脉血栓，但不能很好地显示小腿静脉血栓。尤其适用于孕妇，且无须使用造影剂，但有固定金属植入物及心脏起搏器植入者，不可实施此项检查。

5. 静脉造影

准确率高，不仅可以有效判断有无血栓、血栓部位、范围、形成时间和侧支循环情况，而且常被用来评估其他方法的诊断价值，目前仍是诊断下肢DVT的金标准。缺点是有创、造影剂过敏、肾毒性以及造影剂本身对血管壁的损伤等。目前，临床上已逐步用超声检查来部分代替静脉造影。

（二）临床可能性评估和诊断流程

1. DVT的临床可能性评估

表9-2-1 预测下肢深静脉血栓形成的临床模型（Wells评分）

病史及临床表现	评分
肿瘤	1
瘫痪或近期下肢石膏固定	1
近期卧床>3d或近12周内大手术	1
沿深静脉走行的局部压痛	1
全下肢水肿	1
与健侧相比，小腿肿胀长周径大于3 cm	1
既往有下肢深静脉血栓形成病史	1
凹陷性水肿（症状侧下肢）	1
有浅静脉的侧支循环（非静脉曲张）	1
类似或与下肢深静脉血栓形成相近的诊断	−2

注：总分为各项之和。临床可能性评价：≤0为低度；1~2分为中度；≥3分为高度；若双侧下肢均有症状，以症状严重的一侧为准。

2. DVT 的诊断流程

对于血栓发病因素明显、症状体征典型的患者，首选超声检查。当患者无明显血栓发生的诱因、症状体征不典型、Wells 评分为低度可能时，行血浆 D-二聚体检测，阴性排除血栓，阳性者进一步超声检查。DVT 诊断流程见图 9-2-1。

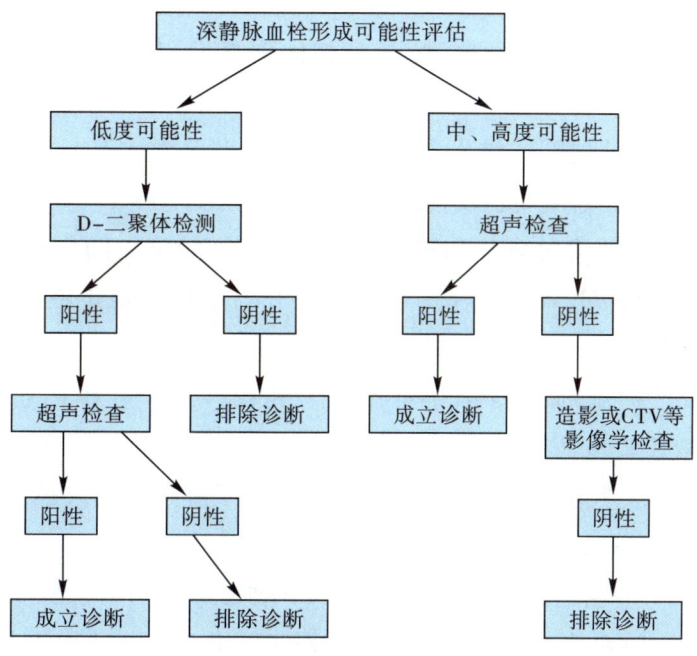

图 9-2-1 DVT 诊断流程

四、深静脉血栓的治疗

（一）深静脉血栓急性期治疗

1. 抗凝治疗

抗凝是 DVT 的基本治疗，可抑制血栓蔓延、利于血栓自溶和管腔再通、降低 PE 发生率和病死率。但是，单纯抗凝不能有效消除血栓、降低 PTS 发生率。抗凝药物有普通肝素、低分子肝素、维生素 K 拮抗剂和新型口服抗凝剂，新型口服抗凝剂包括直接凝血酶抑制剂、Xa 因子抑制剂，它们具有抗凝效果稳定、药效不受食物影响、药物之间相互作用很小、半衰期较短、用药剂量固定、服药期间无须定期监测凝血功能等特点。

（1）普通肝素：剂量个体差异较大，使用时必须监测凝血功能，一般静脉持续给药。起始剂量为 80~100U/kg 静脉注射，之后以 10~20U/（kg·h）的速率静脉泵入，以后每 4~6h 根据激活的部分凝血酶原时间（APTT）再做调整，使其延长至正常对照值的 1.5~2.5 倍。肝素可引起血小板减少症，常于应用肝素 5d 后出现，在使用的第 3~10d 复查血小板计数，如血小板计数较应用前下降 >30%~50%，或应用肝素 5d 后血小板计数进行性下降至 $8~10 \times 10^9$/L 以下，应高度怀疑，此时可行相关抗体的实验室检测进行确诊。血小板减少症诊断一旦成立，应立即停用肝素，改为非肝素抗凝剂（如阿加曲班、利伐沙班等）治疗。

（2）低分子肝素：低分子肝素出血不良反应少，血小板减少症发生率低于普通肝素，使用时大多数患者无须监测。临床按体重给药，每次 100U/kg，每 12h 1 次，皮下注射，肾功能不全者慎用。

（3）维生素 K 拮抗剂：维生素 K 拮抗剂（如华法林）是长期抗凝治疗的主要口服药物，效果评估需监测凝血功能的国际标准化比值（INR）。治疗剂量范围窄，个体差异大，药效易受多种食物和药物影响。治疗初始常与低分子肝素联合使用。建议剂量为 2.5~6.0mg/d，2~3d 后开始测定 INR，当 INR 稳定在 2.0~3.0、并持续 24h 后停用低分子肝素，继续华法林治疗。华法林对胎儿有害，孕妇禁用。

（4）Xa 因子抑制剂：Xa 因子抑制剂（利伐沙班）在国内已经被批准用于 DVT 的预防和治疗。该药的 33% 通过肾脏代谢，轻、中度肾功能不全的患者可以正常使用。单药治疗急性 DVT 与其标准治疗（低分子肝素与华法林合用）疗效相当。推荐用法：前 3 周 15mg Bid，维持剂量为 20mg QD。

（5）Ⅱa 因子抑制剂：Ⅱa 因子抑制剂（阿加曲班）可以静脉用药，分子量小，能进入血栓内部，对血栓中凝血酶抑制能力强于肝素，主要适用于急性期、血小板减少症及存在血小板减少症风险的患者。

抗凝治疗的建议：高度怀疑 DVT 者，如无禁忌，在等待检查结果期间，可先行抗凝治疗，然后根据确诊结果决定是否继续抗凝。有肾功能不全的患者建议使用普通肝素、直接 Xa 因子抑制剂。

2. 静脉溶栓治疗

由于出血性或超过溶栓时间窗的缺血性脑卒中急性期是溶栓治疗的禁忌证，因此，卒中后 DVT 溶栓治疗需谨慎应用。

3. 手术取栓

手术取栓是清除血栓的有效治疗方法，可迅速解除静脉梗阻。常用 Fogarty 导管经股静脉取出髂静脉血栓，用挤压驱栓或顺行取栓清除股腘静脉血栓。建议：出现股青肿时，应立即行手术取栓；对于病史 7d 以内的中央型或混合型 DVT 患者，全身情况良好，无重要脏器功能障碍，也可用手术取栓。

4. 机械血栓清除术

经皮机械性血栓清除术（percutaneous mechanical thrombectomy，PMT）主要是采用旋转涡轮或流体动力的原理打碎或抽吸血栓，从而达到迅速清除或减少血栓负荷、解除静脉阻塞的作用。临床资料证实 PMT 安全、有效。

5. 合并髂静脉狭窄或闭塞的处理

髂静脉狭窄或闭塞在 DVT 的发病中起重要作用，在手术取栓后，对髂静脉狭窄可以采用球囊扩张、支架植入等方法予以解除，以利减少血栓复发、提高中远期通畅率、减少 PTS 的发生。对于非髂 – 下腔静脉交界处的狭窄或闭塞，支架的植入建议以病变部位为中心，近端不进入下腔静脉。对于髂 – 下腔静脉交界处的病变，控制支架进入下腔静脉的长度（1cm 以内）。建议：造影发现髂静脉狭窄 >50%，建议首选球囊扩张、支架植入术，必要时采用外科手术解除髂静脉阻塞。

6. 下腔静脉滤器

下腔静脉滤器可以预防和减少 PE 的发生，由于滤器长期植入可导致下腔静脉阻塞和较高的深静脉血栓复发率等并发症，为减少这些远期并发症，建议首选可回收或临时滤器，待发生 PE 的风险解除后取出滤器。

下腔静脉滤器植入建议：①对于抗凝治疗有禁忌或有并发症，或在充分抗凝治疗的情况下仍发生 PE 者，建议植入下腔静脉滤器；②髂、股静脉或下腔静脉内有漂浮血栓；③急性 DVT，拟行 PMT 或手术取栓等血栓清除术者；④具有急性 DVT、PE 高危因素的行腹部、盆腔或下肢手术及运动训练的患者。

7. 压力治疗

血栓清除后，患肢可使用间歇加压充气治疗或弹力袜，以预防血栓复发。

（二）深静脉血栓慢性期治疗

DVT 慢性期患者需长时期抗凝等治疗以防止血栓蔓延和（或）血栓复发。

1. 抗凝治疗

（1）抗凝治疗的时间：根据 DVT 发生的原因、部位、有无肿瘤等情况，DVT 的抗凝时间不同。①对于有诱因的腿部近端或腿部孤立性远端的 DVT 或 PE 患者，推荐抗凝治疗 3 个月。②无诱因的腿部近端或腿部孤立性远端的 DVT 或 PE 患者，推荐抗凝治疗至少 3 个月；3 个月后，应评估延长治疗的风险收益比，决定是否延长抗凝，D- 二聚体值可作为重要参考。③无诱因的首次近端 DVT 或 PE 患者，伴有低或中度出血风险，建议延长抗凝治疗；有高度出血风险者，推荐抗凝治疗 3 个月。④复发的 VTE 患者，如伴有低、中度出血风险，推荐延长抗凝治疗；伴有高度出血风险，建议抗凝治疗 3 个月。⑤患有肿瘤的 VTE 患者，推荐延长抗凝治疗。

（2）抗凝治疗的强度及药物选择：维生素 K 拮抗剂（如华法林）、Xa 因子抑制剂、直接凝血酶抑制剂等对预防 DVT 复发有效。①华法林中等强度（INR2.0~3.0）的抗凝治疗是目前临床采用的标准。②不伴有肿瘤的下肢 DVT 或 PE 患者，前 3 个月的抗凝治疗推荐新型口服抗凝药物（如利伐沙班等）或维生素 K 拮抗剂。③伴有肿瘤的下肢 DVT 或 PE，前 3 个月的抗凝治疗推荐低分子肝素；3 个月以后，需要延长抗凝治疗的下肢 DVT 或 PE，无须更换抗凝药物。④如患者情况发生改变或不能继续服用此类药物，可换用其他抗凝药物，如维生素 K 拮抗剂等。⑤不推荐用阿司匹林替代抗凝药物。⑥无诱因的近端 DVT 或 PE 患者，决定停用或已停用抗凝治疗、且没有阿司匹林禁忌时，建议使用阿司匹林预防 VTE 复发。

2. 其他治疗

（1）静脉活性药：包括七叶皂苷类、黄酮类等。七叶皂苷类（如迈之灵、威利坦）具有抗炎、减少渗出、增加静脉血管张力、改善血液循环、保护血管壁等作用。黄酮类（如地奥司明）具有抗炎、促进静脉血液回流，减轻患肢肿胀和疼痛作用，从而改善症状。

（2）类肝素抗栓药物：如舒洛地特，有硫酸艾杜黏多糖和硫酸皮肤素 2 个主要成分，有较强的抗血栓作用，同时具有保护内皮、抗血小板和抗炎作用。

（3）物理治疗：间歇气压治疗，可促进静脉回流，减轻淤血和水肿，是预防深静脉血栓形成和复发的重要措施。弹力袜治疗在降低下肢深静脉血栓形成后综合征发生率、静脉血栓复发率等方面的作用有待进一步验证。

（三）血栓后综合征的治疗

PTS 是下肢 DVT 最常见和最重要的并发症。产生机制可能是下肢深静脉血栓形成后深静脉阻塞，造成肢体回流障碍，在机化修复过程中因静脉瓣膜破坏导致血液返流，引起小腿深静脉高压淤血，引发腓肠肌泵功能不全和交通支瓣膜破坏导致下肢水肿、淤血、组织缺氧、代谢产物堆积、组织营养不良，导致皮肤营养性改变。本病以下肢肿胀、足靴区皮肤色素沉着及下肢慢性溃疡为主要表现。

1. 压力治疗

压力治疗是 PTS 的基础治疗，有助于减轻或改善 PTS 症状。包括分级加压弹力袜和间歇气压治疗。

2. 运动训练

运动训练能够减轻 PTS 的症状，提高患者生活质量。

3. 药物治疗

静脉活性药如黄酮或七叶皂苷类，可以在短期内改善 PTS 的症状，其长期有效性和安全性尚需进一步评估。

4. 血管腔内治疗

现有的方法只能改善症状，无法恢复深静脉已被破坏的结构，而且缺乏大样本观察 10 年以上远期疗效结果，所以对于年龄较小、预期寿命较长、轻度和中度的患者，以保守治疗为主；重度或发生静脉性溃疡，造影或 CT 见下腔静脉通畅，患侧股腘静脉主干形态正常或再通良好、血流通畅，髂静脉、股总静脉狭窄或闭塞的患者可行腔内介入治疗；球囊扩张、支架植入术，技术成功率较高，近、中期疗效满意，术后溃疡自行愈合率较高、症状明显改善、生活质量明显提高。

五、深静脉血栓的预防

对所有脑卒中后的患者均应评价DVT的风险，采取措施积极预防DVT的发生，目前主要预防措施包括：

（一）药物治疗

即用抗凝药物降低血液黏滞性，防止血栓形成。如一般认为低分子肝素4ml每日2次皮下注射较为安全，一定程度上起到预防作用，出血风险不高。

（二）间歇或持续的小腿气动压迫

该装置通过对套在肢体末端的袖套充气和放气来促进血液流动和深静脉血回流至心脏。

（三）分级压力袜

能够提供不同程度的外部压力（如踝部可达100%，小腿中部70%，大腿中部40%）。分级压力袜通过将外部压力作用于静脉管壁来增加血液流速和促进血液回流。

（四）康复治疗

鼓励长期卧床的患者做下肢主动运动，以促进下肢静脉回流。鼓励患者在卧床期间多饮水，并告知DVT的危险因素及预防措施。此外积极治疗伴随疾病，如高血压、高血脂、糖尿病及冠心病等，以降低患侧肢体血栓形成的危险因素。避免在患侧肢体输液，置入静脉留置针。

第三节　骨质疏松

骨质疏松症（osteoporosis，OP）是一种以骨量减低、骨组织微结构损坏，导致骨脆性增加、易发生骨折为特征的全身性骨病（世界卫生组织，1940）。2001年美国国立卫生研究院（National Institutes of Health，NIH）指出，骨质疏松症是以骨强度下降和骨折风险增加为特征的骨骼疾病，骨强度涵盖骨量和骨质量两大要素。脑卒中偏瘫后长期卧床，负重减少会造成继发性骨质疏松，卒中患者的骨质疏松好发主要部位是患侧肢体骨骼及椎体。骨质疏松可引起一系列症状，最大的危害是骨质疏松性骨折。骨质疏松症致残率较高、治疗周期较长、治疗费用高昂，给患者家庭和社会带来沉重的负担,所以,骨质疏松症的康复治疗就显得特别重要。

一、临床诊断

推荐使用 WHO 诊断标准,符合下述 2 种之一的即可诊断骨质疏松:

(1)基于双能 X 线吸收测定法测量,骨密度值下降等于或超过同性别、同种族健康成人的骨峰值 2.5 个标准差为骨质疏松。

(2)发生了脆性骨折在临床上即可诊断为骨质疏松症。

二、预防及治疗

骨质疏松一旦发生,目前尚无有效的方法使之恢复到病前状态,因此,最重要的是预防,预防是最好的"治疗"。早期康复训练和必要的药物是预防和治疗骨质疏松的有效手段。

(一)护理

1. 饮食建议

早期营养干预,摄入优质蛋白、高钙膳食,限制酒精、咖啡及碳酸饮料的摄入,戒烟,尽量避免或少用影响骨代谢的药物。

2. 光照

脑卒中后患者条件允许情况下尽量给予充足的阳光照射,照射时间 >30min/d。

3. 跌倒风险评估

对脑卒中患者进行跌倒风险评估,推荐采用 MORSE 跌倒评估量表评定患者跌倒风险,同时对患者的居住环境进行评定。根据跌倒风险评估结果,给予相应的处理措施预防其跌倒。

(二)康复治疗

脑卒中后患者应尽量减少卧床时间,早期进行康复干预。

1. 电动起立床的应用

对于卒中后肢体肌力差、卧床的患者,应用电动起立床训练可给予患侧肢体适当的应力刺激,患肢骨骼承受适度的机械负荷,可预防患肢骨质疏松的发生。

2. 减重支持训练

减重支持训练系统可使尚不具备步行能力的患者较早地进行步行训练,从而增加患侧肢体的使用及负重频率,达到预防骨质疏松发生的作用。

3. 物理因子治疗

低频脉冲电磁场可改善骨质疏松症患者的疼痛,提高患者生活质量,可作为骨质疏松症的辅助康复治疗措施。

4. 有氧运动

给予患者有氧运动,根据患者情况可引导骨质疏松症患者进行抗阻训练,具体训练强度由康复医生及康复治疗师根据患者评定状况而定。

5. 平衡训练

加强患者平衡训练以改善平衡能力,预防跌倒和骨折的发生。

6. 辅助支具的应用

跌倒风险较高的病人可使用拐杖或髋部保护器;合并有骨质疏松性椎体骨折的病人可使用脊柱支架。

7. 环境调整或环境改造

通过对患者的家居及居住环境进行改造,预防患者跌倒,避免引起骨折。

(三)药物治疗

预防及治疗的药物建议用 α-羟基维生素(alpha-hydroxyvitamin D3)与钙制剂、四烯甲萘醌(Menatetrenone)、异丙黄酮(Ipriflavone)、羟乙基膦酸钠。

(四)注意事项

(1)脑卒中患者应定期进行骨密度测定,对骨质疏松的预防及治疗有很大帮助。

(2)早期床边康复训练4周以上的骨质疏松患者在进行负重练习前,应再次评价骨密度。

第十章 脑卒中康复护理

　　脑卒中患者大部分会引起运动、言语、感觉、吞咽、认知及其他障碍，这些障碍导致的常见护理问题有吞咽障碍、误吸、肺部感染、气管切开、大小便障碍、皮肤压力性损伤、跌倒、坠床等。这些护理问题会严重影响患者的身心健康，从而使其生活质量明显下降。康复护理能够显著改善脑卒中患者的神经功能和日常生活活动能力，有利于提高患者生活质量。康复护理介入越早越好，使患者各种功能尽早恢复和改善，降低致残率。

第一节　意识障碍的护理

　　意识是指机体对自身和周围环境的刺激所做出应答反应的能力。意识的内容为高级神经活动，包括定向力、感知力、注意力、记忆力、思维、情感和行为等。意识障碍（disorders of consciousness）是指人对外界环境刺激缺乏反应的一种精神状态。任何病因引起的大脑皮质、皮质下结构、脑干网状上行激活系统等部位的损害或功能抑制，均可导致意识障碍。意识障碍可表现为觉醒度下降和意识内容变化，临床常通过患者的言语反应、对针刺的痛觉反应、瞳孔对光反射、吞咽反射、角膜反射等来判断意识障碍的程度。

一、意识障碍的分类

（一）以觉醒度改变为主的意识障碍

1. 嗜睡

　　嗜睡是意识障碍的早期表现，患者表现为睡眠时间过度延长，但能被唤醒，醒后可勉强配合检查及回答简单问题，停止刺激后患者又继续入睡。

2. 昏睡

　　昏睡是较嗜睡重的意识障碍，患者处于沉睡状态，正常的外界刺激不能将其唤醒，需大声呼唤或较强烈的刺激（如压迫眶上神经、摇动患者身体等）才能使其觉醒，可做含糊、简单而不完全的答话，停止刺激后很快入睡。

3. 浅昏迷

意识完全丧失，可有较少的无意识自发动作。对周围事物及声光刺激全无反应，对强烈的疼痛刺激（如压迫眶上缘）可有回避动作及痛苦表情，但不能觉醒。吞咽反射、咳嗽反射、角膜反射及瞳孔对光反射存在，生命体征无明显改变。

4. 中昏迷

对外界正常刺激均无反应，自发动作少。对强刺激的防御反射、角膜反射及瞳孔对光反射减弱，大小便潴留或失禁，生命体征发生变化。

5. 深昏迷

对外界任何刺激均无反应，全身肌肉松弛，无任何自主运动，眼球固定，瞳孔散大，各种反射消失，大小便多失禁。生命体征明显变化，如呼吸不规则，血压下降等。

（二）以意识内容改变为主的意识障碍

1. 意识模糊

表现为情感反应淡漠，定向力障碍，活动减少，语言缺乏连贯性，对外界刺激可有反应，但低于正常水平。

2. 谵妄

谵妄是一种急性的脑高级功能障碍，患者对周围环境的认识及反应能力均有下降，表现为认知、注意力、定向与记忆功能受损，思维推理迟钝，语言功能障碍，错觉、幻觉、睡眠觉醒周期紊乱等，可表现为紧张、恐惧和兴奋不安，甚至可有冲动和攻击行为。引起谵妄的常见神经系统疾病有脑炎、脑血管病、脑外伤及代谢性脑病等。高热、中毒（如颠茄类药物中毒、急性乙醇中毒）、酸碱平衡紊乱、营养缺乏等也可导致。有些谵妄患者可发展成为昏迷状态。

（三）特殊类型的意识障碍

1. 去皮质综合征

双侧大脑皮质广泛损害而导致的皮质功能丧失。患者对外界刺激无反应，无自发性言语及有目的的动作，能无意识睁眼闭眼或做吞咽动作，瞳孔对光反射和角膜反射以及睡眠觉醒周期存在。见于缺氧性脑病、脑炎、中毒和严重颅脑外伤。去皮层强直时呈上肢屈曲、下肢伸直姿势，肌张力升高；去大脑强直则为四肢均伸直。伴有四肢肌张力升高，生命体征不稳定。

2. 无动性缄默症

又称睁眼昏迷。为脑干上部和丘脑的网状激活系统损害所致，而大脑半球及其传导通路无损害。患者可以注视检查者和周围的人，貌似觉醒，但缄默不语，不能活动，对任何刺激无意识反应，睡眠觉醒周期存在，大小便失禁，肌肉松弛，四肢肌张力低，腱反射消失，无病理。

3. 闭锁综合征

闭锁综合征（locked-in syndrome，LIS），又称去传出状态，是由于脑桥基底部病变所引起的临床综合征。主要见于脑干的血管病变，多为基底动脉脑桥分支双侧闭塞，导致脑桥基底部双侧梗塞，外展神经核以下的运动性传出功能丧失，脑桥及以下脑神经瘫痪，但动眼神经与滑车神经功能保留，大脑半球和脑干被盖网状激活系统无损害，表现为：①意识保持清醒，对语言的理解无障碍，对疼痛刺激及声音能感知，听力正常，可自主睁眼用眼球垂直活动示意；②有眼球水平运动障碍，双侧面瘫，四肢瘫，不能讲话和吞咽，双侧病理反射阳性；③预后差，多在数小时或数日内死亡，能存活数日者少见。因患者不说不动，貌似昏迷，所以又叫假性昏迷。

4. 植物状态

植物状态指大脑半球严重受损而脑干功能相对保留的一种状态。患者对自身和外界的认知功能完全丧失，呼之不应，有自发或反射性睁眼，存在吮吸、咀嚼和吞咽等原始反射，有觉醒睡眠周期，大小便失禁。颅脑外伤后植物状态12个月以上，其他原因持续3个月以上称持续植物状态。美国神经病学学院（American Academy of Neurology，AAN）提出确定植物状态时要满足所有的4个标准和条件：①没有按吩咐动作的证据；②没有可以被理解的言语反应；③没有可辨别的有意识言语、姿势语言交谈和沟通的表示；④没有任何定位或自主的运动反应的迹象。

5. 最小意识状态

最小意识状态是一种严重的意识障碍，却又有别于植物状态，主要表现为患者存在最小、但是清晰的认知自我和周围环境的能力。最小意识状态（minimally consciousness state，MCS）在预后方面较植物状态的患者具有更大的神经康复潜能，因此将两者进行准确的鉴别具有重要的临床意义。如能满足下述4个标准中任何一个，可以被分类为最小意识状态：①出现可重复的但不协调的按吩咐动作；②有可被理解的言语；③通过可辨别的语言或手语来进行沟通反应；④有定位或自主运动反应。

二、康复护理评估

（一）病史评估

详细了解患者的发病方式及过程；既往病史，如有无高血压、心脏病、内分泌及代谢性疾病病史，有无感染、外伤史，有无癫痫病史等；评估患者的家庭背景，家属的精神状态、心理承受能力、对患者的关心程度以及对预后的期望。

（二）身体评估

1. 全身状况评估

观察患者的自发活动和身体姿态，是否有牵扯衣物、自发咀嚼、眨眼或打哈欠等行为，是否有对外界的注视或者视觉追随，是否自发改变姿势。观察生命体征变化，尤其注意有无呼吸节律与频率的改变；皮肤有无破损、发绀、出血、水肿、多汗；检查瞳孔是否等大等圆，对光反射是否灵敏；肢体瘫痪程度；脑膜刺激征是否阳性。

2. 意识障碍的评估

通过言语、针刺及压迫眶上神经等刺激，检查患者能否回答问题，有无睁眼动作和肢体反应情况。为了能较准确评价患者以觉醒度为主的意识障碍的程度，国际最常采用的量表是Glasgow昏迷评定量表（Glasgow Coma Scale，GCS）（表10-1-1）。GCS包括睁眼反应、语言反应、运动反应3个项目，使用时分别测量3个项目并计分，然后将各个项目的分值相加求总和即可得到患者意识障碍程度的客观评分，最高得分为15分，最低得分为3分。分数越低则意识障碍越重，预后越差。通常在8分以上，恢复机会较大，7分以下预后较差，3~5分并伴有脑干反射消失的患者有潜在死亡的危险。但是Glasgow昏迷评定量表也有其局限性，因此量表的评定结果不能替代神经系统症状和体征的细致观察。如果有气管切开或呼吸机辅助呼吸则应采用FOUR量表；如果拟识别MCS，则应采用CRS-R量表，如果判断昏迷结局则应用GOS量表。

表10-1-1 Glasgow昏迷评定量表

睁眼（E）		语言（v）		运动（M）	
自主睁眼	4	语言正常	5	遵嘱动作	6
语言刺激睁眼	3	语言混乱	4	疼痛定位	5
疼痛刺激睁眼	2	用词不恰当	3	疼痛刺激有逃避反应	4
不睁眼	1	声音无法理解	2	疼痛（异常）屈曲	3
		无语言	1	疼痛伸展	2
				疼痛无反应	1

3. 判断患者意识障碍程度及其类型

根据全身状况评估及意识障碍的评估，确定患者意识障碍的类型及程度。

三、护理措施

（一）严密观察病情变化，做好抢救准备

护士须密切关注患者的生命体征、意识、瞳孔及其他情况。瞳孔的改变是脑卒中患者重要的神经系统体征，观察瞳孔的频次及间隔时限可依据GCS评分来确定，

对于重度、中度、轻度意识障碍患者可分别每15min、30min、60~120min观察1次瞳孔的变化。除此之外,护士还需观察患者有无恶心、呕吐及呕吐物的量与形状,准确记录出入量,预防消化道出血和脑疝发生。重症脑卒中患者须给予床边心电监护,随时了解心、肺、脑、肝、肾等重要脏器的功能及其治疗的反应及效果,及时正确地采取有效的救治措施。

(二)呼吸监测,保持呼吸道通畅

昏迷患者为防止出现呼吸困难和窒息,须使患者平卧头侧位或侧卧位,开放气道,取下活动性义齿,及时清除呼吸道分泌物,保持呼吸道通畅,同时通过肺部物理治疗、吸痰等预防坠积性肺炎、肺不张等。可以应用排痰仪进行肺部物理治疗,注意频率在15~30Hz时,才能够加强气道纤毛的摆动,从而达到痰液引流的目的。气管切开患者做好相应的护理措施。

(三)加强临床基础护理

1. 眼部护理

对眼睑不能自行闭合者应注意眼睛的护理,可遵医嘱使用眼药膏或者覆盖油性纱布,以防角膜干燥而导致溃疡、结膜炎。

2. 口腔护理

保持口腔卫生,应用口腔清洁度评价表评估患者口腔环境,采用冲洗式口腔护理牙刷为患者进行口腔护理,每日2~3次,必要时可增加口腔护理次数,从而防止发生口腔炎症、口腔溃疡、口臭、吸入性肺炎等。

3. 皮肤护理

临床护士采用Braden评估量表对患者进行压力性损伤风险评估,根据评分制订预防措施,压力性损伤风险极高的患者需使用交替式气垫床,还需保持床单干净整洁,无皱褶,无渣屑,转移患者时避免拖、拉、拽等动作。护士须做到"六勤一注意",即勤观察、勤翻身、勤擦洗、勤按摩、勤更换、勤整理,注意交接班。

4. 运动与感觉障碍的护理

当患者生命体征平稳,神经系统症状不再进展48h后,应尽早开始康复治疗,训练的强度需考虑患者体力、耐力和心肺功能情况。患者的体位以良肢位摆放为主,对抗痉挛,避免上肢屈曲,下肢过度伸展,痉挛期肢体置于抗痉挛体位,1~2h变换1次。病情允许时,尽早协助患者进行肢体被动活动,每日2~3次,同时辅以按摩,促进患者血液循环,预防肌腱及韧带退化、肌肉萎缩、静脉血栓形成和足下垂的发生。

5. 补充营养和水分,维持水、电解质、酸碱平衡

意识障碍不能经口进食者,尽早采用鼻胃管,患者反流或误吸风险高时,可采用鼻肠管。推荐采用公式法计算患者能量和营养的需求量,定时进食,保证摄入量

满足机体需要量,避免发生营养不良。进食时到进食后 30min 抬高床头 30°~45°,防止食物反流。当 GCS 评分 ≥ 12 分时,可对患者进行吞咽障碍的评估。

6. 维持排泄功能

脑卒中急性期意识障碍患者可留置尿管,便于监测尿量,恢复期改为集尿器或者假性导尿装置。有尿失禁的患者需注意保持会阴部清洁干燥,及时更换尿垫、纸尿裤、集尿器等,每日用温水擦洗会阴部。防止臀红、湿疹、失禁性皮炎的发生。密切观察大便次数、颜色、性状和量。大便失禁患者需要及时清理,温水清洗皮肤,做好皮肤保护,防止发生失禁性皮炎。如患者便秘,必要时给予开塞露或者温水灌肠。

7. 保持导管通畅

妥善固定各种管道,安全放置,避免管道受压、扭曲、堵塞、脱落,保持各管道通畅,同时注意护理各管道时须严格执行无菌操作,避免逆行感染。患者情绪较烦躁时,给予保护性约束,防止非计划性拔管的发生。

8. 确保患者安全

针对谵妄、躁动、意识障碍的患者,要注意安全,加床栏,必要时做适当的约束,每 30min 观察 1 次约束部位,每 2h 松解约束 1 次,防止坠床、自伤、伤人;牙关紧闭、抽搐者采用牙垫、开口器预防舌咬伤;慎用冰袋或热水袋,防止冻伤或烫伤;病室保持安静,避免不必要的刺激;准确执行医嘱,确保患者医疗安全。

第二节 吞咽障碍的护理

一、吞咽障碍筛查

吞咽障碍患者在吃第一口饭、喝第一口水之前,一定先进行吞咽筛查,具体的筛查方法与流程详见第六章第一节相关内容。

二、口腔护理

(一)口腔的评估

1. 评估目的

是为了确定患者现存或潜在的口腔卫生问题,以制订护理计划,提供恰当的护理措施,从而预防或减少口腔疾患以及由此导致的吸入性肺炎的发生。

2. 评估内容

(1)口腔卫生及清洁状况:包括口唇、口腔黏膜、牙龈、牙齿、舌、腭、唾液及口腔气味等,查看是否有痰液黏附、食物残留,是否有溃疡、结痂、炎症、出血,结石,牙齿是否缺损,另外评估患者的日常习惯,如刷牙、漱口或清洁义齿的方法、次数和清洁程度。

(2)患者自理能力:对于认知或者记忆力减退的患者,需他人提醒或者指导方能完成口腔清洁活动;对于上肢肌力3级以下的患者,需家属帮助完成口腔清洁。

(3)对口腔卫生保健知识的了解程度:评估患者对保持口腔卫生重要性的认识程度及预防口腔疾患等相关知识的了解程度,如刷牙方法、口腔清洁用具的选用、牙线的使用方法、义齿的护理,以及影响口腔卫生的因素。

(4)口腔特殊问题:如是否佩戴义齿、义齿佩戴是否合适、有无义齿连接过紧、说话时义齿是否容易滑下;取下义齿后观察义齿内套有无结石、牙斑及食物残渣等,检查义齿表面有无破损等。

目前常采用口腔护理评估表评估口腔(见表10-2-1)。将口腔卫生状况分为好、一般和差,分别记为1分、2分和3分。分值范围为12~36分,分值越高,表明口腔卫生状况越差,越需加强口腔卫生护理。

表10-2-1 口腔护理评估表

部位/分值	1分	2分	3分
唇	滑润,质软,无裂口	干燥,有少量痂皮,有裂口,有出血倾向	干燥,有大量痂皮,有裂口,有分泌物,易出血
黏膜	湿润,完整	干燥,完整	干燥,黏膜擦破或有溃疡面
牙龈	无出血及萎缩	轻微萎缩,出血	有萎缩,容易出血、肿胀
牙/义齿	无龋齿,义齿合适	无龋齿,义齿不合适	有许多空洞,有裂缝,义齿不合适,齿间流脓液
牙垢/牙石	无牙垢或有少许牙石	有少量至中量牙垢或中量牙石	大量牙垢或牙石
舌	湿润,少量舌苔	干燥,有中量舌苔	干燥,有大量舌苔或覆盖黄色舌苔
腭	湿润,无或有少量碎屑	干燥,有少量或中量碎屑	干燥,有大量碎屑
唾液	中量,透明	少量或过多量	半透明或黏稠
气味	无味或有味	有难闻气味	有刺鼻气味
损伤	无	唇有损伤	口腔内有损伤
自理能力	全部自理	需部分帮助	需全部帮助
健康知识	大部分知识来自于实践,刷牙有效,使用牙线清洁牙齿	有些错误观念,刷牙有效,未使用牙线清洁牙齿	有许多错误观念,很少清洁口腔,刷牙无效,未使用牙线清洁牙齿

（二）常用口腔护理方法

1. 含漱法

嘱患者每 1~2h 进行 1 次含漱，药液在口腔内保留，用舌头在口腔内反复搅拌 3~5min，特别是在晨起、饭后的 30min、睡前。

2. 机械性擦洗

采用传统的湿棉球擦洗法或血管钳缠绕纱布条机械性擦洗的方法。

3. 冲洗法

一手用注射器缓慢注射漱口液，另一手持负压吸引管抽吸，一边注射一边抽吸，直至口腔全部冲洗干净。

4. 负压冲洗式刷牙法

采用负压吸引式牙刷，操作前与负压吸引连接，抬高床头 30°~45°，用 20ml 注射器抽吸盐水与牙刷入水管连接，左手缓慢推注盐水，右手刷牙，右手拇指调节负压吸引，在适量给水的同时，可将唾液和水强力吸出，从而避免了误咽及误吸的发生，适用于生活完全不能自理的患者做口腔护理。

（三）口腔护理液的选择

表 10-2-2　常用口腔护理液及其作用

口腔护理液名称	浓度	作用
生理盐水	0.9%	清洁口腔，预防感染
呋喃西林溶液	0.02%	清洁口腔，广谱抗菌
氯己定溶液（洗必泰溶液）	0.02%	清洁口腔，广谱抗菌
碳酸氢钠溶液	1%~4%	适用于真菌感染
过氧化氢溶液	1%~3%	防腐、防臭，适用于口腔感染有溃烂、坏死组织者
醋酸溶液	0.1%	适用于铜绿假单胞菌感染等
甲硝唑	0.08%	适用于厌氧菌感染

三、摄食指导

吞咽障碍患者经吞咽评估后，根据其吞咽障碍异常情况选择合适的食物给予摄食指导。摄食指导包括指导患者进食时的正确体位、选择合适的食物形态、应用增稠剂改变食物的性状和黏度、食团入口位置、一口量及进食速度和进食环境等。

（一）进食前准备

1. 适应证

患者神志清楚，病情稳定，吞咽反射存在，少量误吸可以随意咳出的患者。

2. 进食环境

进餐环境要安静舒适，进餐时尽量使患者保持轻松愉快的心情，避免大声说话，以保证进食的安全性。

3. 食物的选择

食物的种类及比例选择，以均衡营养为主。食物质地可依据吞咽障碍程度而定，本着先易后难的原则来选择食物，进食顺序是先糊状食物，再进食软饭，最后过渡到普通食物和液体食物。容易吞咽的食物要求：密度均匀；黏性适当、不易松散；有一定硬度，通过食管易变形且很少在黏膜残留；稠的食物比稀的安全；兼顾食物的色、香、味及温度等。

4. 餐具的选择

根据不同患者功能情况尽量选择得心应手的餐具。汤匙要选择粗柄、柄长、匙面小、边缘钝厚的，不会损伤口腔黏膜。碗要选择广口平底碗。水杯选用缺口杯。

（二）进食要求

（1）进餐时患者应取半坐位或坐位。

（2）食团应放在健侧舌后部或者健侧颊部。

（3）一口量：找出适合患者吞咽的一口量进行训练，一口量过多，食物将从口中漏出或引起咽部残留导致误吸；过少，则会刺激强度不够，难以诱发吞咽反射。正常成人一口量：稀液体 5~20ml，果酱或布丁 5~7ml，浓稠状食物 3~5ml，肉团平均为 2ml。

（4）进食速度：进食速度不宜过快，否则容易导致误吸。进食时前一口吞咽完成后再进食下一口，避免 2 次食物重叠入口现象。

（三）注意事项

（1）若有义齿、眼镜及助听器等需戴上，保持良好注意力。

（2）避免使用吸管，改用汤匙或斜口杯。

（3）进食时集中注意力，口中有食物时不可说话。

（4）每次吞咽后轻咳数声。

（5）进食前后清洁口腔，彻底排出口腔、咽喉部痰液及残留食物，有利于食物进入食管，防止误吸。

（6）培养良好的进食习惯。定时、定量，能坐起来不要躺着，能在餐桌上不要在床边进食。

（7）进食后至少坐 30min 再上床或平卧。

四、鼻饲管护理

（一）妥善固定鼻饲管

固定鼻饲管之前用 75% 酒精棉签或者皮肤清洁棉清洁患者鼻部皮肤，再用蝶形胶布或者鼻饲管固定贴进行固定。鼻饲管末端可以用夹子固定在患者衣服上，防止拽出。每餐前要检查鼻饲管是否在胃内。

（二）保持鼻饲管通畅

保持鼻饲管通畅，防止受压、扭曲、折叠。鼻饲后应用温开水冲干净管腔，避免管道堵塞。

（三）定期更换鼻饲管

鼻饲管的留置时间根据鼻饲管的使用说明书来确定。建议晚上拔管，次日晨起更换鼻孔插管。

（四）密切观察胃液的颜色、性状、量并做好记录

长期留置鼻饲管的患者应保持口腔清洁，对于生活自理的患者，鼓励患者刷牙漱口；对于生活不能自理的患者，给予口腔护理，每日2次。

（五）健康指导

向患者及家属交代留置鼻饲管的目的及意义，切勿擅自拔出鼻饲管。

（六）留置鼻饲管常见并发症预防和处理

1. 堵管

应选择粗细适中、柔软、稳定性好的鼻饲管，食物应制作精细，喂药时药片应研碎溶解后注入，每次输注前后用温开水冲洗鼻饲管。

2. 脱管

应妥善固定鼻饲管，对烦躁有拔管倾向的患者，适当给予镇静和约束。

五、误吸的管理

（一）评估工具

所有脑卒中患者入院或转入24h内，需进行误吸筛查，使用洼田饮水试验判断患者吞咽功能，当结果异常时，使用误吸高危因素评估量表对患者进行评估，见表10-2-3。

（二）评估方法

1. 填表说明

患者入院或转入24h内使用洼田饮水试验判断患者吞咽功能，当结果为异常时，使用误吸高危因素评估量表评估患者，在相应危险因子栏内打分，无此项为0分，每周重新评估1次；病情（吞咽、意识）改变立即评估。

2. 评分说明

总分为9分，得分越高表明误吸风险越大。评分<3分，给患者及家属进行健康教育，嘱进食速度应慢，不宜进食干硬粗糙食物；评分≥3分，确定患者有误吸的危险，根据具体情况采取防范措施。

表 10-2-3　住院患者误吸高危因素评估表

危险因子（可多选）	分值	得分
年龄　3 岁以下	1	
70 岁以上	1	
疾病　□神经系统　□消化系统　□循环系统　□呼吸系统 　　　□咽喉及其邻近部位损伤及局部黏膜感觉异常	1	
吞咽功能障碍	2	
意识障碍或认知功能障碍	1	
气管切开	1	
留置胃管	1	
生活不能自理	1	
进食体位：平卧位进食	1	
评分（总分）		

3. 预防误吸护理措施

（1）评分 <3 分：将得分记入护理记录单，给患者及家属进行健康教育，嘱进食速度应慢，不宜进食干硬粗糙食物。

（2）评分 ≥ 3 分：填写住院患者误吸高危因素评估记录表，家属签字，评估表入病历，根据具体情况采取防范措施，每周评估，病情（吞咽、意识）改变时立即评估。得分记录于护理记录单。

（3）识别误吸高风险患者，对陪护人员进行误吸相关知识教育：误吸发生的主要症状和体征，预防方法。

（4）保持患者口腔清洁，及时清理口腔残留食物。必要时，口腔护理每日 2 次。

（5）进食体位：意识清楚的患者进食时，病情许可时取坐位或半卧位；进食后不宜立即躺下。

（6）进食应细嚼慢咽；对吞咽功能不全者在喂食时速度宜慢，在喂下一口时上一口食物已经咽下；避免进食汤类流质（包括水）及干硬食物，应将食物做成糊状，必要时添加凝固粉。

（7）意识障碍者，取侧卧位头偏向一侧，以免误吸；留置胃管或食道反流患者取抬高床头 15°~30°，以免食物反流造成误吸。

（8）对呼吸功能不全的患者，如咳喘、多痰患者，进食前鼓励患者充分咳痰，必要时吸氧，以减轻喘息，避免进食中咳嗽，导致误吸。

（9）鼻饲患者误吸的预防：①进食前由护士确定鼻饲管的位置是否在胃内；②减少胃残余量：胃残余量过多可增加反流和误吸的危险，可通过回抽胃内容物来确定胃残余量,残余量大于100ml时应暂停喂养1次或间隔2h后再观察胃残余量。

4. 发生误吸的应急预案

患者因误吸而发生病情变化后,护理人员要根据患者具体情况进行抢救处理。

(1)及时通知医生,并在抢救过程中要观察误吸患者面色、呼吸、神志等情况。

(2)立即采取俯卧位,头低脚高,扣拍背部,尽可能使吸入物排出。

(3)对于小儿患者用手托住腹部,头放低,呈倒立位,用手拍打小孩背部,同时手指伸入喉咙口寻找异物并及时取出,或用手指按舌根部使之产生呕吐反射,让异物呕出。

(4)若异物仍不能排出,医护人员应迅速备好负压吸引用品(负压吸引器、吸痰管、生理盐水、开口器、喉镜等),遵医嘱给误吸患者行负压吸引,快速吸出口鼻及呼吸道内吸入的异物。

(5)患者出现神志不清、呼吸心跳停止时,应立即进行胸外心脏按压、气管插管、人工呼吸、加压给氧、心电监护等心肺复苏抢救措施,遵医嘱给予抢救用药。

(6)及时采取脑复苏,给予患者头戴冰帽保护脑细胞,护理人员根据医嘱给予患者脑细胞活性剂、脱水剂。

(7)在患者病情好转,神志转清,生命体征逐渐平稳后,护理人员要给患者做到:①清洁口腔,整理床铺,更换脏床单及衣物;②安慰患者和家属,给患者提供心理护理服务;③按《医疗事故处理条例》规定,在抢救结束后6h内,据实、准确地记录抢救过程。

(8)待患者病情完全平稳后,向患者详细了解发生误吸的原因、制订有效的预防措施,尽可能地防止以后再发生类似的问题和情况。

第三节 气管切开的护理

一、妥善固定套管,防止管道脱出

(一)扁带固定

扁带应选择质地柔软、细密的全棉布料。取2条白色扁带,每条带子折成长短分别套在气管切开套管两侧侧翼的小孔中,再长短交叉分别从患者的颈后绕过,在颈部侧面打死结固定,松紧以一手指穿过为宜。

(二)固定带固定

用气管套管固定带固定,固定带的两端有魔术贴,固定带松紧度以穿过一指为宜。

二、切口的护理

（一）严密观察

气管切开处有无渗血渗液。

（二）更换敷料

切口周围敷料每天更换2次，如使用泡沫敷料可延长至3d，如被污染则随时更换。

（三）换药方法

用安尔碘棉球自切口向外环形消毒，再以生理盐水清洁伤口后用无菌敷料覆盖。

三、气囊的管理

（一）气囊压力

人工气道套囊压力保持在2.45~2.94Pa（25~30cmH_2O），既可有效封闭气道，又不高于气管内壁黏膜毛细血管渗透压。建议每8h监测1次气囊压力。

（二）气囊充气和放气

（1）为防止上呼吸道分泌物或胃反流物进入气道，进食或进行鼻饲及鼻饲后气囊应充气，并给予半卧位30~60min。

（2）气囊放气时，先进行吸痰，再放气，避免气囊上堆积的分泌物进入肺内。

四、气管套管的消毒

气管套管每4h清洁消毒1次。首选环氧乙烷蒸汽灭菌，也可选用过氧化氢溶液或者20%戊二醛浸泡消毒30min，最后用生理盐水冲洗干净。

五、吸痰护理

（一）目的

（1）清除呼吸道分泌物，保持呼吸道通畅。

（2）促进呼吸功能，改善肺通气。

（3）预防肺不张、坠积性肺炎等肺部感染。

（二）吸痰原则及注意事项

（1）掌握吸痰时机和指征，遵循最小吸痰频次原则，按需吸痰。

（2）翻身、拍背、雾化后再进行吸痰，效果更佳。

（3）吸痰后听诊肺部，判断是否吸净痰液，若有痰，间隔3~5min，待血氧饱和度回升后再吸。

（4）选择能吸出痰液的最小压力，临床常用的吸痰压力成人为 40.0~53.3kPa，儿童 <40.0kPa。

（5）掌握吸痰的顺序和部位。一般情况下，先吸人工气道内的痰液，先将吸痰管不带负压直接进到气管深部，遇到阻力时向外提 1cm，再加负压吸引。当口鼻腔分泌物明显增多时，先吸口鼻腔分泌物，再吸人工气道分泌物，2 次应用不同的吸痰管。

（6）吸痰动作要轻柔，防止损伤黏膜。一般每次吸痰的时间不超过 15s。

（7）严格无菌操作，每根吸痰管只使用 1 次。

（8）吸痰时严密观察患者病情变化，如面色、呼吸、心率、血压等。观察吸出痰液的色、质、量。

六、气道湿化

气道湿化的方法和使用次数应根据痰液黏稠度来决定。常采用下列方法湿化：

（一）输液泵持续滴入湿化法

建议采用 0.45% 的生理盐水，也可以使用其他药液，利用输液泵控制滴速，以 5~10ml/h 的速度滴入，每日以 250~300ml 为宜。

（二）氧气雾化法

是利用高速氧气气流使药物形成雾状吸入的方法。每次加入 5~8ml 药液，将氧流量调至 6~8L/min，每 4~6h 1 次。

（三）超声雾化法

是应用超声波声能将药液变成细微的气雾吸入气道的方法，其雾量大小可以调节。用 30~50ml 湿化液，每 4h 1 次，每次 15~20min。

（四）高通气加温湿化法

选择适合患者的管路，连接管路到湿化器，打开湿化器加入蒸馏水，调节加湿器至 37℃，调节患者所需要的氧浓度及氧流量，再将管路连接至患者的气管套管处。

（五）人工鼻持续气道湿化法

即用人工鼻连接于气管套管口，将吸氧管接于人工鼻上，给予持续氧疗，吸氧浓度为 29%~33%，吸痰时不中断地给氧，人工鼻每日更换 1 次，被痰液污染时随时更换。

七、吸氧护理

将吸氧管的末端插入套管内 2~3cm，胶布固定，氧流量一般为 2~3L/min，特殊情况遵医嘱。每日更换吸氧装置及吸氧管。

第四节 肺部感染预防和护理

一、肺部感染的预防

(一)病情观察

密切观察咳嗽、咳痰情况,详细记录痰液的量、颜色、性质。

(二)环境与休息

(1)房间用紫外线空气消毒机消毒,每日2次。

(2)房间温度22~24℃,湿度50%~60%。

(3)床单及地面每日用消毒液擦拭。

(4)使患者保持舒适体位,采取坐位或半坐位有助于改善呼吸和咳嗽排痰。

(三)口腔卫生

积极的口腔护理不仅可以减少潜在致病微生物的定植,也可减少细菌负荷,从而减少肺部感染的发生。

(四)清除痰液,保持气道通畅

二、肺部感染的护理

脑卒中后易发生很多并发症,而肺部感染是最为严重和常见的一种,有效清除痰液是恢复肺功能的关键所在,排痰护理可较好地清除气道分泌物,并有利于患者的康复及预后。

(一)肺部震颤叩拍排痰

1. 适用范围

适用于长期卧床,痰液黏稠不易咳出和长期建立人工气道的患者。

2. 禁忌证

肺栓塞、肺结核、咯血、胸部肿瘤、颅内高压、胸部骨折等。

3. 操作要点

(1)根据患者病变部位,采取相应的体位。

(2)听诊双肺呼吸音和痰鸣音,阅读X线胸片,以确定肺部叩击的位置。

(3)叩击:患者侧卧位或坐位,叩击部位垫薄毛巾,手指并拢,掌心空虚成杯状,掌指关节屈曲120°,指腹与大小鱼肌着落,利用腕关节的力量,有节律地叩击。在患者呼气时在肺段相应的胸壁部位进行有节奏的叩击,每个肺叶1~2min,120~180次/min,总叩击时间5~15min为宜。原则:从下至上,从外向内,从背部第十肋间隙，胸部第六肋间隙开始。边叩击边鼓励患者有效咳嗽。

（4）震颤：护士双手交叉或重叠在病变部位按压，指导患者深吸气后缓慢呼气，在呼气末时做快速、轻柔的上下抖动，每个部位重复6~7个呼吸周期。

（5）鼓励患者有效咳嗽方法：深呼吸3~5次，憋气2s，用力咳嗽。

（6）排痰后再次听诊肺部。

4. 注意事项

（1）叩击时避开乳房和心脏，勿在脊柱、骨突部位进行。

（2）震颤紧跟叩击后进行，只在呼气时震颤。

（3）在餐后2h至餐前30min进行。

（二）机械辅助排痰

1. 适用范围

协助术后、体弱患者增强排除呼吸系统痰液等分泌物的能力，改善淤滞的肺部血液循环状况，预防、减少呼吸系统并发症的发生。

2. 禁忌部位及禁忌证

①出血部位；②气胸、胸壁疾病；③肺部血栓；④肺出血及咯血；⑤房颤、室颤；⑥急性心梗。

3. 操作流程

因市场上各种多频震动治疗仪很多，型号、参数、操作流程都不一样，因此具体的机械辅助排痰操作流程需参照各多频震动治疗仪的使用说明。

4. 注意事项

（1）由于治疗仪对深、浅部组织有震荡、松动作用，使用时应遵照医嘱，严格区分治疗区域，根据患者情况及时调整治疗力度大小、振动频率和治疗时间。

（2）在使用过程中，应依据肺叶形状按从外向内的轨迹移动治疗头，以便使呼吸系统痰液按照细支气管→支气管→气管→体外的顺序蠕动并排出。

（3）每日治疗2次，每次治疗5~10min。

（4）在餐前1~2h或餐后2h进行排痰，避免引起患者恶心、呕吐等不适。

（5）机械辅助排痰前先进行雾化治疗，治疗后5~10min再吸痰。

（三）体位引流

1. 适应证

（1）身体虚弱、高度疲劳、麻痹或有术后并发症而不能咳出肺内分泌物者。

（2）慢性气道阻塞、患者发生急性呼吸道感染以及急性肺脓肿。

（3）长期不能清除肺内分泌物，如支气管扩张、肺囊性纤维化。

2. 禁忌证

（1）年迈及一般情况极度虚弱、无法耐受所需的体位、无力排出分泌物。

（2）抗凝治疗中的患者。

（3）胸廓或脊柱骨折、近期大咯血和严重骨质疏松、急性心梗。

3. 操作要点

（1）健康教育：排痰前讲解体位引流的目的、方法，消除患者的紧张情绪，使患者能很好地配合，令患者全身放松，自然呼吸。

（2）评估：训练前先体格检查和功能评估。采用触诊、叩诊、听诊等方法判断患者肺部哪一段的痰液需要引流。

（3）环境：空气清洁，环境安静。体位排痰训练时间安排在清晨或餐后2h。

（4）根据病变部位采取不同姿势做体位引流。如病变在两肺上叶，则采取坐位或其他适当姿势；如病变在左肺上叶舌叶段和右肺中叶取头低足高30°；如左下肺叶和右下肺叶取头低足高位45°，利于引流。具体的引流体位见第七章第二节相关内容。

（5）若引流5~10min仍未咳出分泌物，则进行下一个体位姿势，总时间不超过10~15min，一般上、下午各1次。

（6）引流过程中观察患者有无面色苍白、发绀、心悸、呼吸困难等情况，如有异常，立即停止引流。

（7）评估与记录：①评估：在引流过的肺叶（段）上听诊呼吸音的改变；②记录：痰液潴留的部位、颜色、质感、数量及气味；③患者对引流的耐受程度、血压、心率情况，呼吸模式，胸壁扩张的对称性等；④恢复合适体位，评估引流效果并记录。

4. 注意事项

（1）认真做好康复教育，告诉患者体位排痰期间应配合饮温水、雾化吸入，使痰液稀释，利于排出。

（2）引流过程中鼓励患者做深呼吸及有效咳嗽，并辅以叩击震颤，每次引流15min，每天1~3次。

（3）引流过程中专人守护，备齐吸痰用物，防止窒息，防止坠床。

（4）体位引流时让患者舒适放松，轻松呼吸，不能过度换气或呼吸急促。

（5）随时观察患者面色及表情，患者不适时注意随时调整姿势或停止引流。

（6）训练过程中避免阵发性咳嗽，连续咳嗽3声后应注意平静呼吸片刻。有脑血管破裂、栓塞或血管瘤病史者应避免用力咳嗽。

（7）引流时间应安排在早晨清醒后进行，因为夜间支气管纤毛运动减弱，气道分泌物易于睡眠时潴留。

第五节 大小便障碍的护理

一、尿潴留患者的护理

（一）评估

（1）患者发生尿潴留的原因：前列腺肥大压迫尿道或者脑卒中疾病本身引起的排尿障碍。

（2）患者处于脑卒中急性期还是恢复期，病情是否危重，是否需要大量输液。

（3）患者是否有心理因素如焦虑、窘迫等。

（4）环境因素的影响，如患者不习惯在病房卧床排尿等。

（5）尿流动力学结果。

（二）心理护理及环境管理

（1）安慰患者，消除其焦虑和紧张情绪。

（2）指导患者养成定时排尿的习惯。

（3）关闭门窗，屏风遮挡，请无关人员回避，房间有单独卫生间时，可让患者去卫生间排尿，家属陪同，以防跌倒或其他意外发生。给患者提供充足的排尿时间使患者安心排尿。

（三）调整体位和姿势及诱导排尿

（1）酌情协助卧床患者采取适当体位，如卧床患者略抬高上身或坐起，尽可能使患者以习惯姿势排尿。对需绝对卧床休息的患者，适当抬高床头，给患者提供便盆/尿壶，围帘遮挡。

（2）利用条件反射如听流水声或用温水冲洗会阴诱导排尿；亦可采用针刺中极、曲骨、三阴交穴或艾灸关元、中极穴等方法，刺激排尿。

（3）热敷、按摩可放松肌肉，促进排尿。切记不能用力按压膀胱，一是防止引起尿液反流导致输尿管和肾脏积水，引起感染；二是暴力按压膀胱易导致膀胱破裂。

（四）留置导尿

1. 适应证

（1）急性期危重症患者、病情不稳定不能排空膀胱的患者。

（2）无法进行其他膀胱管理方法的患者。

（3）需要摄入大量液体的患者。

（4）认知功能障碍的患者。

（5）治疗后膀胱内压仍然不能有效降低的患者。

（6）上尿路受损或膀胱输尿管反流的患者。

（7）应用间歇导尿过程中出现尿路感染，暂时未控制的患者。

2. 禁忌证

（1）怀疑尿道损伤，特别是骨盆创伤，尿道口及会阴部出血、阴囊血肿等情况时。

（2）膀胱容量小，经过治疗仍有强烈的不规律收缩。

3. 并发症

最常见的并发症是尿路感染。此外，长期留置导尿可导致膀胱输尿管反流、尿道关闭不全和尿漏、肾盂积水、自主性异常反射、膀胱结石、肾结石以及膀胱癌等，发生率明显高于间歇导尿。

4. 留置导尿管患者的护理

（1）留置尿管期间，如病情允许应鼓励患者每日摄入水分在2000ml以上（包括口服和静脉输液等），达到冲洗尿道的目的。

（2）保持尿道口清洁，每日用消毒棉球擦拭尿道口2次。排便后及时清洗会阴部。

（3）每日注意观察尿量和尿液颜色、性状。每周更换集尿袋1~2次，若有尿液颜色、性状改变，需及时更换。

（4）每周更换导尿管1次，更换时先不要插尿管，可以让患者用上述方法试行排尿，没有效果时再导尿。

（5）训练膀胱的反射功能，可采用间歇性夹管方式。夹闭导尿管，每3~4h开放1次，使膀胱定期地充盈和排空，促进膀胱功能的恢复。

（6）注意患者的主诉和观察尿液情况，发现尿液浑浊、沉淀、有结晶时，应及时告知医生处理，每周检查尿常规1次。

（五）间歇导尿

1. 适应证

（1）神经系统功能障碍，如脊髓损伤、多发性硬化、脊柱肿瘤等导致的排尿问题。

（2）非神经源性膀胱功能障碍，如前列腺增生、产后尿潴留等导致的排尿问题。

（3）膀胱内梗阻致排尿不完全。

2. 禁忌证

（1）不能自行导尿且照顾者不能协助导尿的患者。

（2）缺乏认知导致不能配合或不能按计划导尿的患者。

（3）尿道解剖异常，如尿道狭窄、尿路梗阻和膀胱颈梗阻的患者。

（4）完全或部分尿道损伤和尿道肿瘤的患者。

（5）膀胱容量小于200ml的患者。

（6）尿路感染的患者。

（7）严重的尿失禁的患者。

（8）每天摄入大量液体无法控制者。

（9）经过治疗，仍有膀胱自主神经异常反射者。

（10）下列情况需慎用间歇导尿术：前列腺、膀胱颈或尿道手术后，装有尿道支架或人工假体等。

3. 并发症

尿路感染、尿道损伤、出血、生殖系统感染、膀胱过度膨胀、尿失禁、尿路梗死、尿道狭窄、膀胱结石等。

4. 操作流程

1）清洁间歇导尿

（1）用物准备：推荐使用亲水涂层导尿管（12~14F）、湿巾、量杯、镜子（女）。

（2）操作步骤：①患者排尿后清洗会阴部：使用清水洗净会阴部，并使用清洁干毛巾擦干。②洗手：操作者使用肥皂或洗手液搓洗双手，用清水冲洗干净，再用清洁毛巾擦干。③润滑导尿管：轻轻地左右晃动亲水涂层导尿管，使包装袋内润滑液充分均匀地湿润管体。撕下包装袋背面上的双面胶纸，粘在光滑的平面上，如治疗车、床头柜侧面等备用。④撕开外包装，至导尿管连接头完全露出。⑤清洁及导尿：男性患者是将阴茎包皮轻轻后推，暴露尿道外口，用湿巾自尿道口向外、向后旋转擦拭尿道口、龟头及冠状沟。另一手捏住导尿管上的连接头，取出导尿管，用无触摸方式将导尿管插入尿道；导尿管插入约一半，感觉到阻力时，将阴茎与腹部呈现约90°角，阻力消失后继续插入；当看到有尿液滴出时，将尿液引流入小便器。女性患者是一手分开大阴唇，暴露小阴唇，从前向后分别对小阴唇、尿道口进行清洁。另一手捏住导尿管接头上的连接管，取出导尿管，用无触摸方式将导尿管插入尿道（女患者使用镜子找到尿道口）；当看到有尿液滴出时，继续插入1cm，将尿液引流入小便器。⑥当尿流速度减慢时，用手在耻骨上缓慢施压使尿液完全排出，然后将导尿管向外缓慢撤出，使残余尿液完全排空，最后反折导尿管，缓慢拔出。⑦撤除用物，将导尿量记录在排尿日记上。

2）无菌间歇导尿

（1）用物准备：无菌导尿包（亲水涂层导尿管12~14F、手套、镊子、治疗巾、消毒棉球、润滑剂、弯盘）、量杯、镜子（女）。

（2）操作步骤：患者排尿后按无菌导尿技术排空膀胱后缓慢拔出尿管，将导尿量记录在排尿日记上。

5. 间歇导尿时机和频率

（1）间歇导尿时机：间歇导尿宜在患者病情基本稳定、无须大量输液（<500ml）、饮水规律、无尿路感染的情况下开始。

（2）导尿间隔时间：导尿间隔时间取决于残余尿量。根据膀胱容量测定仪评估，每次导尿量以不超过患者的最大安全容量为宜，一般每日导尿次数不超过6次；随着残余尿量的减少可逐步延长导尿间隔时间。残余尿大于300ml每日导尿6次，大于200ml每日导尿4次，小于200ml每日导尿2~3次，100ml每日导尿1次，当每次残余尿量<100ml时，可停止间歇导尿。

6. 间歇导尿注意事项

（1）切忌待患者尿急时才排放尿液。

（2）如在导尿过程中遇到障碍，应先暂停5~10 s并把导尿管拔出3cm，然后再缓慢插入。

（3）在拔出导尿管时若遇到阻力，可能是尿道痉挛所致，应等待5~10min再拔管。

（4）插尿管时宜动作轻柔，特别是对于男性患者，切忌用力过快过猛致尿道黏膜损伤。

（5）如遇下列情况应及时报告处理：出现血尿；尿管插入或拔出失败；插入导尿管时出现疼痛加重并难以忍受；泌尿道感染、尿痛；尿液混浊、有沉淀物、有异味；下腹或背部疼痛，有烧灼感等。

（6）每次导尿情况需记录在排尿日记上。

（7）膀胱容量足够、膀胱内压应低于40cmH_2O（3.92kPa）。在进行间歇导尿前1~2d教会患者按计划饮水，24h内均衡地摄入水分，每日饮水量控制在1500~2000ml。

（8）饮水计划：由于患者的饮水量或进食量会直接影响其排尿的次数及容量，甚至影响膀胱及肾功能等，所以正确的饮水计划至关重要。

（9）膀胱训练期间饮水量应控制在1500~2000ml，于6：00~20：00平均分配饮水量，每次不超过400ml，入睡前3h尽量避免饮水。可将饮水计划表放置于床边，以便患者及家属参考。参考饮水计划：早餐400ml水分。早餐后午餐前200ml水分。午餐400ml水分。午餐后晚餐前200ml水分。晚餐400ml水分。晚8点200ml水分。（如进食水果或汤类、流质则将减少相应饮水量）。

（10）在限水的同时应特别注意患者有无脱水或意识不清等情况，脱水会使尿液加重对膀胱黏膜的刺激，导致尿频或尿急等症状。

（11）患者口服抑制膀胱痉挛的药物时会有口干的不良反应，交待患者不要因此而大量饮水，只需间断少量饮水，湿润口腔即可。

（12）进食或饮水后，及时准确地记录水分量，每天的进出量须保持平衡，如未能达到目标，需根据情况做出适当的调整。

二、尿失禁患者的护理

（一）心理护理

尿失禁常会给患者造成很大的心理压力，如精神苦闷、忧郁、丧失自尊等。他们期望得到他人的理解和帮助，同时尿失禁也给患者的生活带来许多不便。医务人员应尊重和理解患者，给予安慰、开导和鼓励，使其树立恢复健康的信心，积极配合治疗和护理。

（二）皮肤护理

1. 一般护理

注意保持皮肤清洁干燥。床上铺一次性中单，也可使用尿垫或一次性纸尿裤。经常用温水清洗会阴部皮肤，勤换衣裤、床单、尿垫。根据皮肤情况，定时按摩受压部位，防止压力性损伤的发生。

2. 失禁性皮炎的护理

（1）局部清洗：尽快清除尿液或粪便，禁止使用碱性肥皂，以免造成皮肤的二次损伤，尽量选用无刺激性、接近皮肤 pH 值的清洗剂。

（2）润肤：清洗后涂抹润肤油或者皮肤保湿剂，锁住皮肤水分。

（3）隔离、保护：涂抹皮肤保护剂如氧化锌、二甲基硅油等及液体状的丙烯酸酯。避免或尽量减少皮肤暴露于尿液或粪便。

（三）应用失禁产品

必要时应用失禁产品引流尿液，如尿壶、尿袋、集尿器、尿垫、尿不湿等。女性患者可用女式尿壶紧贴外阴部接取尿液；男性患者可用尿壶接尿，也可用阴茎套连接集尿袋，接取尿液，但此方法不宜长时间使用，每天要定时取下阴茎套和尿壶，清洗会阴部和阴茎，并将其局部暴露于空气中。

（四）重建正常的排尿功能

（1）如病情允许，指导患者每天白天摄入液体 2000~3000ml。因多饮水可以促进排尿反射，还可预防泌尿系统的感染。入睡前限制饮水，减少夜间尿量，以免影响患者休息。

（2）观察排尿反应，定时使用便器，建立规则的排尿习惯，刚开始时每 1~2h 使用便器 1 次，以后间隔时间可以逐渐延长，以促进排尿功能的恢复。

（3）指导患者进行骨盆底部肌肉的锻炼，以增强控制排尿的能力。具体方法是患者取立、坐或卧位，试做排尿（排便）动作，先慢慢收紧盆底肌肉，再缓缓放松，每次 10s 左右，连续 10 次，每日进行数次。以不觉疲乏为宜。

（五）留置导尿

对长期尿失禁的患者，可行留置导尿术，避免尿液浸渍皮肤，发生皮肤破溃或者失禁性皮炎。根据患者的情况定时夹闭和引流尿液，锻炼膀胱壁肌肉张力，重建膀胱储存尿液的功能。

三、便秘患者的护理

（一）合适的排便环境

为患者提供单独隐蔽的排便环境及充裕的排便时间，如拉上围帘或用屏风遮挡，避开查房、治疗护理和进餐时间，消除患者的紧张情绪，保持心情舒畅，利于排便。

（二）选取适宜的排便姿势

在床上使用便盆时，除非有特别禁忌，最好采取坐姿或者床头抬高，利用重力作用增加腹内压促进排便。病情允许时让患者下床上厕所排便。

（三）腹部环形按摩

排便时用手沿结肠解剖位置自右向左顺时针环形按摩腹部。可促使降结肠的内容物向下移动，并可增加腹内压，促进排便。

（四）药物治疗

（1）外用通便剂：开塞露、甘油栓等。其作用机制是软化粪便、润滑肠壁，刺激肠蠕动促进排便。

（2）口服缓泻剂：番泻叶、蓖麻油、麻仁丸、四磨汤等。

（3）灌肠：小剂量温水 200ml 灌肠，一般 10~15min 后即会出现肠蠕动。灌肠过程中注意观察患者的反应，灌入速度不可过快过猛，嘱患者尽量保留溶液，充分软化粪便，利于排便。

（五）饮食疗法

多食可促进排便的食物和饮料。如新鲜蔬菜、水果、粗粮等高纤维食物。餐前饮热水、柠檬汁等热饮，促进肠蠕动，多饮水，病情允许时每日液体摄入量不少于 2000ml。

（六）直肠刺激

便坚硬者，可用手抠出。若为软便，可用示指或中指戴指套，涂抹润滑油后缓缓插入直肠，在不损伤直肠黏膜的前提下，沿直肠壁做环形运动并缓慢牵伸肛管，诱导排便反射。每次刺激时间持续 1min，间隔 2min 后可以再次进行。

（七）锻炼和建立排便习惯

（1）指导患者增强腹肌运动。

（2）指导患者选择一个合适的自身排便的时间。理想的排便的时间是进食后（早餐后）效果最好，每天固定在此时间排便，并坚持下去，不随意使用缓泻剂及灌肠等方法。

四、排便失禁患者的护理

（一）心理护理

尊重和理解患者，给予心理安慰和支持，帮助患者树立信心，配合治疗和护理。

（二）皮肤护理

（1）床上铺橡胶（或塑料）单和中单或一次性尿布，每次便后用温水洗净肛门周围及臀部皮肤，保持皮肤清洁干燥。

（2）肛门周围涂搽软膏以保护皮肤，避免破损感染。

（3）注意观察骶尾部皮肤变化，定时按摩受压部位，预防压力性损伤的发生。

（4）保持床褥、衣服清洁，室内空气清新，及时更换污湿的衣裤被单，定时开窗通风，除去不良气味。

（5）失禁性皮炎，按照失禁性皮炎的护理方法进行护理。

（三）重建控制排便的能力

了解患者排便时间，掌握排便规律，定时给予便盆，促使患者按时自己排便；与医生协调定时应用导泻栓剂或灌肠，以刺激定时排便；教会患者进行肛门括约肌及盆底部肌肉收缩锻炼。指导患者取立、坐或卧位，试做排便动作，先慢慢收缩肌肉，然后再慢慢放松，每次10s左右，连续10次，每次锻炼20~30 min，每日数次。以患者感觉不疲乏为宜。

（四）饮食习惯管理

（1）保证患者每天摄入足量的液体，2000ml 以上。

（2）规律饮食：①增加膳食中纤维的含量，如玉米、燕麦、茭白、芹菜、苦瓜、苹果等；②给予清淡、易消化饮食，如烂面条、米饭、青菜、豆腐等；③忌辛辣刺激性食物，如辣椒、葱姜蒜、韭菜、洋葱、油炸物等。

第六节　压力性损伤的护理

压力性损伤，又名压疮、褥疮，为脑卒中患者的常见并发症，发生原因为多种因素导致，后期若护理措施不得当，造成创面长久不愈合，给患者及家属带来很大的困扰。但是压疮可防可控可治，需要采取正确的防治措施。

一、压力性损伤的定义

2016年美国压疮咨询委员会（National Pressure Ulcer Advisory Panel，NPUAP）对压疮的定义进行了重新界定。将压疮更名为压力性损伤，指皮肤和深部软组织的局部损伤，通常位于骨隆突部位，或与医疗器械等相关，其可以表现为完整的皮肤或开放性溃疡，可能伴有疼痛。

二、压力性损伤的风险评估

脑卒中患者入院后常规进行压力性损伤的风险评估，风险评估工具常用量表评定。常用的量表有：Braden量表、Norton量表、Gosnell量表、Waterlow量表等。目前国际上公认的临床使用较为广泛的为Braden量表（表10-6-1），经过信度与效度测试，其敏感性及特异性较为平衡，适用于内外科及老年患者的评估。它将营养、移动能力、活动能力、潮湿、摩擦力、剪切力，以及感觉等因素列入其中。评估结果：总分23分，15~18分为低危险；13~14分中度危险；10~12分为高危险；≤9分为极高危；总分≤18分或单项≤2分者应执行预防性护理措施。

表10-6-1　Braden危险因素评定量表

项目	1分	2分	3分	4分
感知	完全受损	非常受损	轻度受损	未受损
潮湿	持续潮湿	经常潮湿	有时潮湿	很少潮湿
活动能力	制动卧床	可坐椅子	偶尔行走	经常行走
移动能力	完全无法行动	严重受限	轻度受限	未受限
营养	非常差	可能不足	足够	非常好
剪切力和摩擦力	有问题	有潜在问题	无明显问题	

三、压力性损伤的预防

对于压力性损伤的患者，预防重于治疗，一旦发生，会给脑卒中患者的康复带来很大的负担。

（一）高危风险患者压力性损伤的预防

（1）给予使用交替式气垫床，建立翻身卡，每2h变换1次体位，根据情况可缩短时间。

（2）协助患者翻身、变换体位时，避免拖、拉、拽等动作。

（3）床头放置醒目标识，引起患者及家属的重视。

（4）保持患者皮肤清洁，避免局部刺激，及时清理患者尿液、粪便、汗液等排泄物和分泌物。用温水给患者进行清理、清洗，不宜使用酒精和热水。

（5）每1~2h用软枕垫于肩胛下、骶部、足跟处。

（6）骨骼隆突部位贴保护膜、减压贴。

（7）半卧位时床头角度<30°，侧卧位<30°，有效减轻摩擦力和骨隆突部的压力。

（8）卧床患者鼓励早期进行主被动活动，促进血液循环，减轻水肿。

（9）及时监测营养状况，进行营养的补充；向患者提供高热量、高蛋白、高维生素，富含钙、锌的食物，通过静脉或者胃肠内进行补充。

（10）心理疏导，多鼓励患者正确面对疾病。

（11）对患者和家属积极开展压力性损伤的预防知识宣教。

（二）器械相关压力性损伤的预防

（1）及时评估：一方面评估器械接触部分皮肤的完整性、温湿度、皮下脂肪厚度、水肿情况及与器械接触部位的感知觉情况等；另一方面是对器械的评估，评估器械的材质、硬度、特性、使用时间与频率、使用过程中是否存在摩擦等。

（2）保持器械之下的皮肤清洁干燥，每天至少检查器械下皮肤2次，观察皮肤有无潮湿、发红、破损。

（3）如果皮肤发红，应及时为患者调整体位或重新安置医疗器械，使压力再分布并减小剪切力。

（4）使用预防性敷料，预防性敷料包括泡沫敷料、透明薄膜敷料、水胶体敷料等。液体敷料配合水胶体敷料能有效减轻局部皮肤的压力性损伤。

（5）使用敷料时应注意：①评估患者皮肤的脆弱程度；②避免多层预防性敷料叠加使用，增加额外的压力；③选择敷料要考虑患者皮肤是否耐受，是否过敏。

（三）佩戴矫形器的患者压力性损伤的预防

（1）佩戴矫形器之前，对矫形器部位的皮肤进行保护，可使用预防性敷料。

（2）每日检查患者肢端血液循环、肢体肿胀情况，注意检查局部皮肤有无发红、疼痛、破损等情况，并针对发现的问题及时采取有效措施。

（3）骨突出部位应加软垫缓解受压，对造成局部受压严重的矫形器，请矫形师进行调整。

（4）注意保持皮肤清洁，每日清洗局部皮肤并保持干燥。

四、压力性损伤的分期及治疗

（一）Ⅰ期压力性损伤

1. 表现

Ⅰ期压力性损伤表现为皮肤完整，皮肤出现红、肿、热、痛或麻木，解除压力

30min后，皮肤颜色不能恢复正常。

2. 处理

Ⅰ期压力性损伤为可逆性，及时去除病因，做好评估，制订有效防护措施。及时、有效、全面宣教，防止受压、合理使用护理产品。如薄型水胶体、泡沫敷料等。

（二）Ⅱ期压力性损伤

1. 表现

Ⅱ期压力性损伤表现为皮肤的表皮层、真皮层或二者发生损伤或坏死。受压部分呈紫红色，皮下产生硬结。皮肤因水肿而变薄，常有水疱形成，且极易破溃。水疱破溃后表皮脱落显露潮湿、红润的创面，患者有疼痛感。脂肪及深部组织没有外露，也没有肉芽组织、腐肉或焦痂。此期损伤通常是由于局部不良的微环境、骨盆和足跟部位皮肤受到剪切力所致。

2. 处理

小水疱（直径<2mm）：消毒后外贴水胶体、泡沫敷料。大水疱（直径>2mm）：消毒后无菌注射器抽取疱液，外贴透明膜、水胶体、泡沫敷料。表皮水疱破损时：生理盐水清洗，抹干，外贴水胶体敷料、藻酸盐敷料、泡沫敷料等。

（三）Ⅲ期压力性损伤

1. 表现

Ⅲ期压力性损伤指皮肤全层缺损，脂肪组织外露，通常可见肉芽组织或创缘内卷，局部也可有腐肉和（或）焦痂。组织损伤的深度因解剖部位而异，脂肪组织丰富的部位可能创面会更深。可能会出现潜行腔隙和窦道，没有筋膜、肌肉、肌腱、韧带、软骨和（或）骨的外露。如果腐肉或焦痂掩盖了组织缺损程度，就是不可分期的压力性损伤。

2. 处理

需彻底清创，去除坏死组织，控制感染，生理盐水清洗伤口，选择合适敷料，伤口过干时可以涂抹水凝胶敷料，渗液多创面不深时可外贴泡沫敷料；有腔道时可填塞藻酸盐敷料；存在感染时选择银离子敷料等。创面较大较深时可行外科手术：皮瓣移植修复术。

（四）Ⅳ期压力性损伤

1. 表现

Ⅳ期压力性损伤指全层皮肤和组织缺损形成的溃疡，伴有可见或可触及的筋膜、肌肉、肌腱、韧带、软骨或骨外露，局部也可有腐肉和（或）焦痂。通常伴有创缘内卷、潜行腔隙和（或）窦道。溃疡深度因解剖部位而异。如果腐肉或焦痂掩盖了组织缺损程度，就是不可分期的压力性损伤。

2. 处理

需彻底清创，去除坏死组织及腐肉，减低感染，保护正常的筋膜骨骼，生理盐水清洗伤口，选择合适敷料，有干痂和腐肉时可用水凝胶敷料，有腔道时可填塞藻酸盐敷料；存在感染时选择银离子敷料。必要时行外科手术：皮瓣移植修复术。

（五）不可分期的压力性损伤

1. 表现

不可分期的压力性损伤指虽然有全层皮肤和组织缺损，但是由于局部有腐肉和（或）焦痂覆盖，缺损程度难以确定，如果去除了腐肉和（或）焦痂，就能明确是Ⅲ期还是Ⅳ期压力性损伤。足跟或缺血肢体的稳定焦痂（干燥、黏附紧密、完整、无红斑或波动感）不应该软化或去除。

2. 处理

需彻底清创，去掉痂皮和腐肉，控制感染。生理盐水清洗伤口，选择合适敷料，有干痂和腐肉时可用水凝胶加泡沫敷料，有腔道时可填塞藻酸盐敷料；存在感染时选择银离子敷料。必要时行外科手术：皮瓣移植修复术。

（六）深部组织压力性损伤

1. 表现

深部组织压力性损伤指皮肤完整或不完整，局部呈现、持续指压不变白的深红色、栗色、紫色，或表皮分离后可见黑色创基或充血的水疱。疼痛和温度改变往往早于皮肤颜色变化。深色皮肤的颜色改变可能会有所不同。如果可见坏死组织、皮下组织、肉芽组织、筋膜、肌肉或其他深层组织，那么就是皮肤全层的压力性损伤（不可分期或Ⅳ期）。

2. 处理

需及时去除病因（压力或剪切力），避免受压，做好评估，制订有效防护措施，可外贴泡沫敷料，待组织修复或坏死组织局限。正常组织与坏死组织界限清楚时再行清创术。

第七节　安全管理

脑卒中康复期常遗留有不同程度的后遗症，包括肢体、语言、认知等方面的障碍，住院期间容易发生意外，如跌倒、坠床、脱管、误吸、烫伤等意外。因此安全管理是保障患者生命安全的必备条件，是减少质量缺陷、提高护理水平的关键环节。

一、跌倒坠床的管理

（一）跌倒坠床的风险评估

跌倒的风险因素有多种，包括内在的风险因素和外在的风险因素，明确跌倒的风险因素并对其进行评估，有助于制订跌倒预防方案。目前国内外关于跌倒评估的工具和方法很多，应该根据当地实际情况选择合适的评估方法。要求所有住院患者在入院后24h内完成跌倒坠床的风险评估。

住院患者跌倒／坠床风险评估记录表见表10-7-1。总分为14分，无记0分，评分≥4分，确定患者为有跌倒／坠床的危险，得分越高表明跌倒风险越大。

表10-7-1　住院患者跌倒／坠床风险评估记录表

评估内容		危险因子	分数	分值
最近1年跌倒史		无	0	
		曾有跌倒经历	1	
意识障碍		意识正常，或深昏迷	0	
		偶尔或持续意识模糊	1	
视力障碍		无	0	
		单盲，双盲，弱视，白内障，青光眼，眼底病，复视	1	
活动障碍	活动能力	活动正常	0	
		有活动障碍，需他人、辅助器协助	1	
	行为	行为正常	0	
		躁动不安，沮丧，认知障碍	1	
	排泄	可自行处理，或留置导尿	0	
		如厕需协助，尿频，腹泻，大小便失禁	1	
年龄		<65周岁	0	
		≥65周岁	1	
体能虚弱		步态稳健平衡	0	
		步态不稳或结合专科疾病	3	
头晕，眩晕，体位性低血压，高血压		无	0	
		有	2	
特殊用药：镇静安眠，利尿剂，降压药，麻醉止痛剂，泻剂，散瞳剂，镇挛抗癫剂		未使用此类药物	0	
		24h内使用任何1种及以上特殊药物	1	
家人或其他人员陪伴		24h有家人或其他人员陪伴	0	
		24h无家人或其他人员陪伴	1	
评分（总分）				

第十章　脑卒中康复护理

（二）预防跌倒坠床的护理措施

（1）引导患者熟悉病房环境，有高危风险的患者要进行床头醒目标识设置，严格交接班，并加强对患者及家属的防跌倒坠床措施宣教。

（2）病房环境要求光线充足、地面干净、不潮湿；保洁时有提醒标识；保持走廊通畅，无障碍物。卫生间有醒目的防跌倒标识。

（3）对存在认知障碍、运动障碍、平衡障碍的患者进行相应康复训练。

（4）药物的合理应用：脑卒中患者大多患有多种疾病，如服用降压药、精神类药物等，对于高血压患者，每日多次血压测定，必要时进行卧立位血压检测，防止体位性低血压；服用安眠药、抗精神病药的患者，注意询问晨起是否头昏乏力等现象，及时通知医生。

（5）患者卧床时拉好护栏，离床活动时应有专人陪护。注意固定病床、轮椅的轮子，患者床椅转移时，固定床椅，以免患者滑脱致摔倒。

（6）加强巡视，及时回应患者呼叫。

（7）穿大小合适的防滑鞋及长短合适的裤子。

（三）发生跌倒坠床的紧急处理

（1）患者发生跌倒或坠床时，立即赶到患者身边并通知医生，检查患者跌伤情况，判断患者生命体征、神志、意识、受伤部位、全身情况等，初步判断跌倒的原因或病因。

（2）受伤较轻者，可搀扶或用轮椅将患者送回病床，嘱卧床休息，安慰患者，测量血压、脉搏，配合医生根据病情给予进一步的检查和治疗。

（3）若皮肤出现肿胀、瘀斑等软组织损伤，立即给予冰（冷）敷。

（4）对疑有骨折或肌肉、韧带损伤的患者，应根据受伤部位的伤情采取相应正确的搬运方法，将患者抬到病床，配合医生为患者做进一步的检查和治疗。

（5）对于头部摔伤、出现意识障碍等危及患者生命的情况时，将患者抬到病床，严密观察病情变化（心电监护），监测神志、瞳孔、呼吸、血压等生命体征，迅速采取有效的抢救措施。

（6）对发生心跳、呼吸暂停者应立即通知医生并就地给予人工呼吸、胸外按压术，复苏有效后及时将患者抬至病床以利于进一步抢救和治疗。

（7）及时书写护理记录，仔细交接班，填写《护理不良事件上报表》上报护理部。讨论事件发生的根本原因，进行整改。

二、非计划性拔管的管理

（一）非计划性拔管的风险评估

通过对患者意识、管道类型、年龄、活动、疼痛、沟通等方面进行评估，筛选出高危非计划性拔管的患者，给予干预。评估表见表10-7-2。填表说明如下：

(1) 患者有以上任何一种管道者初评，在相应危险因子栏内打分，无此项为0分。

(2) 评分说明：管道种类项取最高分，不累计，得分越高表明患者导管脱落风险越大。单项管道评分<8分，首次评分记录，加强宣教，班班交接；单项管道评分≥8分，每班评估，告知患者和家属并签字，落实防范措施并记录。

(3) 一类管道（尿管）得分1分；二类管道（胃管、腹腔引流管、造瘘管）得分2分；三类管道（气管插管、胸腔闭式管、动静脉插管、脑室引流管、营养管、T管）得分3分。若有附加的其他管道，请参考以上管道性质给分。

(二) 预防非计划性拔管的护理措施

(1) 床头放置醒目标识，导管妥善固定，连接处严密，固定带松紧适宜。

(2) 加强巡视，发现问题及时解决。

(3) 对于烦躁不安的患者，给予必要的肢体约束，或根据医嘱予以镇静药物，防止患者对导管的拉拽。

(4) 为患者实施各种治疗（如翻身、拍背、吸痰等）时，专人固定导管，避免牵拉、拖拽等以防导管脱落。

(5) 严格交接班，按照要求进行巡视，注意各类导管的位置、深度、固定情况、引流情况等。

(6) 和患者及家属进行有效沟通，告知患者或家属预防导管脱落的相关措施。

(三) 发生拔管的紧急处理

(1) 发现导管脱落，应立即协助患者保持合适体位，安慰患者及家属。

(2) 脑室引流管、胸腔引流管、腹腔引流管等发生脱管，立即保持局部伤口的无菌状态，采取必要的紧急措施，如无菌敷料覆盖引流口处、夹闭导管等。根据病情采取相应措施，如立即重新置入引流管或停止引流，处理局部伤口。观察患者生命体征，观察局部引流情况，并做好护理记录。

(3) 肠（膀胱）造瘘管、留置胃管或尿管，出现脱管时应给予重新留置。

(4) 气管切开患者要加强巡视，床头要常备气管切开包，一旦发生脱管，将会危及生命，需要立即重新置入气管套管。

(5) 记录脱管原因，填写《护理不良事件上报表》上报护理部，讨论事件发生的根本原因，进行整改。

表 10-7-2 住院患者导管脱落危险评估记录表

危险因子分值（分）		分值
管道种类	尿管（1）	
	胃管（2）	
	造瘘管（3）	
	腹腔引流管（4）	
	营养管（3）	
	脑室引流管（3）	
	动静脉插管（3）	
	T管（3）	
	胸腔闭式引流（3）	
	气管插管（3）	
年龄	7岁以下（2）	
	70岁以上（2）	
意识	嗜睡（2）	
	谵妄（3）	
	躁动（3）	
精神	焦虑（2）	
	恐惧（2）	
	烦躁（3）	
活动	术后3d内（3）	
	行动不稳（2）	
	偏瘫（2）	
	使用助行器（2）	
	不能自主活动（1）	
管道数量	管道种类≥3（1）	
	管道种类≥5（2）	
疼痛	难以耐受（3）	
	可耐受（1）	
沟通	一般，能理解（1）	
	差，不配合（3）	
总评分		
脱管发生（有划×，无划√）		

参考文献

[1] 王拥军,刘鸣,蒲传强.中国缺血性脑卒中和短暂性脑缺血发作二级预防指南 2014[J].中华神经科杂志,2015,48(4):258-273.

[2] 王玉龙.神经康复学评定方法[M].北京：人民卫生出版社，2015.

[3] 励建安,张通.脑卒中康复治疗[M].北京：人民卫生出版社，2016.

[4] 中华医学会神经病学分会神经康复学组,中华医学会神经病学分会脑血管病学组,卫生部脑卒中筛查与防治工程委员会办公室.中国脑卒中康复治疗指南(2011完全版)[J].中国康复理论与实践,2012,18(4):301-318.

[5] 邱卓英.《国际功能、残疾和健康分类》研究总论[J].中国康复理论与实践,2003,9(1):2-5.

[6] 邱卓英,励建安,吴弦光.ICF核心分类组合临床实践手册[M].北京：人民军医出版社,2013.

[7] 惠艳娉,席悦,张巧俊.脑卒中康复治疗进展[J].华西医学,2018,33(10):1295-1302.

[8] 王茂斌,神经康复学[M].北京：人民卫生出版社,2009.

[9] 王玉龙.康复功能评定学[M].3版.北京：人民卫生出版社,2018.

[10] 李曾慧萍.手功能康复评定[M].北京：人民卫生出版社,2016.

[11] （美）苏珊·阿德勒,（比）多米尼克·贝克斯.实用PNF治疗：本体感觉神经肌肉促进技术图解指南[M].4版.刘钦刚,译.北京：华夏出版社,2018.

[12] 古泽正道,李建军.康复治疗：新Bobath治疗[M].北京：人民军医出版社,2015.

[13] 陈文华.软组织贴扎技术基础与实践：肌内效贴实用诊疗技术图解[M].上海：上海科学技术出版社,2016.

[14] 符仲华.浮针疗法治疗疼痛手册[M].北京：人民卫生出版社,2011.

[15] （瑞士）戴维斯.循序渐进——偏瘫患者的全面康复治疗[M].2版.刘钦刚译.北京：华夏出版社,2014.

[16] 沈滢,张志强.康复治疗师临床工作指南·物理因子治疗技术[M].北京：人民

卫生出版社, 2019.

[17] 林志诚, 薛偕华, 江一静, 等. 中医康复临床实践指南·脑卒中 [J]. 康复学报, 2019,29(6):6-9,15.

[18] 高思山, 韩培海, 李成君, 等. 脑卒中简化中医辨证分型诊疗策略研究与临床应用 [J]. 国际医药卫生导报, 2017,23(2):149-154.

[19] 王泽琴, 傅泽锋, 米秀娟, 等. 刺血醒脑法治疗急性缺血性脑卒中的临床研究 [J]. 中国中医急症, 2019,28(4):648-651.

[20] 许光旭. 中医与康复技术体系的挖掘与辩证 [J]. 康复学报, 2020,30(1):11-15.

[21] 石学敏. 针灸学 [M] 北京: 中国中医药出版社, 2011.

[22] 张敬华, 陈骋, 陆建虎, 等. 太极步法辅助常规康复训练对脑卒中恢复期偏瘫患者肢体平衡障碍的影响 [J]. 国际中医中药杂志, 2020(5):427-430.

[23] 陈智深. 中药熏洗在脑卒中后肩痛中的应用 [J]. 光明中医, 2020,35(12):1874-1876.

[24] 马园, 张静. 循经刮痧拔罐艾灸与中药贴敷中医综合护理干预对中风恢复期偏瘫肢体功能的康复效果研究 [J]. 实用临床护理学电子杂志, 2019,4(49):76.

[25] Demirtas-Tatlidede A, Alonso-Alonso M, Shetty R P, et al. Long-term effects of contralesional rTMS in severe stroke: safety, cortical excitability, and relationship with transcallosal motor fibers [J]. NeuroRehabilitation, 2015, 36(1): 51-59.

[26] Yukimasa T, Yoshimura R, Tamagawa A, et al. High-frequency repetitive transcranial magnetic stimulation improves refractory depression by influencing catecholamine and brain-derived neurotrophic factors [J]. Pharmacopsychiatry, 2006,39(2):52-59.

[27] 许毅, 李达, 谭立文, 等. 重复经颅磁刺激治疗专家共识 [J]. 转化医学杂志, 2018, 7(1): 4-9.

[28] Nitsche M A, Paulus W. Excitability changes induced in the human motor cortex by weak transcranial direct current stimulation [J]. J Physiol,2000,527(3):633-639.

[29] Ardolino G, Bossi B, Barbieri S, et al. Non-synaptic mechanisms underlie the after-effects of cathodal transcutaneous direct current stimulation of the human brain [J]. J Physiol,2005,568(2): 653-663.

[30] Siebner H R, Lang N, Rizzo V, et al. Preconditioning of low-frequency repetitive transcranial magnetic stimulation with transcranial direct current stimulation: Evidence for homeostatic plasticity in the human motor cortex[J]. Journal of Neuroscience,2004,24(13):3379-3385.

[31] Antal A, Alekseichuk I, Bikson M, et al. Low intensity transcranial electric stimulation: Safety, ethical, legal regulatory and application guidelines[J]. Clinical Neurophysiology, 2017,128(9): 1774-1809.

[32] 郭铁成，黄晓琳，尤春景. 康复医学临床指南 [M]. 北京：科学出版社，2016.

[33] 陈立典，吴毅. 临床疾病康复学 [M]. 北京：科学出版社，2016.

[34] 刘立席. 康复评定技术 [M]. 北京：人民卫生出版社，2016.

[35] 倪朝民. 神经康复学 [M]. 北京：人民卫生出版社，2008.

[36] 贾建平. 神经病学 [M]. 8版. 北京：人民卫生出版社，2005.

[37] 王耀山，牛平. 脑卒中后感觉功能、反射和平衡功能评估 [J]. 中国临床康复，2002,6(9): 1238-1240.

[38] 陈晓虹，王玉洁. 偏瘫肢体的感觉障碍 [J]. 现代康复，2000,4(4): 486-488.

[39] Carlsson H, Gard G, Brogardh C. Upper-limb sensory impairments after stroke: Self-reported experiences of daily life and rehabilitation[J]. J Rehabil Med, 2018, 50(1):45-51.

[40] Siao P, Cros D P. Quantitative sensory testing[J]. Phys Med Rehabil Clin N Am, 2003, 14(2):261-286.

[41] Yukihiro H. Brain plasticity and rehabilitation in stroke patients[J]. J Nippon Med Sch, 2015, 82(1):4-13.

[42] 王茂斌，神经康复学 [M]. 北京：人民卫生出版社，2009.

[43] 中国痴呆与认知障碍诊治指南写作组，中国医师协会神经内科医师分会认知障碍疾病专业委员会. 2018 中国痴呆与认知障碍诊治指南（五）：轻度认知障碍的诊断与治疗 [J]. 中华医学杂志，2018,98(17):1294-1301.

[44] 王俊. 中国卒中后认知障碍防治研究专家共识 [J]. 中国卒中杂志，2020,15(2):158-166.

[45] 董强，郭起浩，罗本燕，等. 卒中后认知障碍管理专家共识 [J]. 中国卒中杂志，2017,12(6):519-531.

[46] Winstein C J, Stein J, Arena R, et al. Guidelines for Adult Stroke Rehabilitation and Recovery: A Guideline for Healthcare Professionals from the American Heart Association/American Stroke Association[J]. Stroke, 2016,47(6):e98-e169.

[47] 黄昭鸣，朱群怡，卢红云. 言语治疗学 [M]. 上海：华东师范大学出版社，2017.

[48] 陈卓铭. 语言治疗性 [M]. 3版. 北京：人民卫生出版社，2018.

[49] 卫冬洁，江钟立. 失语症康复治疗技术 [M]. 北京：人民卫生出版社，2019.

[50] 高素荣. 失语症 [M]. 北京：北京大学医学出版社，2006.

[51] 汉语失语症康复治疗专家共识组. 汉语失语症康复治疗专家共识[J]. 中华物理医学与康复杂志, 2019, 41(3):161-169.

[52] 李胜利. 言语治疗学[M]. 北京：华夏出版社, 2004.

[53] Anne Whitworth. 失语的认识神经心理学评估与治疗临床指南[M]. 常静玲译. 北京：北京大学医学出版社, 2016.

[54] 窦祖林. 吞咽障碍评估技术[M]. 北京：电子工业出版社, 2017.

[55] 窦祖林. 吞咽障碍评估与治疗[M]. 2版. 北京：人民卫生出版社, 2017.

[56] 窦祖林, 万桂芳. 吞咽障碍康复技术[M]. 北京：电子工业出版社, 2019.

[57] 曾西, 许予明. 实用吞咽障碍治疗技术[M]. 北京：人民卫生出版社, 2014.

[58] 中国吞咽障碍康复评估与治疗专家共识组. 中国吞咽障碍评估与治疗专家共识(2017年版)[J]. 中华物理医学与康复杂志, 2018, 40(1):1-10.

[59] 陆如蓝, 张成亮, 周先举. 重复经颅磁刺激在脑卒中康复中的临床应用进展[J]. 医学综述, 2018, 24(6):1097-1102.

[60] 喻勇, 姜丽, 窦祖林, 等. 基于系统回顾法的吞咽障碍ICF核心类目研究[J]. 中华物理医学与康复杂志, 2016, 38(2):96-99.

[61] 董艺, 谭浩. 《国际功能、残疾和健康分类》应用于脑卒中后吞咽障碍的初步研究[J]. 临床医药实践, 2014, 23(7):489-493.

[62] Demir N, Serel Arslan S, Inal Ö, et al. Reliability and validity of the Turkish eating assessment Tool (T-EAT-10)[J]. Dysphagia, 2016, 31(5):644-649.

[63] Lee J H, Kim S B, Lee K W, et al. Effect of repetitive transcranial magnetic stimulation according to the stimulation site in stroke patients with dysphagia[J]. Ann Rehabil Med, 2015, 39(3): 432-439.

[64] Khedr E M, Abo-Elfetoh N, Rothwell J C. Treatment of post-stroke dysphagia with repetitive transcranial magnetic stimulation[J]. Acta Neurol Scand, 2009, 119(3): 155-161.

[65] Kim L, Chun M H, Kim B R, et al. Effect of repetitive transcranial magnetic stimulation on patients with brain injury and dysphagia[J]. Ann Rehabil Med, 2011, 35(6):765-771.

[66] Park J W, Oh J C, Lee J W, et al. The effect of 5Hz high-frequency rTMS over contralesional pharyngeal motor cortex in post-stroke oropharyngeal dysphagia:a randomized controlled study[J]. Neurogastroenterol Motil, 2013, 25(4):324-e250.

[67] Park E, Kim M S, Chang W H, et al. Effects of bilateral repetitive transcranial magnetic stimulation on post-stroke dysphagia[J]. Brain Stimul, 2017, 10(1):75-82.

[68] Michou E, Raginis-Zborowska A, Watanabe M, et al. Repetitive transcranial magnetic stimulation: a novel approach for treating oropharyngeal dysphagia[J]. Curr Gastroenterol Rep, 2016, 18(2): 10.

[69] Dong Y, Zhang C J, Shi J, et al. Clinical application of ICF key codes to evaluate patients with dysphagia following stroke[J]. Medicine (Baltimore), 2016, 95(38): 1-8.

[70] Threats T T. Use of the ICF in dysphagia management[J]. Semin Speech Lang, 2007, 28(4): 323-333.

[71] 中华医学会神经病学分会,中华医学会神经病学分会神经康复学组,中华医学会神经病学分会脑血管病学组. 中国脑卒中早期康复治疗指南 [J]. 中华神经科杂志, 2017, 50(6): 405-412.

[72] 胡大一, 王乐民, 丁荣晶. 心脏康复临床操作实用指南 [M]. 北京: 北京大学出版社, 2017.

[73] 顾华丽, 戈含笑, 贾子善, 等. 病房日常生活活动训练对脑卒中患者上肢运动功能的影响 [J]. 中华保健医学杂志, 2019, 21(6): 518-520.

[74] 郭云飞, 林蓓蕾, 梅永霞, 等. 国内外脑卒中病人日常生活活动能力测评工具的研究进展 [J]. 护理研究, 2019, 33(22): 3884-3888.

[75] 罗榕, 王明华, 祝华, 等. 急性脑卒中偏瘫患者标准化量表不同时间点的评估意义及预后生活能力影响因素研究 [J]. 实用医院临床杂志, 2019, 16(6): 127-130.

[76] Mcewen S, Mayo N, Wood-Dauphinee S. Inferring quality of life from performance-based assessments [J]. Disabil Rehabil, 2000, 22(10): 456-463.

[77] 中华医学会外科学分会血管外科学组. 深静脉血栓形成的诊断和治疗指南（第三版）[J]. 中国血管外科杂志（电子版）, 2017, 9(4): 250-257.

[78] 中国康复医学会, 兰州大学循证医学中心, 中国康复研究中心康复信息研究所, 等. 骨质疏松症康复指南（上）[J]. 中国康复医学杂志, 2019, 34(11): 1265-1272.

[79] 中国康复医学会, 兰州大学循证医学中心, 中国康复研究中心康复信息研究所, 等. 骨质疏松症康复指南（下）[J]. 中国康复医学杂志, 2019, 34(12): 1511-1519.

[80] 中华医学会骨质疏松和骨矿盐疾病分会. 原发性骨质疏松症诊疗指南 (2017)[J]. 中国骨质疏松杂志, 2017, 25(3): 281-309.

[81] 《中国老年骨质疏松症诊疗指南 (2018)》工作组, 中国老年学和老年医学学会骨质疏松分会, 马远征, 等. 中国老年骨质疏松症诊疗指南 [J]. 中国骨质疏松杂志, 2018, 24(12): 6-32.

[82] 王银河, 刘伟林, 朱秀芬, 等. 老年人群脑卒中后骨质疏松的机制和治疗 [J]. 实用老年医学, 2017, 31(8): 718–722.

[83] 郑彩娥. 实用康复护理学 [M]. 北京：人民卫生出版社, 2012.

[84] 郑彩娥. 实用康复护理技术操作规程 [M]. 北京：人民军医出版社, 2014.

[85] 李小寒. 基础护理学 [M]. 北京：人民卫生出版社, 2012.

[86] 国家卫生部. 老年人跌倒干预技术指南 [M]. 北京：人民卫生出版社, 2011.

[87] 杨倮, 周芬, 刘幼华. 加拿大安大略注册护士协会2017年《预防跌倒和减少跌倒损伤（第四版）》临床实践指南解读 [J]. 中华现代护理杂志, 2019, 25(25):3169–3174.

[88] 中国康复医学会老年康复专业委员会专家共识组. 预防老年人跌倒康复综合干预专家共识 [J]. 老年医学与保健, 2017, 23(5):349–352.

[89] 马莎莎, 许红梅, 熊银环. 气道湿化临床实践指南的质量评价 [J]. 护士进修杂志, 2020, 35(14):1285–1289.

[90] 褚万力, 郝岱峰. 美国国家压疮咨询委员会2016年压力性损伤的定义和分期解读 [J]. 中华损伤与修复杂志（电子版）, 2018, 13(1):64–68.

[91] 王泠. 2014版国际《压疮预防和治疗：临床实践指南》解读 [J]. 中国护理管理, 2016, 16（5）:577–580.

[92] 王泠. 压疮的管理（二）[J]. 中国护理管理, 2006, 6(2):62–63.

[93] 郭光华, 谢闪亮. 进一步重视老年压力性损伤的综合防治 [J]. 中华损伤与修复杂志（电子版）, 2018, 13(1):8–12.